Pater Johannes Pausch   Univ.-Prof. Dr. Rudolf Likar

Säulen der Klosterheilkunde

Pater Johannes Pausch   Univ.-Prof. Dr. Rudolf Likar

Säulen der Klosterheilkunde

Aufgezeichnet von Thomas Köpf

ueberreuter

Danke, dass Sie sich für unser Buch entschieden haben!
Sie wollen über unser Programm auf dem Laufenden bleiben sowie über Neuigkeiten und Gewinnspiele informiert werden? Folgen Sie uns auf Social Media oder abonnieren Sie unseren Newsletter.

MIX
Papier | Fördert gute Waldnutzung
FSC® C014138

1. Auflage 2024

ISBN 978-3-8000-7867-7

Textgestaltung und Redaktion: Thomas Köpf, Xpertmedia
Covergestaltung: Saskia Beck | s-stern.com
Satz: Lisa Wilfinger | Carl Ueberreuter Verlag
Coverfoto: Barbara Wirl, wirlphoto.at
Druck und Bindung: finidr s.r.o. | Český Těšín

www.ueberrreuter.at

Haftungsausschluss: Die in diesem Buch enthaltenen Informationen und Ratschläge wurden von den Autoren sorgfältig recherchiert und geprüft. Eine Garantie kann dennoch nicht übernommen werden. Die Informationen sind außerdem nicht dafür gedacht, die Beratung durch einen Arzt zu ersetzen, sofern dies angezeigt ist. Unter keinen Umständen sind die Autoren oder der Verlag für irgendwelche Schäden oder Verluste haftbar, die den LeserInnen dadurch entstehen könnten, dass sie sich ausschließlich auf die Informationen in diesem Buch verlassen. Eine Haftung der Autoren oder des Verlags ist ausgeschlossen.

»Die Natur ist die beste Apotheke«

Sebastian Kneipp

INHALT

Vorwort

Im Leben sind es die Begegnungen, die uns prägen. Gespräche, die einen Stempel auf die Seele drücken. Augenblicke, in denen einem das Herz aufgeht, scheinbar spontan, aber doch mit dem Gefühl, als wären sie genau so bestimmt gewesen. Vor vier Jahren ist so ein Treffen passiert.

In einem Journal hatte ich ein paar Tage davor ein Interview mit Pater Pausch gelesen. Der Mann mit der schneeweißen Kutte strahlte nicht nur optisch aus der Zeitung, irgendwie waren seine Antworten so erhellend wie sein gesamter Zugang zum Kräuterschatz der Natur. Aus einem Impuls heraus wollte ich ihn persönlich kennenlernen. Meine Assistentin war so freundlich, einen Termin zu vereinbaren, und ich fuhr nach St. Gilgen.

Der Mann, das merkte ich schnell, verfügte über profundes Wissen, blieb dennoch bescheiden und hielt nie Predigten über Gänseblümchen oder seinen ganz eigenen Zugang zur Welt. Ich recherchierte damals zu unserem Buch »Selbstheilung« und wollte andere Sichtweisen hören. Nichts Esoterisches, vielmehr altes, überliefertes Wissen, das über die Jahrhunderte weitergegeben worden war. Manche Dinge, die die Schulmedizin bis vor Kurzem belächelt hat, sind heute durch Studien erforscht und belegt.

Pater Pausch mit seinen gefalteten Händen und ich, der Intensivmediziner, sogar ohne Stethoskop. Damals entstand die Idee, ein gemeinsames wissenschaftliches Projekt am Klinikum Klagenfurt anzugehen und zu prüfen, inwieweit sich Schmerzpatienten unter dem Beiziehen von Kräuterheilkunde Linderung erwarten konnten. Natürlich zusätzlich zur herkömmlichen Therapie. Das Ergebnis lesen Sie in diesem Buch, es ist erstaunlich.

Ich habe Pater Pausch dann zum Österreichischen Palliativkongress in Villach eingeladen, wo er gemeinsam mit Tobias Moretti den Eröffnungsvortrag hielt. Eine interessante Kombination: Ein Schauspieler und ein Kräuterpfarrer reden darüber, wie man Menschen auf dem letzten Lebensweg helfen könnte. Es war ein Erfolg, tosender Applaus.

Was mir in diesem Buch wichtig war: über den Tellerrand zu schauen. Es geht nicht um die Wirkung einzelner Kräuter, wann und in welchem Tee sie vielleicht da helfen und dort wirken. Es geht um mehr. Die ganzheitliche Sicht auf die Dinge, was gibt es auch außerhalb der Klosterheilkunde, die Traditionelle Chinesische Medizin, die Tibetische Medizin. Oder einzelne Menschen, die über wundersame Heilkräfte verfügen und garantiert keine Scharlatane sind.

Das erwartet Sie in dem Buch. Mehr als ein paar Rezepte von Kräuterhexen. Es ist der Versuch, neue Dinge auszuprobieren, die lange praktiziert wurden und dann auf sonderbare Weise in Vergessenheit geraten waren. Forschung nenne ich das. Lust am Neuen, das in Wahrheit sehr alt ist. Schauen wir uns das gemeinsam an. Ich lade Sie ein und ich stehe dazu.

Ihr Rudolf Likar

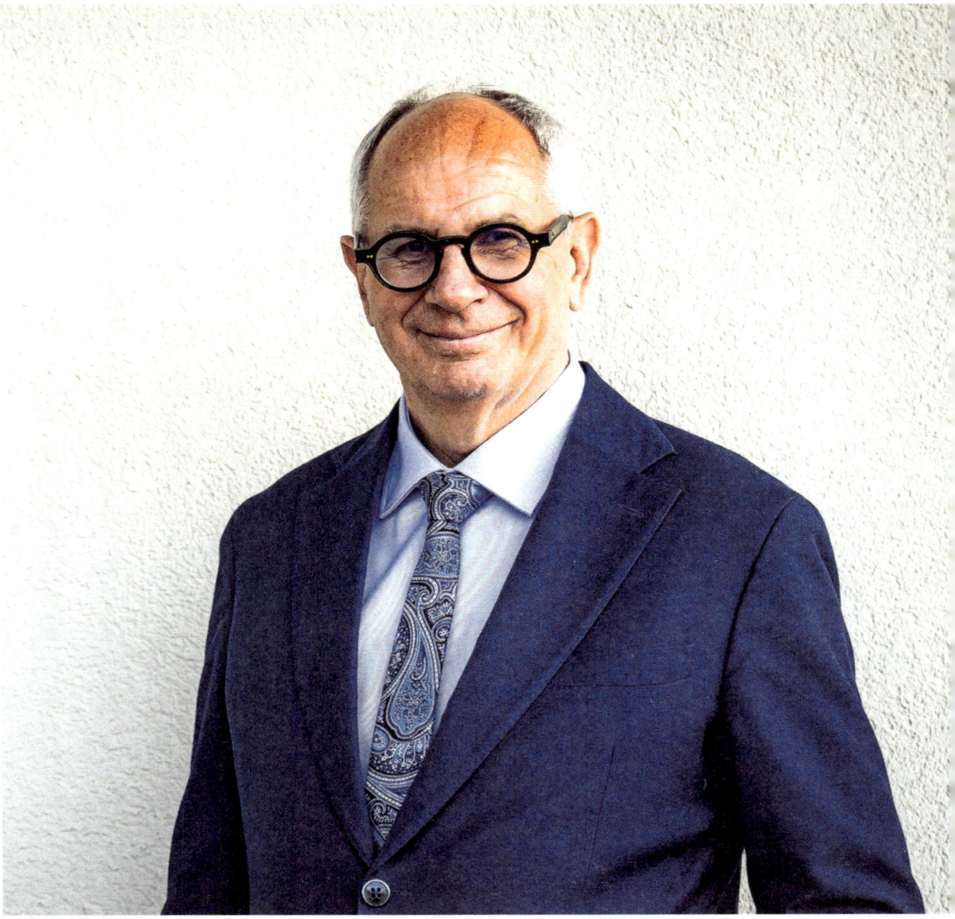

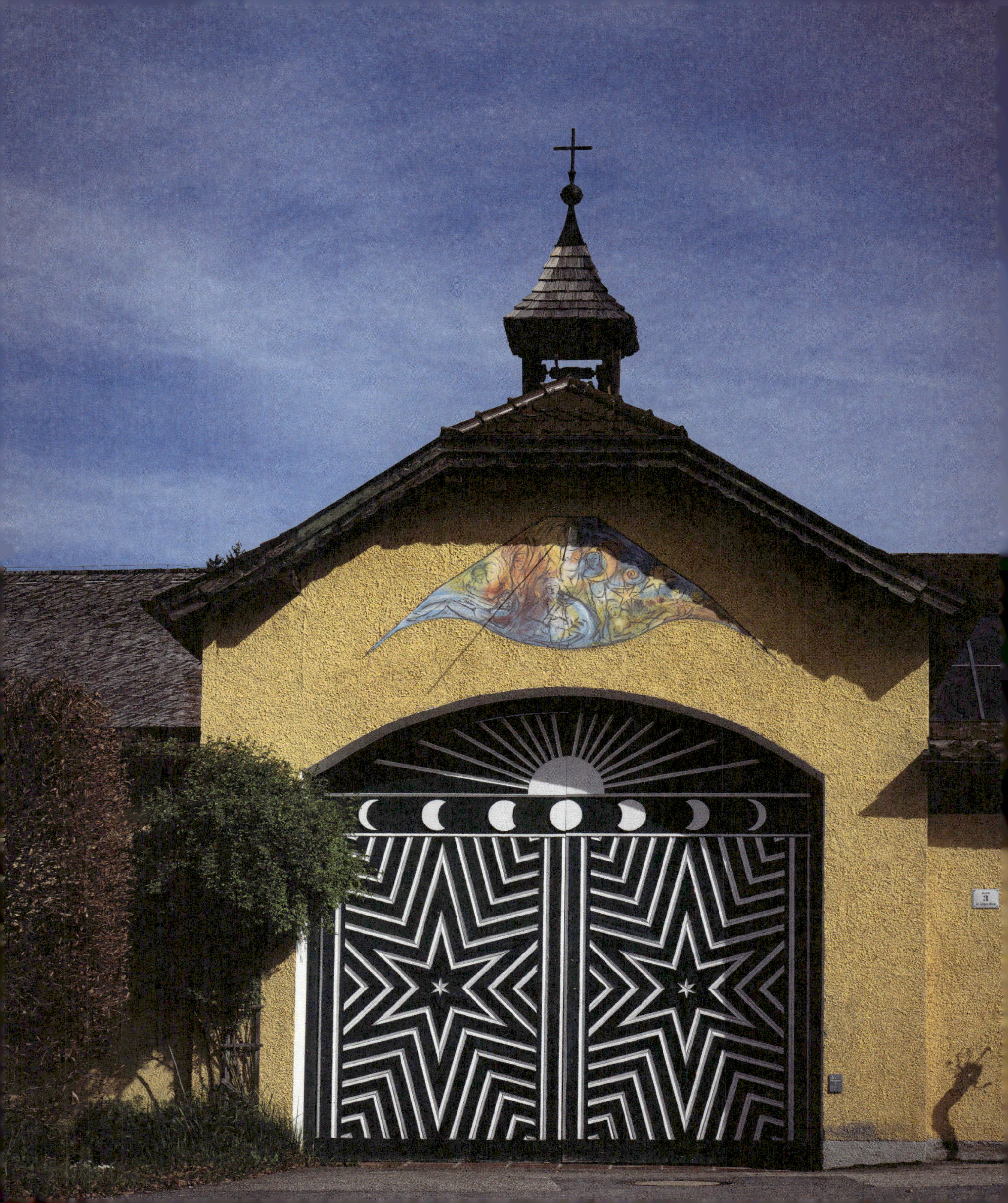

1

Willkommen im Klostergarten

Im Kräutergarten des Europaklosters, wo die Rose, die Schafgarbe und der Weißdorn blühen, wächst auch das Judasohr. Der dunkelbraune Pilz mit dem verräterischen Namen hat eine lappenartige Struktur, die an eine Ohrmuschel erinnert. Er gedeiht auf dem toten Holz des Hollerbaums. Als Tinktur verarbeitet und eingeträufelt, hilft das Judasohr gegen einen Tinnitus. In China wird es in Suppen mitgekocht, schmeckt aber nach nichts. Es ist kein Pilz fürs Schlemmen, mehr fürs Hören.

Das Judasohr wird jetzt, genau in diesem Moment, bestaunt. An einem Dienstag im September, an dem sich Wolken träge über den anthrazitgrauen Herbsthimmel schieben und die Sonne verdecken. In St. Gilgen im Salzkammergut zieht frische Luft auf. Berge zieren das Panorama und unten ruht der Wolfgangsee, eingebettet in die Landschaft, in einem sattdunklen Blau. Julia Moretti kommt, sie trägt eine große Brille und ist leger gekleidet. Pater Johannes Pausch trägt wie immer eine schneeweiße kuttenartige Kleidung und auch ich bin mit von der Partie, heute sogar im Sakko. Gestatten, Rudolf Likar mein Name, Arzt aus Leidenschaft, Professor aus Berufung und Buchautor aus Neigung.

Wir sind hier zum Lernen, schlendern vorbei an den Obstbäumen. Wir lauschen nicht nur dem Judasohr, es geht um die Kraft der Heilung und die verborgenen Geheimnisse jahrtausendealten Wissens, das man früher in Zitadellen nur Brüdern zugeflüstert hat, wie eine ganz besondere Beichte.

Die moderne Medizin ist neugierig geworden auf das, was die Klosterheilkunde schon lange weiß und im Stillen weitergibt. Sie behandelt mit Kräutern, Pflanzen und einer Energie, die auf keiner Skala messbar ist. Ärzte mögen das belächeln, ich als Schmerzmediziner tue das nicht. Der Plan war, dieses Mysterium wissenschaftlich zu erforschen; dazu kommen wir später noch. Zu Beginn wollen wir ein bisschen plaudern, wenn Sie gestatten, und aus diesem Grund haben wir Julia Moretti eingeladen, die nicht nur die Frau des berühmten Schauspielers Tobias Moretti, sondern im Herzen eine Kräuterfee ist.

Julia Moretti spielt Oboe, lebt als Bergbäuerin und vertreibt Kräutertees, die originelle Namen wie »Herzl-Kumm-Oba« oder »Weibaleitiger« haben, dazu spezielle Kräutermischungen mit verschiedenen Wirkungsspektren. Kräuterpfarrer Johannes Pausch werden wir in diesem Buch noch näher kennenlernen. Kristina Proleta ist seine Assistentin im Gut Aich, das den Namen „Europakloster" trägt. Es ist immer wieder schön, ein Buch mit einem Gespräch zu beginnen, nie mit erhobenem Zeigefinger.

Weil es hier draußen im Kräutergarten zu tröpfeln beginnt, beschließen wir, ins Haus zu gehen – und genau hier dürfen wir auch Ihnen, liebe Leserin und lieber Leser, einen Stuhl an unserem Tisch anbieten. Es ist ein Tisch, geformt aus dem beson-

Ostertor des Europaklosters Gut Aich

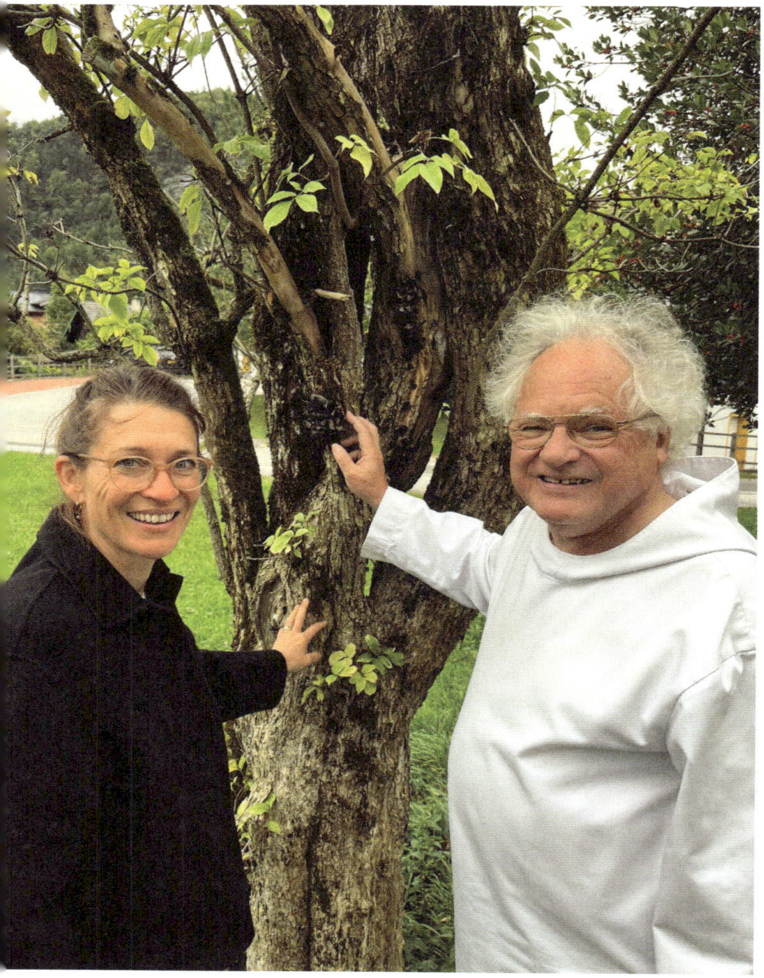

Julia Moretti und Pater Pausch unterwegs im Klostergarten

deren Holz einer Akazie. Kaffee wollen wir keinen brühen, wir nehmen ein Glas Wein – als Arzt bin ich nicht dagegen – und prosten uns zu wie alte Freunde.

Rudolf Likar: Ist Naturheilkunde Humbug oder wichtig für die Menschen? Kann man mit Kräutern wirklich heilen oder sind sie nur eine Ergänzung?

Julia Moretti: Für mich ist der Unterschied der, dass man mit der Pflanze *alle* ihre Wirkstoffe mitnimmt und in einem Medikament *einen* Wirkstoff gezielt einsetzt. Bei der Pflanze bekomme ich ein organisches Ganzes.

Pater Pausch: Allein im Gänseblümchen sind etwa 150 Wirkstoffe enthalten. So was kriegt sonst keiner hin. Das sorgt auch für die große Irritation in der Natur- oder Klosterheilkunde, weil die Zusammenhänge der Wirkstoffquellen in einer einzigen Pflanze eigentlich niemand versteht. Also, mit dem Intellekt können wir es nicht verstehen. Man kann die einzelnen Wirkstoffe analysieren, aber die Verhältnisse dieser Wirkstoffe und wie sie dann angewendet werden, können wir nicht analysieren. Deswegen ist es so schwierig. Die Naturheilkunde oder die Klosterheilkunde lässt sich nicht in ein klassisches wissenschaftliches Schema pressen. Es gibt kein Rezept, in dem drinnen steht, so und so viel Prozent von diesem oder jenem Wirkstoff. Das gibt es nicht. Deswegen wird die Heilkunde häufig als Humbug angesehen.

Julia Moretti: Empfinden Sie das so, dass sie heute in der Gesellschaft als Humbug angesehen wird?

Pater Pausch: Alles, was ich nicht sehen und lesen kann, ist im Moment noch Humbug.

Julia Moretti: Aber es gibt ja auch wissenschaftliche Untersuchungen. Ich habe schon das Gefühl, dass die Leute heute auf der Suche nach dem »Ganzen« sind.

Pater Pausch: Und wie! Wir arbeiten zurzeit mit Prof. Welz von der Fachhochschule in Wels zusammen. Er versucht, mit seinen Studenten die Wirkstoffe und die Wirkungsweisen von Pflanzen zu ergründen. Die Studenten finden das unglaublich spannend.

Rudolf Likar: Die Homöopathie wird auch hinsichtlich der wissenschaftlichen Evidenzlage kon-

»Allein im Gänseblümchen sind etwa 150 Wirkstoffe enthalten. So was kriegt sonst keiner hin.«

troversiell diskutiert. Genauso schlimm ist es in der Cannabis-Medizin. Da muss die Pflanze bei verschiedenen Krankheiten mit so viel THC/CBD Cannabidiol auf den Patienten abgestimmt werden; deswegen haben wir in der Cannabis-Medizin Schwierigkeiten, aufgrund der individuellen Therapie eine Evidenz zu finden. Bei den Reinprodukten THC und CBD gibt es sie schon. Die Cannabis-Pflanze besteht – neben den Hauptsubstanzen THC und CBD – aus ca. 63 verschiedenen Cannabinoiden, Terpenen oder Flavonoiden. Die Argumentation ist, dass man die Pflanze in dieser Zusammensetzung braucht, also den sogenannten *Cannabinoid Entourage Effekt*. Er erfordert den Konsum von Blüten oder Extrakten. Das ist genau das Gleiche, was Pater Johannes gesagt hat. Bei den Pflanzen, und so auch bei der Cannabis-Pflanze, geht es um den gesamten Inhalt, wo viele Substanzen nicht untersucht sind.

Pater Pausch: Die Schwierigkeit ist ein ganz anderer Denkansatz. Wir sind, wenn wir uns mit Heilpflanzen beschäftigen, nicht nur naturwissenschaftlich analytisch, wir sind auch intuitiv unterwegs. Ich habe noch nie einen Naturheilkundigen mit dem Reagenzglas gesehen. Wir schauen, hören genau hin und setzen unsere Intuition, das Gespür, ein. Das ist der große Unterschied zwischen der evidenzbasierten Medizin und der Naturheilkunde.

Julia Moretti: Mir kommt vor, das bräuchte jeder Mediziner. Und jeder gute Arzt hat es mit Sicherheit.

Pater Pausch: Und viele machen es auch. Aber das fällt aus der wissenschaftlichen Betrachtung völlig raus.

Julia Moretti: Jeder Mensch braucht Intuition. Ich kann mir gar nicht vorstellen, ein Teil von Gesellschaft, Familie, kleinen Strukturen zu sein, ohne dass ich intuitiv bin, dass ich Sensoren habe, was meine Mitmenschen umtreibt oder beschäftigt.

Pater Pausch: Ohne das geht es nicht. Aber die andere Seite ist, wenn wir das nachweisen wollen – im Sinne von Naturwissenschaften –, kommst du an kein Ende. Ich kann mich noch an die ersten Erfahrungen erinnern, die ich bei den Tibetern gemacht habe, mit der Pulsdiagnose. Die tibetischen Ärzte können anhand des Pulses viele Krankheiten erkennen und dann auch Therapien festlegen. Wenn sie die Pulsdiagnose lernen, sitzen die Schüler tagelang und spüren den Puls, und wenn sie dann meinen, sie haben etwas gespürt, sagt der Lehrer: »Nein, das ist ganz anders.« Dann müssen die Schüler weiter fühlen, bis sie das richtige Gespür gefunden haben. Das ist eine ganz andere Dimension.

Bei uns ist es genauso. Beispielsweise das Gänseblümchen. Wenn wir die Wirkstoffe kennen, wissen wir ein bisschen etwas, aber eigentlich noch gar nichts. Wir gehen dann auch so verrückt mit den Dingen um. Man muss sich immer die Frage stellen: »Was heilt denn? Was ist das, was heilt? Ist es der Wirkstoff? Ist es die Beziehung?« Und dann ist die Frage: »Was ist diese Beziehung? Ist es der Geist?« Ich habe viele Heiler erlebt und Menschen, die sich mit Gesundheit beschäftigen, sie haben eigentlich nichts anderes gemacht als Hände aufzulegen.

Julia Moretti: Eben, da lassen wir uns auf etwas ein, das größer ist als wir – und unsichtbar.

Pater Pausch: Aber auf uns lassen wir uns zuerst ein. Wenn ich nicht da bin, dann nützt das gar nichts.

Julia Moretti: Ja, ich als Teil von etwas Größerem.

Pater Pausch: Genau, und da muss der Begriff Beziehung hinein. Ich heile immer in Beziehung, und wenn etwas heilt, dann ist es die Beziehung, nicht nur als eine psychologische Geschichte, sondern eine ganzheitliche Geschichte. Und das ist die Kunst, die Naturheilkunst. Die Naturheilkunde zu lernen, ist nicht ganz so einfach.

Rudolf Likar: Du hast gesagt, die Beziehung spielt eine Rolle. Hast du das Gefühl, wenn man die Spiritualität zu den Kräutern dazunimmt, dass die Wirkung besser ist, oder ist die Wirkung ohne Spiritualität gleich?

Pater Pausch: Sie ist besser. Aber jetzt muss man wirklich sagen: Spiritualität ist Beziehung.

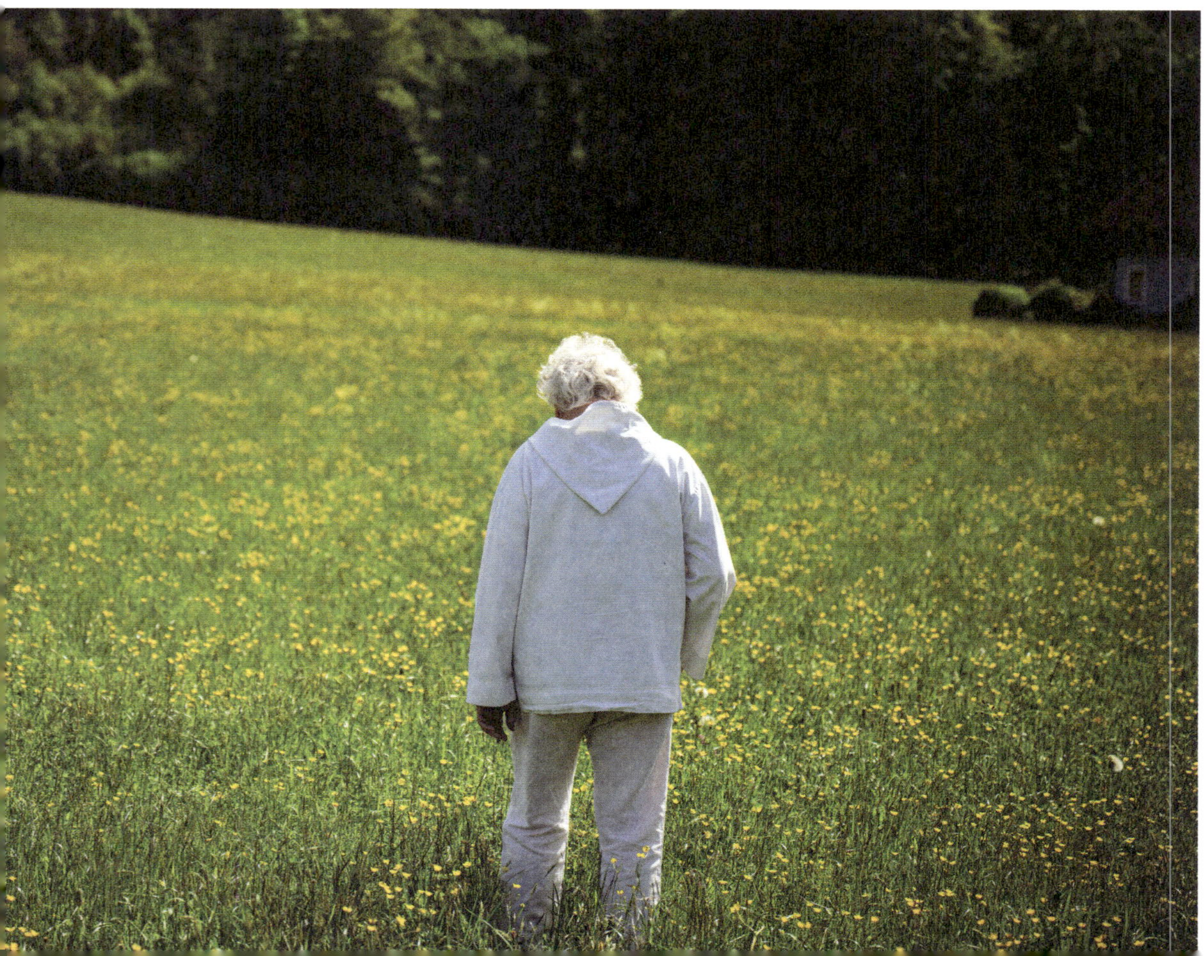

Pater Johannes auf einer Kräuterwiese des Klosters

Rudolf Likar: Beziehung transzendent gemeint, also mit etwas Höherem?

Pater Pausch: Auf allen Ebenen. Das zu erkennen, dass es um diese Beziehung und Beziehungsfähigkeit geht, das ist der Anfang der Weisheit.

Julia Moretti: Es öffnet natürlich auch die Tür für sehr viel Ego und sehr viel Scharlatanerie oder Esoterik.

Pater Pausch: Ja, was immer das sein mag.

Julia Moretti: Und da versuche ich immer zu spüren, ob es sich gut ... anfühlt.

Pater Pausch: Anfühlt!

Julia Moretti: Ja, es geht nicht anders.

Pater Pausch: Genau. Es ist so.

Julia Moretti: Mein Kopf kann es mir nicht sagen, aber meine Intuition. Ich muss mich natürlich auch selbst immer wieder prüfen. Sonst läuft man Gefahr, sich zu sehr wohl zu fühlen in dieser wissenden, spürenden Rolle.

Pater Pausch: Und ich spüre gar nichts.

Julia Moretti: Das gibt es manchmal auch. Keine Beziehung. Tot. Ich habe keine Antwort.

Pater Pausch: Genau dahinterzukommen, sich im Blick zu haben und zu sehen, in welchen Beziehungen ich lebe oder nicht lebe. Wo habe ich meine blinden Flecken?

Julia Moretti: Ja. Selber erkennen. Sich selber kennen und auf der Suche bleiben.

Pater Pausch: Ich benutze dann das Wort »Liebe«. Erkennen ist lieben. Wenn ich jemanden wirklich erkennen kann oder versuche, ihn zu erkennen, muss ich ihn lieben, ohne das geht gar nichts. Erst dann bekomme ich eine wirkliche Beziehung. Ich muss meine Heilpflanzen wirklich lieben. Und die Menschen natürlich auch. Das ist jenseits aller wissenschaftlichen Betrachtungsweise.

Julia Moretti: Ja. Oder zumindest, wenn es um Menschen geht, mit denen ich mir schwertue, versuche ich, den Teil zu lieben, aus dem sie kommen, also den göttlichen Teil der Menschen, den kann ich lieben.

Pater Pausch: Unser Bruder David Steindl Rast ist ein ganz gescheiter Mensch. Er ist 97 Jahre alt, und wenn man ihn fragt, was Liebe ist, dann sagt er immer: »Das gelebte Ja zur Zugehörigkeit.« Wenn ich bemerke, dass ich auf irgendeine Weise mit dem Menschen in Beziehung stehe, dann kann ich in diese Beziehung hineingehen und auch etwas heilen. Ich probiere das immer in der Praxis aus und sehr schnell kommt man drauf: Da geht kein Weg hin. Da bin ich nicht bereit dazu. Das kann ich nicht. Also muss ich an mir selbst arbeiten.

Rudolf Likar: Wir haben festgestellt, dass bei vielen Medikamenten, wie zum Beispiel Tramadol, alle dachten, dass es synthetisch erfunden wurde – Tramadol ist ein sogenanntes schwaches Opioid –, bis dann die Pflanze, in der bzw. in deren Wurzel Tramadol vorhanden ist, in Südafrika gefunden wurde. Die Pflanze wird als Medizinpflanze, als natürliches Schmerzmittel gegen Fieber, Malaria eingesetzt. Es ist wie so oft, dass alle gedacht haben, sie haben synthetisch etwas Neues erfunden, dabei gibt es eine Pflanze, die den Wirkstoff Tramadol enthält.

Pater Pausch: Es wäre eine Überheblichkeit, zu sagen, wir brauchen die Erkenntnisse der modernen Forschung und der Heilkunde nicht. Was ist natürlich? Die Forschung, die solche Dinge untersucht, beschäftigt sich im weitesten Sinn mit der Natur. Und ich darf nie so überheblich sein und sagen, das ist gar nichts, das schieben wir weg. Das geht nicht.

Julia Moretti: Es ist ein Miteinander. Wenn wir alle Bereiche mit einschließen und zulassen, dann gewinnen wir am allermeisten. Für mich sind die Pflanzen Meister der Strategien. Was für eine Strategie hat jede Pflanze? Die Pflanze macht nichts umsonst. Es gibt keine Pflanze, die irgendetwas macht, weil sie Lust dazu hat. Es geht meist um irgendeine Art von Fortpflanzung.

Pater Pausch: Aber das ist die Lust der Pflanze.

Julia Moretti: Genau diese Vielfältigkeit an Strategien, die bewundere ich, die finde ich toll. Ich denke mir, die wartet bis zum Herbst und gräbt sich ganz tief ein und dann ist ihr Moment gekommen. Oder andere machen es mit Farben oder mit Geruch oder was auch immer.

Pater Pausch: Das ist das Geheimnis der Naturheilkunde. Plötzlich fügt sich da etwas, das eine große Überraschung ist, wo ich überhaupt nicht weiß, wie. Da kann ich noch so viel nachdenken, ich komme nicht dahinter.

Julia Moretti: Ich kann nur bewundernd dabei sein.

Rudolf Likar: In der Schulmedizin – das ist der falsche Ausdruck –, in der wissenschaftsorientierten Medizin, wenn jemand Halsschmerzen und eine Eiterung hat, geben wir in der Regel immer das gleiche Antibiotikum. Egal, ob der Patient groß oder klein ist. Er bekommt immer das gleiche Antibiotikum. Außer er hat einen speziellen Keim. Würdet ihr sagen, wenn jemand mit Halsschmerzen kommt, braucht man ein spezielles Kraut? Ist es immer das gleiche Kraut? Oder brauche ich eine spezielle Mischung?

Pater Pausch: Wir brauchen immer das Mittel oder die Pflanze, die für den jeweiligen Patienten geeignet ist. Das kann ganz unterschiedlich sein.

Rudolf Likar: Wir geben das gleiche Antibiotikum. Das heißt, wenn zum Beispiel zehn Personen mit den gleichen Halsschmerzen zu euch kommen, braucht ihr zehn verschiedene Mittel oder Pflanzen?

Pater Pausch: Ja, aber es gibt in der Klosterheilkunde auch einige Standards.

Julia Moretti: Ja, das kann sein.

»Wir brauchen immer das Mittel oder die Pflanze, die für den jeweiligen Patienten geeignet ist. Das kann ganz unterschiedlich sein.«

Pater Pausch: Wenn ich mich verletzt habe, dann soll ich zuerst immer an die Arnika denken, das ist nicht verkehrt. Aber es kann sein, dass ich noch andere Sachen brauche, damit ich da wirklich durchkomme.

Julia Moretti: Ja, der Körper ist ein Geheimnis. Es gibt Menschen, die haben eine offene Stelle, die über Jahre nicht zuheilt. Und da kann man eincremen, was man will. Eines Tages findet sich etwas, dann heilt es zu. Und du denkst dir, das gibt es doch gar nicht. Ein Geheimnis.

Pater Pausch: Und vielleicht der größte Vorteil bei Pflanzen: Auf die ganzen Antibiotika kriegen immer mehr Menschen in Österreich Resistenzen. Bei den Pflanzen hat man von Resistenzen noch nichts gehört.

Rudolf Likar: Man könnte jetzt provokant sagen: Weil die Pflanzen unterdosiert sind. Oder so wie Paracelsus sagt: Die Dosis macht das Gift. Kann man bei Pflanzen – wenn es eine nicht giftige Pflanze ist – auch überdosieren?

Julia Moretti: Ja, sicher. Wenn du Salbei zu lange nimmst, ist es auch nicht mehr gut.

Pater Pausch: Natürlich. Ich habe einmal einen Rotlauf gehabt. Ich musste ins Spital, weil ich hohes

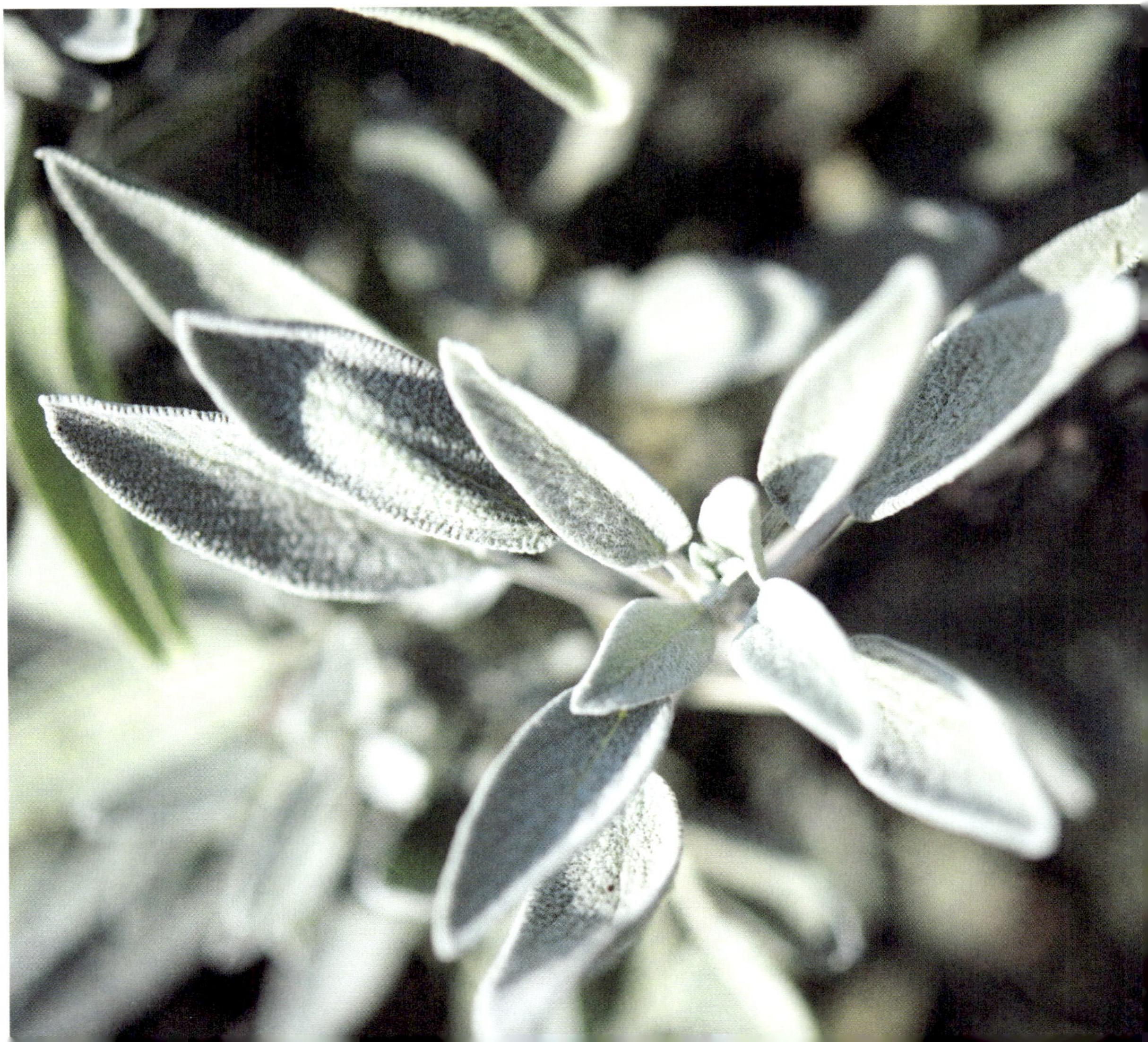

Salbei

Fieber hatte. Dann ist Bruder Edmund von den Barmherzigen Brüdern, den ich von früher noch kenne, gekommen und hat gesagt: »Um Gottes willen, was ist denn mit dir los?« Ich sagte: »Schau dir den Fuß an, ich habe einen Rotlauf.« Er fragte: »Was haben sie dir denn gegeben?« Ich antwortete: »Antibiotika.« Er sagte: »Lass das, das hilft dir überhaupt nicht. Grünkohl und Krautwickel helfen.« Ich sagte: »Wenn ich das deinen Chefärzten sage, dann werden die sagen, du spinnst.« Ich probierte es trotzdem aus. Keine zwei Tage später ist es besser geworden und dann geheilt.

Rudolf Likar: Und du hast trotzdem noch die Antibiotika weitergenommen?

Pater Pausch: Ja, bis sie dann zu Ende waren. Aber ich bin überzeugt, dass es der Krautwickel war, der mir geholfen hat. Und einen Krautwickel kannst du schwer überdosieren.

Julia Moretti: Also, es geht schon auch, dass man mit Pflanzen Schaden anrichtet.

Pater Pausch: Natürlich. Und es ist nicht zu unterschätzen. Trotzdem sagt man oft: »Das ist eh nur ein pflanzliches Mittel.«

Rudolf Likar: Schadet es nicht den Pflanzen, wenn Supermärkte solche Dinge verkaufen, ohne das Wissen zu vermitteln?

Julia Moretti: Das ist leider die Auswirkung unseres Apothekengesetzes.

Rudolf Likar: Weil jeder nehmen kann, was er sich gerade denkt.

Pater Pausch: Ja, und ganz extrem ist das, wenn es um die sogenannten Nahrungsergänzungsmittel geht. Manche Leute haben in der Küche 50 verschiedene Sachen stehen. 45 davon müssten sie einmal wegschmeißen, aber da steht kein Ablaufdatum drauf. Sie wissen nicht, worum es geht. Deswegen ist es so wichtig, dass wir die Naturheilkunde und die Klosterheilkunde vermitteln, um das geht es. Dass du etwas erkennst und dass du das findest, was du brauchst. Das ist eine Herausforderung für viele. Das kann man nicht in irgendeinem Lehrbuch finden. Du musst das Wissen und die Intuition verbinden und dann anwenden.

Julia Moretti: Noch einmal zurück zu deiner Frage mit den Heilversprechen, die man nicht auf Etiketten geben darf. Nur in der Apotheke – das nennt man Apothekengesetz – darf man auf die Wirkungsweisen der Kräuterprodukte hinweisen. Das finde ich gefährlich, weil die Leute auf der Suche sind. Sie wollen sich über alternative Heilmethoden informieren, zum Vorsorgen und um gesund zu bleiben. Es ist auch gefährlich, denn in der Drogerie wird alles verkauft, ohne dass auf den Produkten genug darauf hingewiesen wird, wie sie anzuwenden sind. Die Wirksamkeit wird unterschätzt und damit auch die Nebenwirkungen.

Rudolf Likar: Habt ihr das Gefühl, dass jetzt immer mehr Menschen zur Naturheilkunde drängen, als Trend sozusagen, oder war das immer schon so?

Pater Pausch: Nein. Es ist unglaublich. Früher, wenn ich Vorträge über irgendein interessantes Thema gehalten habe, sind die Leute immer eingeschlafen – ein paar waren interessiert. Jetzt, wenn ich einen Vortrag halte und über das Gänseblümchen und den Löwenzahn rede, werden die Ohren weit. Da ist eine Kehrtwende passiert, und zwar glaube ich, dass die Menschen merken, sie können zu diesen Pflanzen eine Beziehung aufbauen. Sie glauben, sie können damit umgehen, mit den Dingen. Die Komplexität der modernen Medizin ist so groß, dass die Menschen das nicht mehr durchschauen. Diese Tabellen und Werte durchschauen sie nicht mehr. Und jetzt sind sie heilfroh, einfache Wege zu finden, mit denen sie umgehen können.

Julia Moretti: Ich fände es schön, wenn es so wäre. Aber ich habe auch andere Erfahrungen.

Pater Pausch: Wie? Erzählen Sie!

Julia Moretti: Also einerseits haben die Leute eine Hemmschwelle, weil sie nicht wissen, was sie pflücken oder verwenden dürfen, und dann lieber gar nichts nehmen, aus Angst, sich zu vergiften. Wir haben, denke ich, einen Trend, dass man gesund bleiben will, und das durch Vorsorge unterstützt.

Pater Pausch: Vorsorge durch Schulmedizin.

Julia Moretti: Ich fände es schön, wenn wir einen natürlichen Umgang bekämen, wenn wir die Angst verlieren und das ein natürlicher Teil unseres Lebens wird, mit dem wir selbstverständlich umgehen. Okay, am Anfang kennt man halt nur das Gänseblümchen und den Löwenzahn, aber man hat einmal einen Anfang gemacht.

Pater Pausch: Wenn ich nachdenke ... meine Nachbarin, die alte Lindenwirtin, ist 104 Jahre alt geworden, und als ich gefragt habe, was sie getan hat, hat sie gemeint, dass sie sich immer einen Tee zubereitet hat, mit Kräutern, die draußen vor der Haustür gewachsen sind, mit dem ist sie durchgekommen. Für viele Menschen ist das fast zu banal. Aber wenn sie sich einfach nur mit einer Pflanze, oder mit zwei oder drei, beschäftigen würden und daraus vielleicht auch einen Tee machen oder die Pflanzen anders anwenden, dann wäre das eine Form von Prävention, die ihnen helfen könnte.

Julia Moretti: Ich gehe einfach spazieren mit den Leuten. Dabei kann man gut reden – und viele brauchen mehr ein Ohr als eine Pflanze – und dann schauen wir, was passiert und welchen Pflanzen

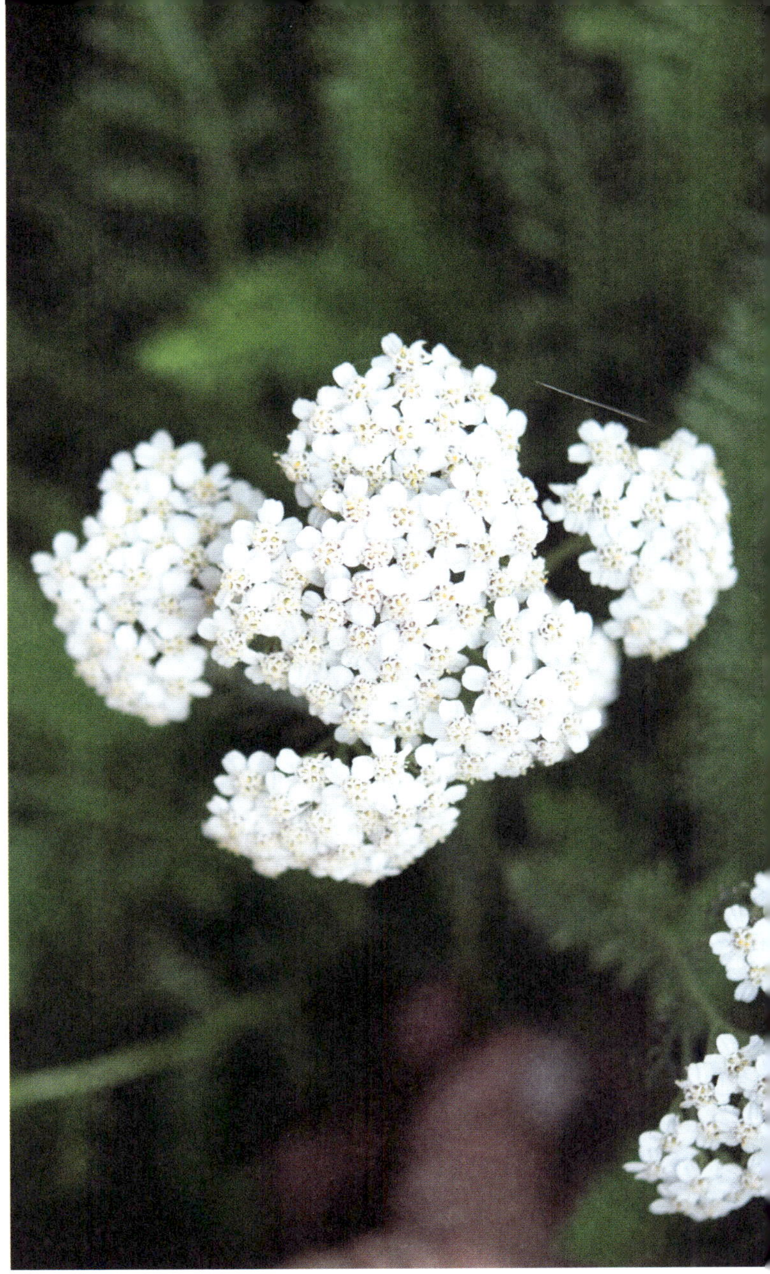

Schafgarbe

wir begegnen. Das freut mich, wenn eine Frau sich zum Beispiel zur Schafgarbe hingezogen fühlt und immer wieder nachfragt. Am Schluss des Spaziergangs weiß ich: In Zukunft wird sie sie hundertprozentig erkennen. Das bildet Vertrauen, da kommt eine Selbstverständlichkeit zurück, ohne Geheimnistuerei.

Pater Pausch: Man müsste ein Grundfach Lebenskunde oder Lebenskunst in der Schule einführen, wo man den Kindern von Kindesbeinen an das mitgibt und beibringt. Das wäre die beste Form von Prävention. Dass sie ein Gespür dafür bekommen – für die natürlichen Mittel – und dass sie damit auch umgehen und sie anwenden können. Das wäre ein großes Ziel.

Julia Moretti: Absolut. Damit wir wieder einen vertrauensvollen Umgang bekommen und bei den Kindern die Basis legen. Ich mache das mit den Freunden unserer Kinder, dass wir einen Tee sammeln gehen. Und da haben sie so eine Freude, so einen Stolz, wenn sie mit dem Sackerl heimgehen und sagen können: »Das ist jetzt mein Tee.«

Rudolf Likar: Das ist bei euch relativ leicht. Du lebst am Land. Hier sind wir am Land. Wie machen wir das mit Millionen, die in Wien wohnen, die urban leben, die nicht einmal mehr eine Wiese kennen, außer auf dem Spielplatz? Wie kann man ihnen die Pflanzen vermitteln? Sie bleiben in ihren Betonstrukturen und gehen nirgendwo hin.

Pater Pausch: Ja, furchtbar. Ich glaube schon, dass es sinnvoll wäre, ein Schulfach »Gesund leben« einzuführen. Wenn ich mir anschaue, wie die Menschen leben müssen, in diesen Sardinenbüchsen, was sie essen müssen, das ist grauenvoll. Und wir, ich sage immer wir, ich tue mir so unglaublich leicht, wir sitzen hier herinnen, draußen wachsen Zwetschkenbäume. Und dann machen wir aus den Kernen wieder etwas gegen Husten – das weiß auch keiner –, aber wir geben das weiter. Mein Anliegen ist, das auf eine noch breitere Basis zu stellen. Erst einmal gilt es, die Vorurteile abzubauen.

Julia Moretti: Ängste auch. Viele Leute haben einfach Angst.

Pater Pausch: Ja, Ängste auch. Ist das giftig? Bei unseren Pflanzen sind die wenigsten giftig. Die muss ich dann halt erkennen. Aber ich muss auch nicht jedes Blatt in den Mund stecken. Ich glaube, der eklatanteste Unterschied zwischen Naturheilkunde und Schulmedizin ist nicht die Pflanzenheilkunde oder sind nicht Medikamente, beides sind nur Teilaspekte von Größerem. Naturheilkunde ist so viel mehr als Pflanzenheilkunde. Da werden wirklich alle Ebenen angeschaut: Wie man wohnt, wer man ist, woher man stammt.

Julia Moretti: Aber ein Naturheilkundler schaut sich nicht a priori das Leben des Menschen an, also wie jemand wohnt ...

Pater Pausch: In der Klosterheilkunde machen wir das schon. Da kommt der spirituelle Aspekt hinein, der Mensch als Ganzes. Seine Beziehungen oder die Verhältnisse, in denen er lebt.

Julia Moretti: Genau, wie er sich bewegt, wie er arbeitet. Man darf aber nicht den Eindruck erwecken, dass es nur etwas für Menschen ist, die einen Garten haben oder am Land leben. Ich glaube, dass jeder, auch in Wien, wenn er in einem Hochhaus wohnt, die Möglichkeit hat, hinauszugehen, ein paar Stationen mit der Tram, mit dem Bus oder der U-Bahn zu fahren, und er ist im Wald und auf einer Wiese. Das Problem wird eher sein, dass er nicht weiß, wie sie bewirtschaftet ist, aber da kann man sich erkundigen.

Pater Pausch: Oder zu Hause einfach einmal Kresse ansetzen und dafür Menschen sensibilisieren. Für diese ganz einfachen natürlichen Geschenke, die wir überall finden. Das ist es eigentlich.

Rudolf Likar: Du bist der Meinung, dass jemand, der Naturheilkunde macht, nicht das holistische Ganzheitsprinzip beim Patienten anschaut?

»Wir wissen mittlerweile: Kinder lernen in der Schule besser, leichter, wenn sie Vertrauen zu ihrem Lehrer oder ihrer Lehrerin haben.«

Julia Moretti: Für gewöhnlich nicht. Aber das wäre das Ziel.

Rudolf Likar: In meinen Augen ist es die Voraussetzung, dass man den holistischen Zugang hat. Das macht ja die Homöopathie auch, sie schaut den ganzen Menschen an.

Julia Moretti: Wir müssen aber schon unterscheiden zwischen einem naturheilkundlichen Gesamtkonzept und dem, dass man gelegentlich solche Produkte verwendet. Wenn ich in die Drogerie gehe und nach einem Naturheilmittel zum Entgiften frage, dann bekomme ich einen Brennnesseltee. Das ist auch Naturheilkunde, aber halt nur ein ganz kleiner Ausschnitt.

Rudolf Likar: Das ist in der Schulmedizin auch der Fall. Durch die Spezialisierung ist die Gesamtsicht auf den Menschen verloren gegangen, aber wir gehen wieder in die andere Richtung, sonst wird die Medizin nur teuer sein und keine Wirkung haben.

Julia Moretti: Ich denke, gerade Hausärzte brauchen ein besonderes Gespür und eine breite Fächerung. Meine Hausärztin war einfach genial: Sie hat für jeden geschaut, wo und zu wem sie ihn am besten hinschicken könnte, hat Kollegen mit eingebunden und alternative Medizin, und wenn sie etwas nicht gewusst hat, hat sie immer jemanden gefragt. Sie war in alle Richtungen vernetzt. Das ist so wichtig, dass jemand die Größe hat, zu sagen: Ich weiß es jetzt nicht.

Rudolf Likar: Jedes Medikament hat einen „Pharmavertreter". Eigentlich wäre es sinnvoll, wenn es auch einige naturheilkundlich versierte Menschen gäbe, die quer durch Österreich fahren und genauso die Ärzte beraten. Ich glaube, das wäre wichtig, Wissen weiterzugeben.

Julia Moretti: Weitergeben, das ist ein schöner Impuls. Sich zur Verfügung stellen. Man erfährt etwas, im Kloster oder bei einem oder einer Kräuterkundigen, und dann geht das hinaus.

Pater Pausch: Wenn sich das herumspricht, erfährt man auch viel. Ich zum Beispiel lerne seit meinem sechsten Lebensjahr. Das ist mir geschenkt und weitergegeben worden. Wenn wir ein Seminar machen, tun wir nichts anders als das – weitergeben. Und dabei kommst du dann auf Leute, die in diesen Bereichen so intelligent sind. Da lerne auch ich jeden Tag etwas Neues dazu. Das sind die großen Geschenke, die wir eigentlich haben. Es gab in Österreich die Initiative »Gesunde Gemeinde« und die war gar nicht schlecht, aber die Initiative

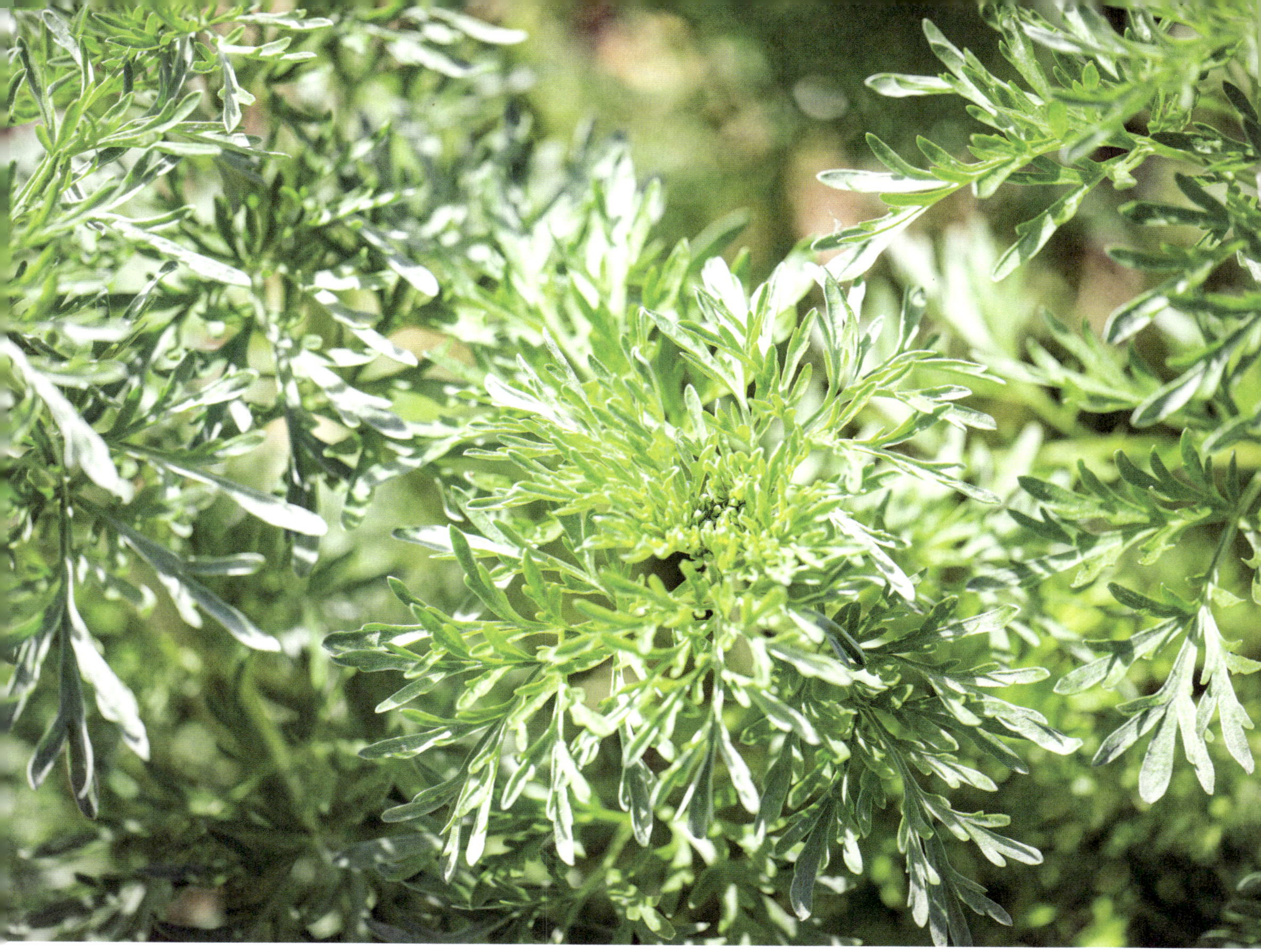

Wermut

ist dann in die Hände von Spezialisten gefallen. Warum kommen die Leute nicht zusammen und reden darüber, was sie wissen, was sie weitergeben können, welche Erfahrungen sie damit gemacht haben? Zum Teil ist es passiert. Aber sobald wieder ein Geschäft daraus gemacht wird, ist es Geschichte.

Julia Moretti: Ja, sobald ein wirtschaftliches Interesse dazukommt, egal in welchem Bereich, ist eine andere Macht im Spiel.

Rudolf Likar: Ich gehe noch einmal zurück auf die Beziehung. Die Beziehung ist das Gleiche, was wir in der Medizin aufbauen. Als Iatros, als Heiler, weiß ich, es gibt einen fünfzigprozentigen Placebo-Effekt, das ist die Beziehung. Ein Medikament muss wirken.

Ich war an der internationalen Entwicklung eines Schmerzpflasters bei Tumorpatienten von Beginn an beteiligt, nicht finanziell, sondern im Advisory Board als klinischer Berater. Wir haben bei Krebspatienten ein neues Opioid-Pflaster geklebt und haben ihnen gesagt: »Hier ist das neue Pflaster.« Und es wird mit einem Pflaster verglichen, das eventuell die Substanz nicht enthält. Weder wir noch der Patient wussten, welches Pflaster er bekommen hat. Auch in der Placebo-Gruppe, die ein Pflaster ohne Wirkstoff bekommen haben, gab es eine fünfzigprozentige Schmerzlinderung. In der Verum-Gruppe, das ist die Gruppe mit dem aktiven Opioid-Pflaster, gab es Gott sei Dank eine achtzigprozentige Schmerzlinderung, sonst wäre das Pflaster nie zugelassen worden. Aber das ist nichts Schlechtes, das ist etwas Positives. Ich denke, das sollte man auch in der Naturheilkunde erreichen, den sogenannten Placebo-Effekt. Eine Beziehung aufzubauen wäre auch wichtig. Weil wenn ich in die Drogerie gehe und Tropfen bestelle, wird dieser mögliche Effekt sicher nicht immer beachtet.

Julia Moretti: Wir sind eben Körper, Geist und Seele. Ohne unseren Geist werden wir nicht gesund.

Pater Pausch: Und was die Frage mit diesem Placebo-Effekt anbelangt: Da kann man zwar rein biologisch sagen, da ist nichts drinnen gewesen, aber die Menschen übersehen, dass es da eben auch noch eine Beziehung gegeben hat. Und wie sehr eben Beziehung heilen kann.

Rudolf Likar: Vergibt man sich da nicht die Effektivität des Wirkstoffes, wenn man die Kräuter so billig verkauft? Wenn ich jetzt zum Pater Johannes Pausch gehe, ein Problem habe und er sagt mir: »Erstens haben wir schon eine positive Beziehung – da wird es besser wirken.« Aber wenn ich nur in eine Drogerie oder Apotheke gehe und vielleicht nur gehört habe, Salbei sei nicht so schlecht, ist das anders.

Pater Pausch: Die Unmittelbarkeit ist schon wichtig. Aber das muss nicht bedeuten, dass ich dem Menschen gegenübersitze.

Julia Moretti: Das kann einfach ein Vertrauen sein. Jemand hat Vertrauen zu dem, was in der Zeitung steht, weil es ihn anspricht und plausibel klingt.

Pater Pausch: Das ist natürlich ein heißes Eisen. Wir wissen mittlerweile: Kinder lernen in der Schule besser, leichter, wenn sie Vertrauen zu ihrem Lehrer oder ihrer Lehrerin haben. Es ist immer das Gleiche. Und ein anderer geht in die Schule und hat immer Bauchweh, dem sieht man das richtig an, dass es ihm elendig geht. Jetzt müssen wir schauen, wie der wieder eine Beziehung finden kann. Was ist da passiert?

Rudolf Likar: Momentan ist es modern, über das Mikrobiom zu reden, über die Immunsituation des Menschen. Es wird bei den Kräutern auch so sein, wenn du ein ganz schlechtes Immunsystem hast, werden sie wahrscheinlich weniger wirken, als wenn einer ein gutes Immunsystem hat. Wo ist der Unterschied? Oder gibt es da keinen Unterschied?

Pater Pausch: Doch, natürlich. Der erste Schritt zur Heilung ist, die Basisfunktionen im Körper wieder aufzubauen. Das Erste, was ich von einem alten Heiler gelernt habe, ist, dass die Person gerade stehen, gut atmen kann und um den Weg zur Gesundheit Bescheid weiß. Dann halte ich die Hand hin und helfe, den Schritt zu gehen. Das ist das Urprinzip von Heilung. Gute Verdauung ist eine Grundvoraussetzung. Ich frage oft am Anfang: »Wie schaut es mit dem Stuhlgang aus?«

Rudolf Likar: Also spielt die Ernährung schon eine große Rolle bei der Wirkung der Kräuter?

Pater Pausch: Natürlich. Ich glaube, viele Heilpflanzen sind deshalb so wirkungsvoll, weil sie die Verdauung regulieren. Sie helfen, dass die Menschen wieder eine gute Verdauung haben. Und das ist nicht nur die Verdauung im Magen-Darm-Trakt, sondern auch eine geistige. Die Menschen müssen wieder etwas haben, das sie verdauen können. Ich hatte gestern einen Jungen bei mir, den Michael. Da habe ich mir gedacht: Ganz gleich, was wir ihm jetzt geben, welche Medikamente oder Pflanzen, der muss wieder etwas haben, das er selber verdauen kann, dann wird das wieder. Ich bin jetzt gespannt. Er hat schon zugestimmt, dass er wiederkommt. Da ist die halbe Miete schon gewonnen.

Julia Moretti: Vertrauen.

Pater Pausch: Und natürlich müssen wir abklären, was mit seinem Bauch ist. Wir dürfen nicht übersehen, wenn er eine Infektion hat oder was auch immer.

Rudolf Likar: Wegen Humbug und Scharlatanerie, das ist so eine Gratwanderung. Du kannst den Jungen behandeln, weil du auch Psychotherapeut bist. In Österreich ist das eine Legitimierung. Der Hausarzt hat gesagt, er findet nichts, er schickt ihn einmal zum Psychiater. Die Mutter hat gesagt, Psychiater möchte sie jetzt nicht, denn bevor ihm der irgendwelche Medikamente gibt, geht sie mit dem Jungen lieber einmal zum Pater Johannes.

Pater Pausch: Zum Voodoo-Zauberer. Und dann schaue ich, was mit dem Jungen los ist. Es ist so schwierig, sich mit Naturheilkunde zu befassen, ohne eine grundlegende Legitimation zu haben. Die muss man haben. Was muss ich da studieren? Als ich angefangen habe, lernte ich einen tollen Apotheker kennen. Der hat mir gesagt: »Du musst jetzt einmal etwas machen, mach einmal etwas.« Darauf habe ich gefragt: »Was heißt das, mach einmal etwas? Ich kann keine Pharmazie, nichts.« Er sagte: »Du kannst kochen. Medizin und Pharmazie sind nichts anderes als kochen. Du hast bestimmte Dinge, die musst du zusammentun, heiß oder kalt. Und das weißt du ja, wie es geht.« So habe ich gelernt, mit diesen Dingen umzugehen.

Rudolf Likar: Jetzt gehen wir einen Schritt in die Chronobiologie: Wie das alles verläuft, spielt eine große Rolle. Spielt das auch bei den Kräutern eine Rolle? So wie man sagt, das Holz soll man nur schlagen bei dem oder dem Mond. Geht man bei den Kräutern auf das ein und sagt, ich ernte die Kräuter nur unter gewissen Bedingungen, wenn der Mond so steht? Oder ist es egal, wie das zur Wirkung kommt? Ich denke, dass die Natur das schon beeinflusst.

Pater Pausch: Natürlich und es gibt sicher Zeiten, wo es besser ist, zu ernten, und es gibt Zeiten, wo es nicht so gut ist, zu ernten.

Julia Moretti: Es hat auch damit zu tun, was ich von der Pflanze will. Wenn ich eine Wurzel will, dann werde ich sie nicht ernten, wenn die Pflanze blüht,

»... es gibt sicher Zeiten, wo es besser ist, zu ernten, und es gibt Zeiten, wo es nicht so gut ist, zu ernten.«

sondern wenn sie sich zurückzieht. Oder wenn ich ein ätherisches Öl will, dann gehe ich zur Pflanze, wenn die Biene auch auf der Pflanze ist, denn dann hat sie gerade am meisten in der Blüte. Man muss das gut beobachten.

Pater Pausch: Und von der Natur auch lernen. Wann gibt die Blüte das? Wann gibt die Wurzel das? Und wann ist die größte Kraft in der Wurzel? Wenn ich mitten im Sommer die Wurzel ernten will, dann hat sie keine Kraft; da kann ich machen, was ich will. Dann muss ich warten, bis es Winter wird.

Julia Moretti: Ich orientiere mich gern an den Insekten. Wenn beispielweise der Rosmarin keine Blüten hat und ich trotzdem einen Rosmarin brauche, dann pflücke ich ihn zumindest in der Hitze, weil das ätherische Öl ein Hitzeschutz ist. Und dann nehme ich ihn. Wenn es so heiß ist, hat er am meisten ätherisches Öl.

Pater Pausch: Ein bisschen Hausverstand braucht man halt. Bei diesen Wurzelpflanzen, ob das die Karde ist oder die Angelika-Wurzel, da muss ich mit der Pflanze leben und wissen: Im Frühjahr hat sie ganz andere Qualitäten als im Sommer oder im Winter. Wenn ich eine Pflanze ansetze, einmal im Frühling und das nächste Mal im späten Herbst, komme ich auf die Unterschiede drauf. Allein durch die Wahrnehmung. Oder wenn ich nach einem verregneten Tag in der Früh denke, die Sonne scheint so schön, ich ernte einen Farn, setze ihn in Öl an und bemerke, dass es schimmelt, dann werde ich das nicht mehr in der Früh machen, sondern besser gegen Mittag, wenn es trocken ist, oder überhaupt zwei sonnige Tage abwarten. Ich muss bereit sein, etwas von der Natur zu lernen, von den Menschen, von den Bienen.

Rudolf Likar: Können wir ohne die Naturheilkunde überhaupt geheilt werden?

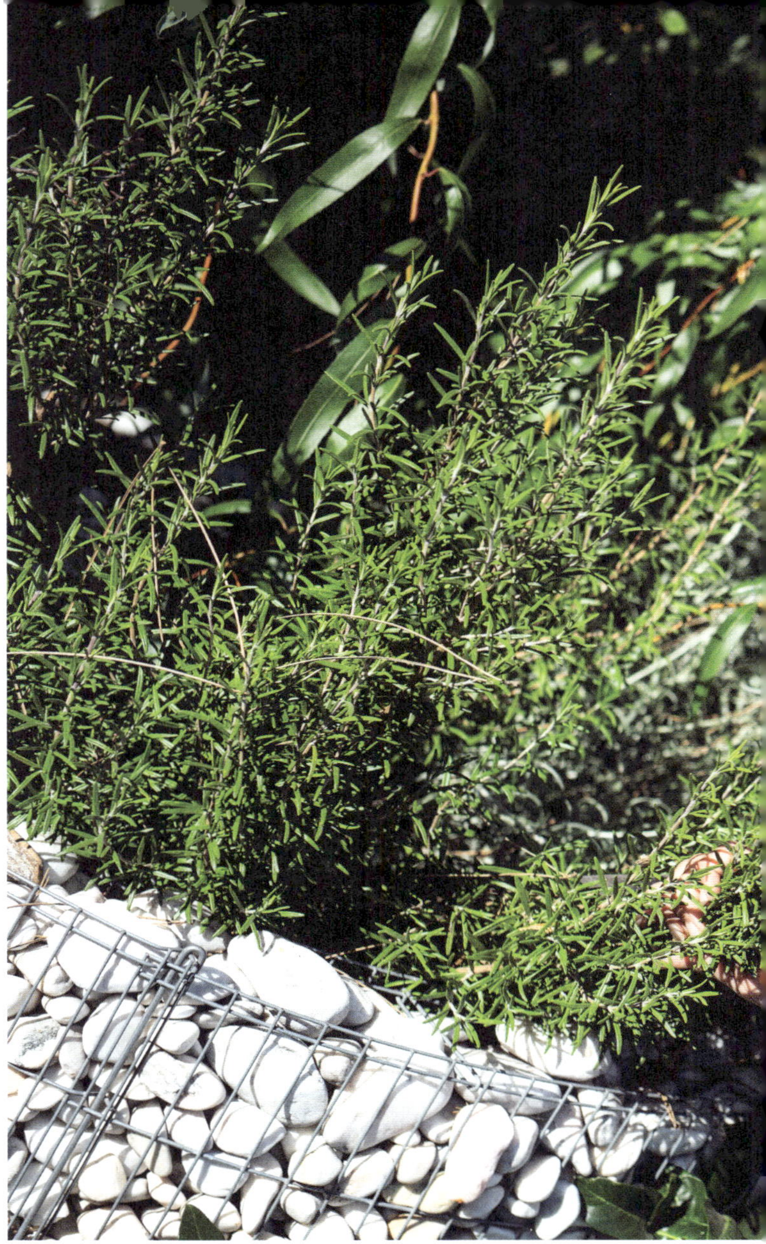

Rosmarin

Julia Moretti: Unsere Nahrung kommt auch von der Natur. Allein dadurch sind wir Teil der Naturheilkunde. Wenn ich eine Kartoffel oder ein Brot esse, bin ich Teil der nährenden und heilenden Kräfte der Natur. Da komme ich nicht aus. Es geht nicht ohne Natur. Je einfacher es ist, desto besser.

Pater Pausch: Wenn ich meine, ich muss die Kartoffelchips essen, das sind auch schon Erdäpfel. Aber gescheiter ist, ich koche mir eine Kartoffel. Oder ich mache mir die Chips selbst.

Julia Moretti: Je einfacher, je weniger verarbeitet, desto besser. Es ist ein Problem, dass wir jede Menge verarbeitete Lebensmittel zu uns nehmen, die so viele Stationen durchgegangen sind. Allein was die Pflanze durchgemacht hat, vom Samen bis sie endlich geerntet wird, womit sie behandelt worden ist. Und dann wird sie noch fünf Mal transportiert.

Pater Pausch: Über Tausende von Kilometern.

Julia Moretti: Oder noch schlimmer die Tiere, die dann zwar das AMA-Gütesiegel haben, aber zwischen Tschechien, Slowenien, Italien und Spanien alles gesehen haben. Das ist, glaube ich, wirklich ein Grund, warum heute so viele Leute nicht mehr so kraftvoll, nicht mehr so resilient sind. Ohne diese Grundbelastbarkeit von uns allen kippt ein System auch leicht. Darum finde ich Initiativen, bei denen man hinaus zu den Leuten geht, ganz wichtig.

Pater Pausch: Wir haben heute Abend ein Hildegard-Seminar über Lebensrhythmen. Einen gesunden Lebensrhythmus zu haben und zu finden, ist auch ganz wichtig. Das ist nicht eintönig, sondern jeder braucht ihn, den Lebensrhythmus. Dann wird das Leben musikalisch.

Julia Moretti: Und kreativ.

Pater Pausch: Zum Schluss gibt es dann ein großes Konzert, wo alles wieder zusammenpasst. Es sind nicht alle super Künstler, aber sie gehören alle dazu.

Julia Moretti: Meinen Sie das Konzert in der Todesstunde? Das Konzert möchte ich mir auch vorstellen, am Schluss des Lebens, wenn wir gehen.

Pater Pausch: Ja, glaube ich auch. Gespielt wird aber schon mit jedem Atemzug. Der Puls mit dem Atem, mit der Verdauung ist ein Konzert. Es muss vielleicht nicht perfekt sein. Jeder spielt sein eigenes Stück, auch das ist Harmonie. Der große Einklang namens Leben.

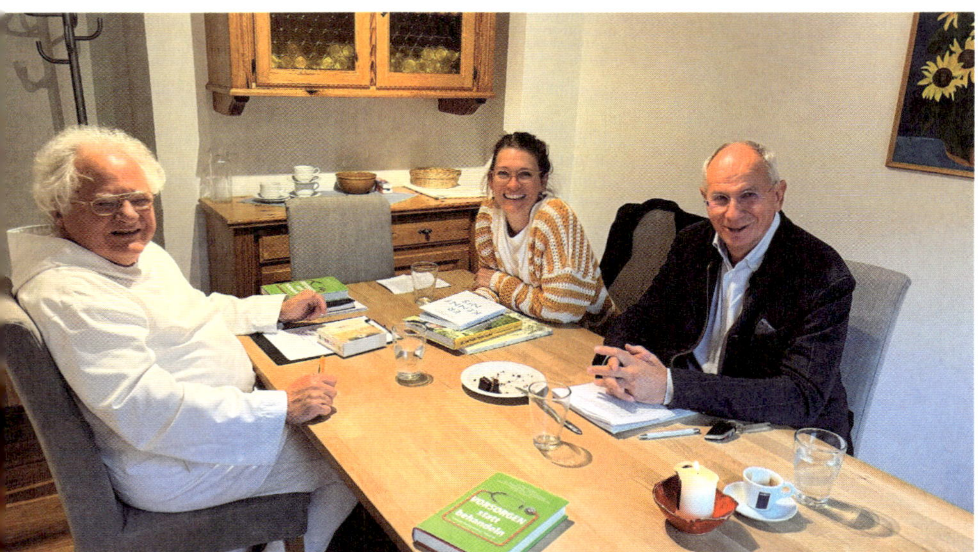

Pater Johannes, Julia Moretti und Rudolf Likar im Gespräch

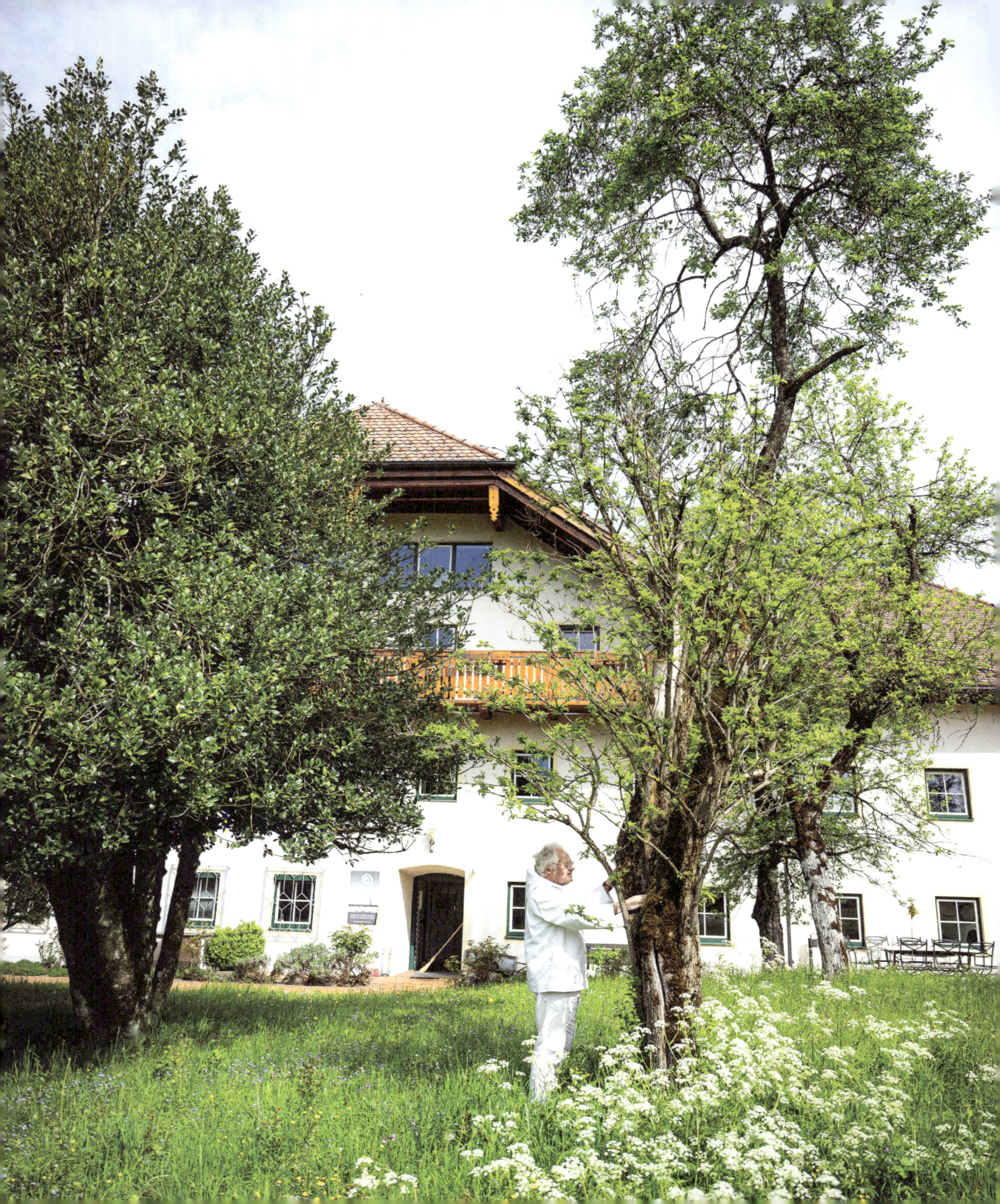

2

Was bedeutet Klosterwissen?

Ist Klosterheilkunde womöglich Scharlatanerie? Auch wenn der Heiler mit seinen Methoden den einen oder anderen Erfolg hat – der Großteil einer Heilung erfolgt aufgrund der Selbstheilungskräfte, die ohnehin in uns sitzen, und basiert auf dem Vertrauen, das der Patient in den Heiler hat.

Die Heilkunde aus dem Kloster beruht auf einer meht als 1500-jährigen Tradition. Sie fußt auf Empirie, auf Erfahrungen und beinhaltet all das Wissen, das die Mönche und Nonnen über Jahrhunderte angewandt und gesammelt haben. Dazu gehört das Wissen über den Anbau und die Anwendung heilsamer Kräuter. Oder wie man etwa die Ur-Elemente – Wasser, Licht, Wind und Erde – richtig nutzt, damit die Heilkräuter prächtig gedeihen können. Oder in welcher Dosierung sie dann für Tees, Tinkturen oder Elixiere verwendet werden müssen, um bei ihrer Anwendung einen heilsamen Erfolg zu erzielen. Klosterheilkunde ist weit mehr. Sie gibt uns auf der Suche nach dem Heil- und Ganzwerden viele Angebote mit auf den Lebensweg. Sie berücksichtigt die Zusammenhänge von Körper, Geist und Seele und verfolgt seit jeher einen ganzheitlichen Zugang. Der Mensch wird als Einheit verstanden. Wenn etwas auf einer dieser drei Ebenen – Körper, Geist und Seele – passiert, hat es immer eine Auswirkung auf die beiden anderen. Im Gegensatz zur Schulmedizin geht es nicht um einzelne Werte, nicht um einzelne Organe.

Nebenbei sei hier erwähnt, dass eine Studie aus dem vergangenen Jahr ergeben hat, dass 60 Prozent der Ärzte ein großes Blutbild nur partiell lesen können. Das bedeutet: Sie können sagen, dass etwa die Triglyceride oder die Lymphozyten zu hoch sind. Aber die wirklichen Zusammenhänge, was tatsächlich im Körper passiert, wenn die Triglyceride oder die Lymphozyten zu hoch sind, können die wenigsten tatsächlich herauslesen. Und da muss natürlich die Frage erlaubt sein, ob es überhaupt einen Sinn macht, dem Patienten ein Medikament zu verschreiben, das genau nur den einen erhöhten Wert wieder auf ein gesundes Maß senkt.

In der Klosterheilkunde werden zwar auch Anwendungen und Rezepturen zur Wiedergenesung verabreicht, sie bezieht aber den Menschen als Ganzes mit ein und hilft, sein Leben wieder in Ordnung zu bringen. Dabei werden auch die Selbstheilungskräfte gestärkt. Viele Ratschläge aus den Büchern alter Heiler setzen auf Prävention, damit manche Krankheiten erst gar keine Chance haben, in das Leben der Menschen einzudringen. So regen die Texte dazu an, mehr Bewegung zu machen, aber dabei immer auf die notwendigen Ruhepausen zu achten. Auch bei der Arbeit gilt es, Pausen einzulegen. Allen voran sei hier das Regelwerk des Benedikt von Nursia genannt, das die spirituelle Basis der Klosterheilkunde darstellt – wir werden ihn in diesem Buch noch ein paar Mal treffen.

Auch die Lehren von Hildegard von Bingen haben Einzug in die Heilkunde aus dem Kloster gefunden, genauso wie die Einflüsse von Heilern aus den vergangenen Jahrhunderten, Pfarrer Sebastian

Pater Johannes bei den heilenden Bäumen vor dem Klosterhof in Gut Aich

Kneipp etwa oder Pater Thomas Häberle. Benedikts Regeln wurden für das Zusammenleben der Mönche im Kloster verfasst. Sie gelten aber auch für Menschen außerhalb der Klostermauern, denn sie sollen generell zu einem ausgeglicheneren Leben führen.

Wenn Leib und Seele in Harmonie sind, wird der Mensch seltener krank. Vorsorge spielt eine große Rolle. Die Menschen sollen ihr Leben ordnen und in einer gesunden Lebensordnung leben. In unserer heutigen Schulmedizin, mittlerweile auch Reparaturmedizin genannt, wird viel zu wenig auf Vorsorge gesetzt.

Weise Tipps

Genau dafür, wie wir das rechte Maß erlangen, liefert die Klosterheilkunde wertvolle Tipps. Das wird uns in diesem Buch noch ein paar Mal begegnen. Es bedeutet, dass wir immer den Mittelweg suchen sollten, nie das Extreme. Wer einmal zu viel gegessen oder getrunken hat, wird wissen, wie unangenehm ein Zuviel wirken kann. Aber wer achtet heute schon darauf? In unserer heutigen Gesellschaft muss es immer mehr sein. Da gibt es XXL-Packungen im Supermarkt oder den Double Whopper beim Burger King.

»Weniger ist mehr« – eine weitere Regel. Das bedeutet nicht Verzicht und Kasteiung, sondern dass es manchmal klüger ist, weniger zu reden und mehr zuzuhören. Oder wirklich weniger zu essen und einmal zu fasten. Das haben die Mönche vor 1500 Jahren in ihren Wochenplan integriert, heute wird das als wiederentdecktes Gesundheits-Wundermittel propagiert. Weniger ist mehr wird in vielen Lebensbereichen ein Balanceakt sein, aber wer sich selbst zurücknimmt, schafft Raum für Neues.

Die Klosterheilkunde verfolgt einen holistischen Ansatz und hört nicht beim Menschen auf. Denn auch unser Lebensraum, unsere Lebensumstände können sich auf unsere Gesundheit auswirken.

Wir sollen Ehrfurcht vor uns selbst, vor anderen und generell vor dem Leben haben. Das Wort Ehrfurcht klingt in manchen Ohren ein bisschen angestaubt. In der heutigen Ellbogen-Gesellschaft achtet kaum jemand auf den anderen. Das Vorankommen ist das Maß aller Dinge, die Mitmenschen sind höchstens Vehikel, um selbst nach oben zu kommen.

Oder der Glaube. Es gibt immer mehr Kirchenaustritte. Aber sind die Menschen, die sich für ein Leben ohne Gott entscheiden, wirklich glücklicher? Glaube ist nicht mehr modern. Heute muss alles wissenschaftlich belegbar sein. Doch gerade der Glaube gibt den Menschen Kraft, damit sie ihr Leben bewältigen können.

Wissenschaftlich belegt ist die Wirksamkeit verschiedener Nahrungsmittel, die ebenfalls durch das Klosterwissen bewahrt wurden. Einige davon werden heute wieder neu als Superfood entdeckt. Etwa alte Getreidesorten wie Hirse, Hafer oder Dinkel. In ihnen stecken so viele gute Nährstoffe, welche die Fertiggerichte der Lebensmittelindustrie nicht bieten können. Auch alte Heilmittel wie etwa Weihrauch oder Essig gilt es, mit dem Klosterwissen aufzuspüren.

Diese Ratschläge und Tipps und noch viele mehr sollen im Verständnis der Klosterheilkunde zu einem gesunden Leben führen.

Ein gesundes Leben

»Gesundheit ist kein Zustand, sondern eine Haltung und sie gedeiht mit der Freude am Leben.« Dieses Zitat stammt von Thomas von Aquin, der mit seinen Schriften vor allem die Lehre der Dominikaner prägte. Das ist ein komplett anderer Ansatz als jener der Schulmedizin. Es geht eben nicht um einzelne Werte, nach denen Menschen

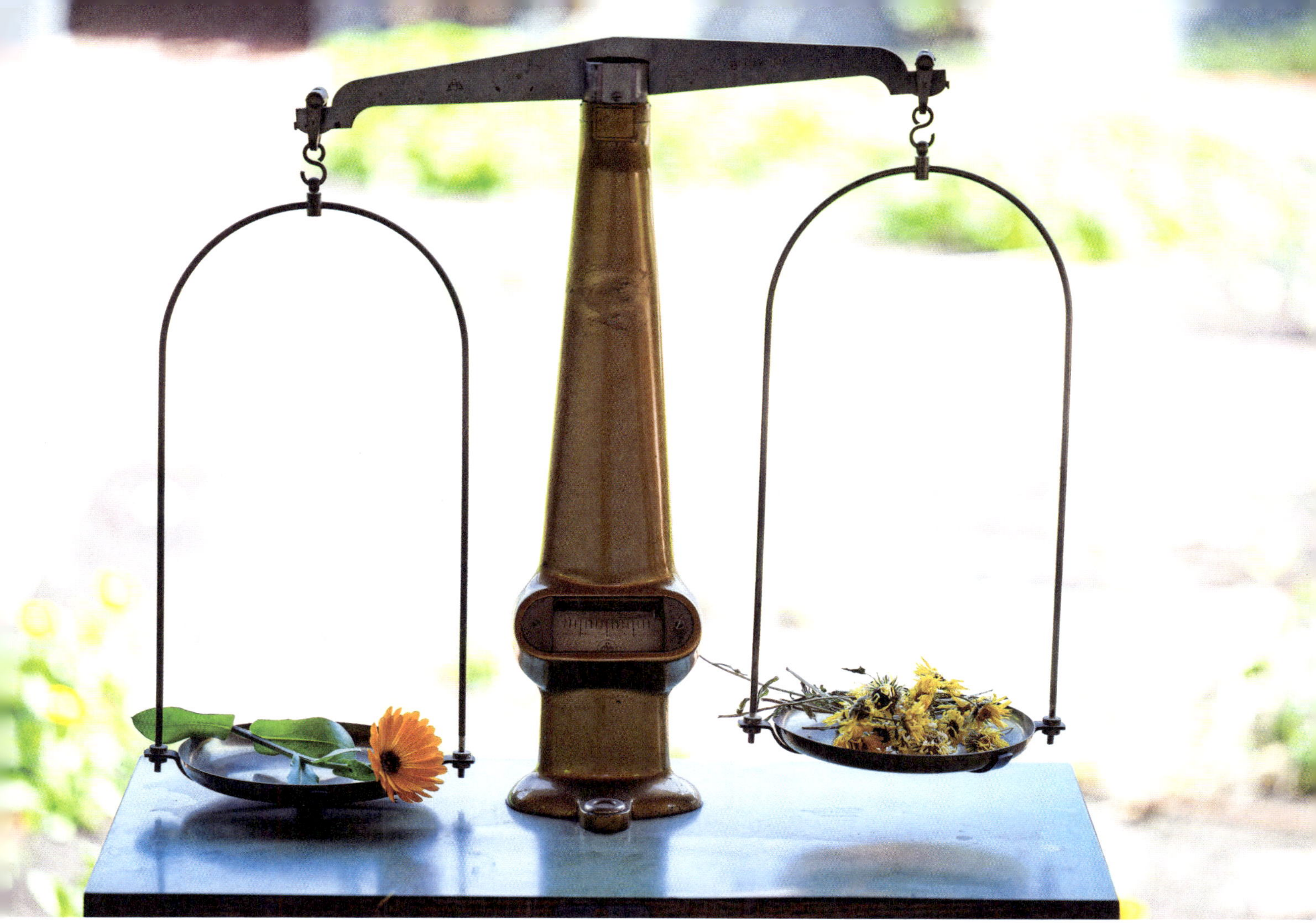

Apothekerwaage mit Ringelblumen und Johanneskraut

aufgesplittet werden, es geht um die Freude am Leben.

Nichts wünschen sich die Menschen mehr, als gesund zu sein. Das steht in der Liste der Lebenswünsche seit vielen Jahren ganz oben. Dabei ist meist nur die körperliche Gesundheit gemeint. Wir werden immer älter. Und auch der Körper muss uns immer mehr Jahre tragen. Viele wünschen sich, bis ins hohe Alter noch körperlich aktiv sein zu können. Tatsächlich verbringen die meisten Menschen ihre letzten zwanzig Jahre meistens auf dem Sofa mit Krankheiten und Tabletten. Dass sie rechtzeitig etwas für ihre Gesundheit tun sollten, ja müssen, ist den meisten nicht bewusst.

»Der Doktor hat gesagt, dass ich mehr Bewegung machen soll«, haben wir alle schon einmal von jemandem gehört. Klosterheilkunde will die Menschen anregen, selbst aktiv zu werden.

Viele seelische oder geistige Erkrankungen werden von den Mitmenschen nur selten wahrgenommen. Aber gerade psychische Erkrankungen werden immer mehr. In Österreich leiden rund 900.000 Menschen daran. Den Menschen geht es nicht gut. In der heutigen Gesellschaft gibt es immer weniger Zusammenhalt. Die Leute glauben vielleicht an einen Wirtschaftspapst oder einen Gesundheitsapostel, müssen aber mit ihren Sorgen und Problemen allein klarkommen.

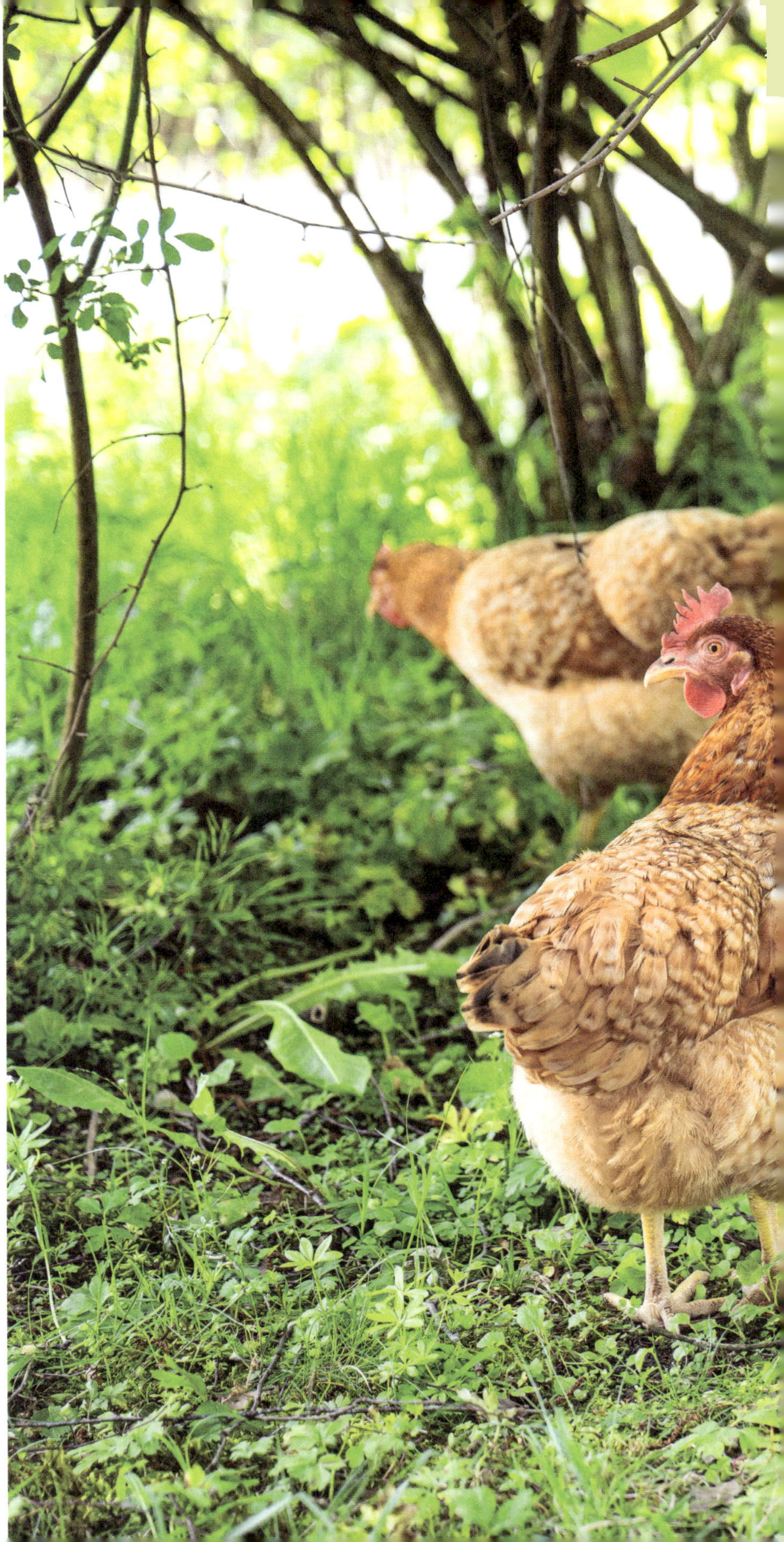

Klosterhühner im Kräutergarten

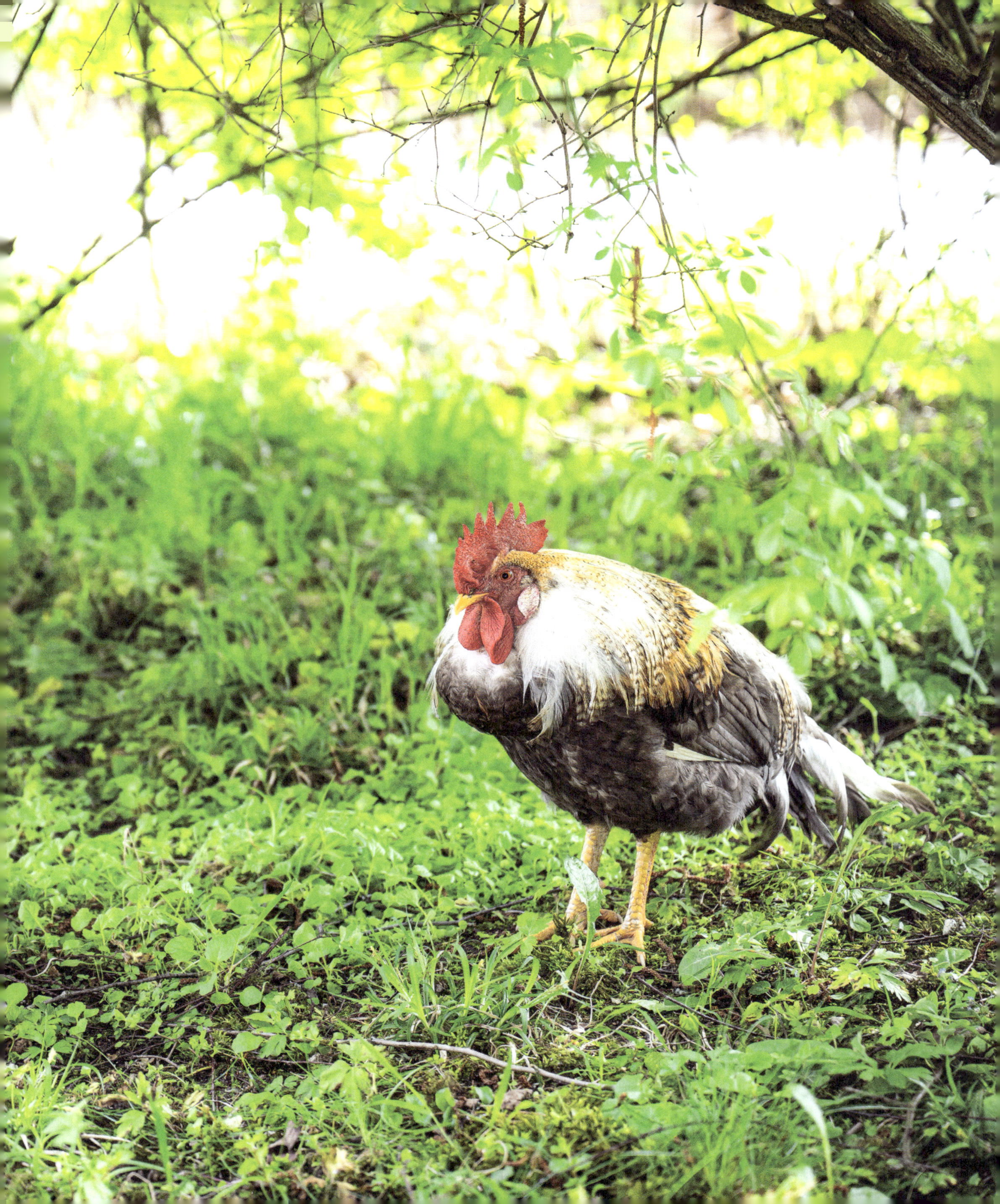

Die Behandlung in der Klosterheilkunde

Die Klosterheilkunde setzt stark auf Vorsorge, damit wir eben erst gar nicht krank werden. Manchmal lässt sich eine Krankheit aber doch nicht abwenden. So haben die Mönche über die Jahrhunderte hinweg Regeln für eine spezielle Form der Behandlung entwickelt. In der Klosterheilkunde gibt es mehrere Schritte, die ein Behandelnder setzen muss, um seinen Patienten zu heilen. Essenziell ist das Erstgespräch, bei dem erst einmal Vertrauen aufgebaut werden muss, damit der Patient seinem Gegenüber auch alles Relevante anvertraut. In diesem Erstgespräch, das es in der Schulmedizin natürlich auch gibt, sind wesentlich mehr Dinge wichtig als etwa nur die Blutwerte wie für einen Arzt. Dem Klosterheiler geht es um nichts weniger als um die gesamte Lebensgeschichte seines Patienten. Irgendwo in der Vergangenheit ist meist die Ursache für sein jetziges Leiden zu finden.

Spiritualität in der Klosterheilkunde

Klosterheilkunde ist eine spirituelle Heilweise. Unter Spiritualität verstehen wir Beziehung. Der Mensch ist ein Beziehungswesen. Beziehung ist ein Sinnstifter und hält das Leben zusammen. Dazu gehören liebevolle Beziehungen, die uns von Geburt an bis über den Tod hinaus durch Gesundheit und Krankheit, durch jeden Wandel im Leben tragen. Die Klosterheilkunde zeigt den Menschen ihre vielfältigen Beziehungen auf und hilft, sie bewusst wahrzunehmen und zu achten. Wir Menschen stehen ständig mit anderen Menschen über mehrere Beziehungsebenen in Verbindung. In der Klosterheilkunde wird eine Erkrankung als Bruch auf einer dieser Beziehungsebenen angesehen. Haben wir zu wenig auf uns selbst geachtet? Und warum? Beziehungsstörungen und -brüche werden erst einmal bewusst gemacht und schließlich geheilt.

In diesem Buch haben wir der Gegenüberstellung der Schulmedizin und der Klosterheilkunde ein ganzes Kapitel gewidmet. Wir haben eine Untersuchung mit Patienten durchgeführt, bei denen neben der wissenschaftsorientierten Medizin auch die Kräuterheilkunde angewandt wurde. Fünf Männer und fünf Frauen nahmen daran teil. In dem Kapitel haben wir zwei Fallberichte zusammengefasst.

Viele Heilweisen

Es gibt viele Heilweisen, die die Menschen in den vergangenen Jahrhunderten und Jahrtausenden entwickelt haben. In jeder Kultur, die irgendwann auf diesem Planeten existierte oder noch immer existiert, überall dort, wo Menschen zusammenleben, ging es ihnen auch um die Heilung von Krankheiten. Etwa Ayurveda, Homöopathie, TCM – die Traditionelle Chinesische Medizin –, Schüßler-Salze oder die Aromatherapie. Um über den Tellerrand der Klosterheilkunde hinauszublicken und andere Heilweisen aufzuzeigen, haben wir uns zwei gänzlich andere Ansätze angeschaut: die Tibetische Medizin und die Heilerin Krassimira Dimova.

Heilkräuter

Kräuter und auch die Menschen, die sich damit befassen und sie anwenden, die Heilkundigen, werden heute nicht mehr belächelt und hinterfragt. Ganz im Gegenteil: Das Angebot an Heilkräuter-Seminaren oder -Vorträgen nimmt stets zu, die Rückkehr zu altem Wissen wird als Fortschritt gesehen. Viele Leute richten sich zu Hause in einem

Blumenkistchen einen kleinen Kräutergarten ein. Vielleicht zunächst einmal nicht wegen der Heilkräfte, die in vielen Pflanzen stecken, sondern um ihre Speisen zu würzen. Die Heilwirkung bekommen sie trotzdem mit. Und vielleicht wundern sich die einen oder anderen, dass sie nicht krank werden.

Vielen Menschen genügt es, wenn sie die Kräuter wegen der Wirksamkeit gegen bestimmte Krankheiten einsetzen – genauso wie ein Medikament in der Schulmedizin. Statt einer Tablette lieber eine Prise Grünzeug. Kräuter sind eine wertvolle Hilfe für alle, die gesund bleiben wollen, oder auch für die, die ihr Leiden lindern möchten. Doch die Behandlung der Kranken allein mit Kräutern geht noch nicht an die Ursachen der meisten Leiden heran. Die Kräuter können zwar oft den Schmerz, das Symptom, beseitigen, aber die wirklich heilenden Veränderungen im Leben des Kranken sind damit noch nicht erreicht. So wie ein Medikament nicht ausreicht, einen Menschen wirklich wieder gesund zu machen, so kann das auch ein Heilkraut allein nicht. Die Klosterheilkunde setzt auf viele Heilkräuter. Doch zur Heilung gehört stets die Erkenntnis des Patienten, dass er selbst in seinem Leben etwas verändern muss. Die ausgebrochene Krankheit ist lediglich ein Signal, das eine Störung anzeigt. Der Heiler unterstützt den Patienten bei seiner Rückkehr zu einem ausgewogenen Lebensrhythmus.

Der Klostergarten

Ein Garten voller Kräuter bildet zumindest in Benediktinerklöstern und in den Klöstern verwandter Orden einen wichtigen Teil der gesamten Klosteranlage. Dabei wurden die meisten heimischen Heilpflanzen in den vergangenen Jahrhunderten oft von weither importiert.

So stammt beispielsweise der Rosmarin aus dem östlichen Mittelmeerraum und dem Gebiet um das Schwarze Meer.

Die eigentliche Heimat des Thymians ist Afrika und der Nahe Osten.

Melisse, Ringelblume und Lavendel kommen aus den Küstenregionen des Mittelmeerraums sowie ebenfalls aus dem Nahen Osten. Der Wermut wurde einst aus Nordafrika und den gemäßigten Zonen Eurasiens importiert, der Lorbeer aus Vorderasien und dem Mittelmeerraum. Und nicht einmal unser guter Apfel ist ein Einheimischer, der bei uns seit einer Ewigkeit prächtig gedeiht; er kommt aus Asien und dem Kaukasusgebiet. Der Nussbaum, der aus Armenien, Burma und China stammt, wurde bei uns angesiedelt. Die Kapuzinerkresse kommt von noch weiter her: Sie hat ihren Ursprung in Mittel- und Südamerika. Der rote Sonnenhut stammt aus Mittel- und Nordamerika. Sie alle sind Zuwanderer, Migranten, die sich bei uns gut integriert haben. Daran denke ich oft, wenn manche abfällig über Migranten und Migration sprechen.

»Es gibt viele Heilweisen, die die Menschen in den vergangenen Jahrhunderten und Jahrtausenden entwickelt haben.«

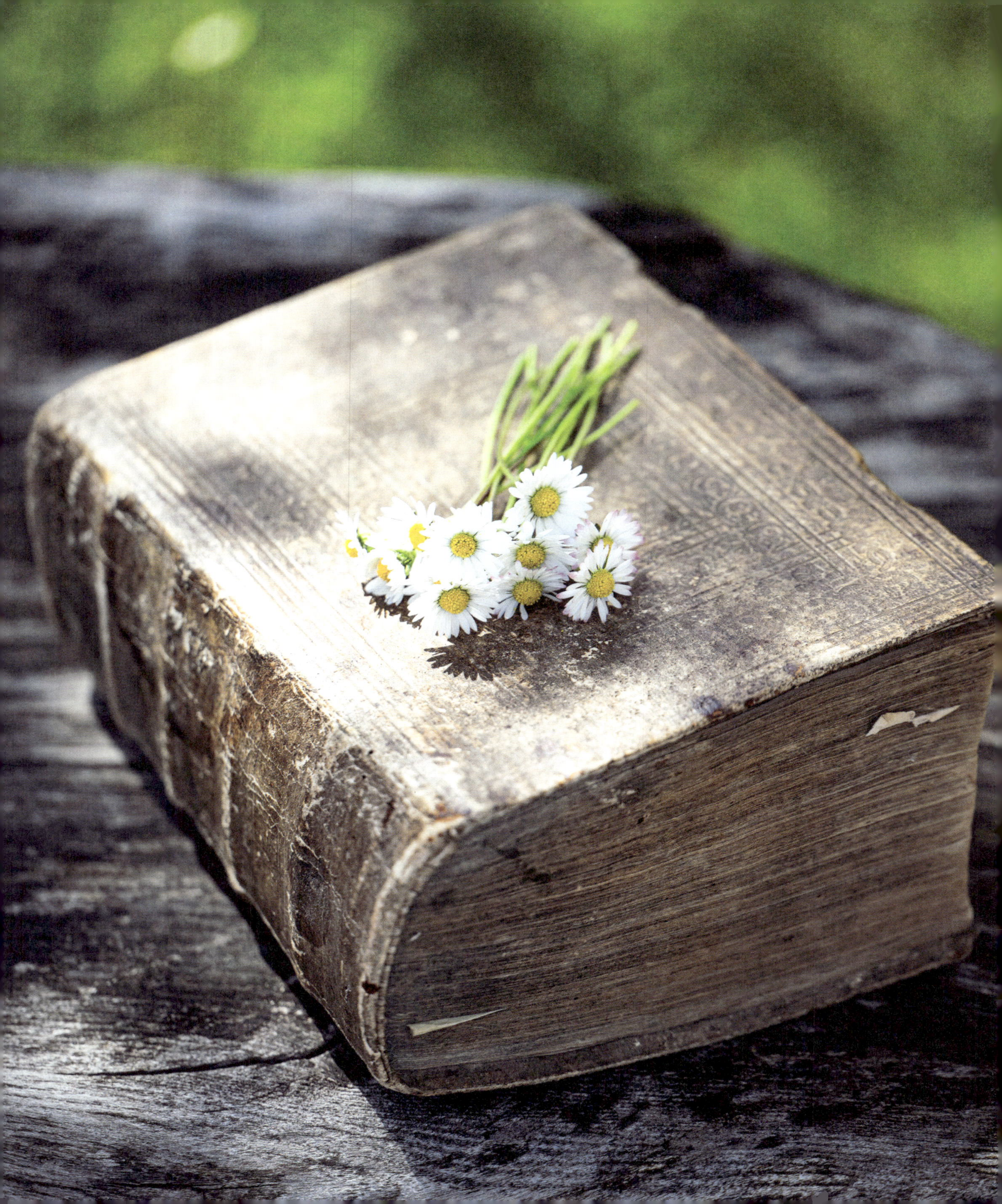

3

Die fünf Säulen der Klosterheilkunde

Schon das Wort allein verdient einen gewissen Respekt: Klosterheilkunde, 1500 Jahre alt, eine benediktinische Tradition, bewährt, angesehen, nie revidiert oder korrigiert und immer weiterentwickelt. Klosterheilkunde besteht nicht bloß darin, göttliche Wickel aufzulegen oder christliche Kräutertees zu trinken, Klosterheilkunde verfolgt seit jeher einen ganzheitlichen Zugang. Sie fragt nicht nach einzelnen Werten, nach verschiedenen Organen, dividiert den Körper nicht auseinander, wie das oft in der klassischen Medizin erfolgt. Sie will den ganzen Menschen erfassen, mit seinem Körper, seinem Geist und seiner Seele. Erst wenn wir diese drei Bereiche verstehen, können wir mit der Klosterheilkunde beginnen. Sie basiert auf fünf Säulen.

Bauen an der eigenen Gesundheit. Errichten wir gedanklich eine Brücke, dann können wir aus den Säulen Pfeiler machen, und genau damit lässt sich die Metapher weiter ausbauen. Die Brücke führt von der Erkrankung zur Gesundheit. Jeder einzelne Pfeiler ist wichtig, keiner darf vernachlässigt werden. Brücken werden alle paar Jahre kontrolliert und restauriert. Wird ein Pfeiler dabei übersehen oder zu wenig beachtet, schwindet dort die Tragkraft der gesamten Konstruktion. Wird ein Bereich, ein Pfeiler der Klosterheilkunde, zu wenig beachtet, schmälert das die Heilkraft. Und ebendann geht die Wirkungskraft verloren, man kann dem Hilfe suchenden Menschen nicht mehr so gut helfen. Genau aus diesem Grund ist es wichtig, das Bauwerk der eigenen Gesundheit zu kennen.

Die fünf Pfeiler – diese Säulen der Klosterheilkunde – sind:

- Natur und Naturerfahrung
- Bewegung
- Beratung und gemeinsames Lernen
- Therapie oder Behandlung
- Lebensraum und Wohnen

Natur

Beginnen wir mit der Natur. Natürlich, die Heilpflanzen, werden jetzt viele denken. Tatsächlich sind die Kräuter nur ein Teil der Klosterheilkunde. Mit den Heilpflanzen haben wir aber auch gleich eine fast unlösbare Aufgabe vor uns. Denn die tatsächliche Wirksamkeit der Pflanzen ist zwar durch jahrhundertelange Erfahrung bewiesen, lässt sich aber nicht genau analysieren. Heute muss alles wissenschaftlich quantifizierbar, durch Experimente nachweisbar, im Reagenzglas abfüllbar und durch Studien belegt sein. Genau das funktioniert bei den Heilpflanzen aber nicht. Nehmen wir beispielsweise das Gänseblümchen. In ihm stecken etwa 150 Wirkstoffe. Die Komplexität ist schwierig, die Summe dieser Wirkstoffe noch unbekannt, auch die genaue Zusammensetzung liegt im Dunklen. Wir wissen nicht, wie viel Prozent von diesem oder jenem Wirkstoff in der einzelnen

uch: »Freywillig aufgesprungener Granat-Apffel
es Christilichen Samariters« (1733)

Heilpflanze drinnen ist. Wir können nur im Detail analysieren. Dann wissen wir, in welcher Relation die Wirkstoffe in der einen Pflanze vorhanden sind. Aber ein anderes Gänseblümchen auf der Wiese hat eine etwas abweichende Zusammensetzung. Es hat vielleicht weniger Sonne oder Regen abbekommen, weil ein Blatt eines anderen Gewächses darüber gelegen ist. Ein Gänseblümchen wächst und lebt auch nicht deswegen, damit es uns immer dieselbe Menge an Wirkstoffen geben kann. Das Blümchen ist ein Lebewesen. Es muss mit seiner Situation, seinen Lebensumständen zurechtkommen.

Eine Wiese oder ein Kräutergarten ist kein steriles Labor. Eine klinische Analyse ist freilich nicht das Anliegen der Klosterheilkunde. Wir gehen mit einer anderen Art Verständnis an die Heilpflanzen heran. Eine Heilpflanze ist ein Wunderwerk, ein Werk Gottes. Das ist ein Logos. Da steckt auch der Sinn drinnen. Und den zu begreifen und zu erahnen, ist äußerst schwierig. Weil sich eben der Logos, das Wort, das Werk, nicht in Zahlen fassen lässt.

Die Wissenschaft kann heute zwar die einzelnen Wirkstoffe einer Pflanze benennen, aber trotz Computer und KI noch nicht sagen, wie sie zusammenspielen. Bei etwa 150 verschiedenen Wirkstoffen ist das schwierig. Und das ist nur das Gänseblümchen. Wir können uns im Gesamtverständnis annähern.

»Das wahre Heilmittel ist unsichtbar«, sagte schon Paracelsus. So ist die Klosterheilkunde aber auch in Verruf geraten, weil die Wirkung eben nicht quantifizierbar ist.

Das Johanniskraut beispielsweise, ein häufig angewandtes pflanzliches Antidepressivum, das die Stimmung aufhellen und nervöse Unruhe lindern kann. Laut einer biologischen Analyse enthält es unter anderem den Wirkstoff Hypericin. Dieser Wirkstoff hat nachweislich eine positive Auswirkung auf die Psyche. Pharmafirmen lösten das Hypericin aus dem Johanniskraut heraus und verkaufen jetzt Kapseln, auf deren Verpackung »Johanniskraut-Kapseln« steht. Das ist aber nicht richtig. Denn eine Hypericin-Kapsel ist keine Johanniskraut-Kapsel. Zur Wirkung des Johanniskrauts tragen viel mehr Wirkstoffe bei als nur allein der Stoff Hypericin. Auch spielt die Kombination der verschiedenen Wirkstoffe in der Pflanze eine Rolle. Aber mit dem Namen »Johanniskraut-Kapseln« gaukelt die Pharmaindustrie den Menschen vor, dass eben die ganze Heilpflanze drinnen steckt. Das Marketing will beim Käufer mit einem Naturprodukt punkten.

Manche Heilkräuter enthalten Stoffe, die in der klassischen Pharmazie als Gift gelten. Ein Beispiel dafür ist die Christrose. Sie gilt als Giftpflanze, der Pharmazeut würde sagen: »Um Gottes willen! Hände weg!«

Aber ein findiger Homöopath verdünnte die Wirkstoffe. In der Homöopathie wird grundsätzlich viel verdünnt; diese Art der kundigen Verwässerung von Wirkstoffen wird in der Homöopathie übrigens Konzentration genannt. Wird ein Wirkstoff verstärkt, spricht man von Potenzierung. Obwohl dieses Buch nicht von Homöopathie handelt und wir andere Bereiche des Heilwesens nur streifen werden, sei angemerkt, dass durch diese Verdünnung oder besser: Konzentration der Wirkstoffe die giftigen Christrose auf einmal zum Heilmittel wird, das bei schmerzenden Gelenken im Alter hilft. In vielen Pflanzen steckt etwas drinnen, das wir auf den ersten Blick nicht sehen.

Wir lernen: Das System der Kräuterheilkunde funktioniert ganz anders als das System der Pharmazie und der Schulmedizin, also der medizinischen Heilkunde.

Stellen wir uns einmal ein übliches Behandlungszimmer vor. Der Schulmediziner sitzt hinter seinem Schreibtisch, der Patient auf einem Sessel

»Das System der Kräuterheilkunde funktioniert ganz anders als das System der Pharmazie und der Schulmedizin, also der medizinischen Heilkunde.«

davor. Gute Mediziner reden mit den Patienten. Dadurch stellen sie eine Beziehung her und es entwickelt sich in dem Behandelnden ein Gefühl oder ein Eindruck – vielleicht sogar eine Vision – von dem, was der Patient braucht. In ihrem Repertoire haben die Ärzte eine Menge Medikamente. Dann entscheiden sie, was sie dem Patienten geben. Manchmal mit mehr Glück, manchmal mit weniger. Wenn sie sehr viel Glück haben, entscheiden sie sich für ein Medikament, das den Patienten kräftigt. Und dann machen gute Behandelnde auch noch Folgendes: Sie sagen: »Da, ich gebe Ihnen jetzt dieses Medikament.« Und bei diesen Worten achten sie ganz genau darauf, wie der Patient reagiert. Wenn der Patient lächelt oder sogar nickt, dann wissen sie, dass sie das richtige erwischt haben. Ebendieses Medikament, das den Menschen wird heilen können.

Klassische Medizin hält eine solche Vorstellung natürlich für Humbug. Ärzte entscheiden genau nach den Kriterien von Menge oder Wirkstoffen, und das auf Basis verschiedener detaillierter Untersuchungen. Aber wir wissen, dass die Wirkstoffe in Medikamenten nicht ausreichen, um einen Patienten wieder gesund zu machen. Ein wichtiger Aspekt der Heilung ist die Botschaft, die der Arzt an den Patienten aussendet. Wenn er etwa sagen würde: »Probieren Sie vielleicht einmal das hier« und gibt ihm eine Schachtel oder ein Rezept, wird es weniger wirken, als wenn er sagt: »Damit werden Sie wieder gesund.«

Der Patient muss das Medikament natürlich auch annehmen. Und wenn ihm der Arzt vermittelt, dass er mit der Pille wieder gesund wird, hat er eine ganz andere Motivation, seine Selbstheilungskräfte anzukurbeln. Kommt die Botschaft nicht an, können die besten Wirkstoffe im dem Medikament sein, sie werden nicht so gut wirken.

Beispielsweise ein Placebo. Da ist ja nichts drinnen, werden viele denken. Aber es ist ja nicht nichts, was da drinnen ist. In einem Placebo stecken der gesamte Glaube und das Vertrauen eines Menschen, der es annimmt. Es wurde schon oft darauf hingewiesen, dass für die Heilung zu einem Drittel das Medikament selbst, zu einem Drittel die Beziehung und das Vertrauen zum Arzt und zu einem Drittel die Selbstheilungskräfte des Patienten erforderlich sind. Das sagen auch Ärzte.

Im Gegensatz zu Placebos enthalten Heilkräuter aber tatsächlich Wirkstoffe.

Vielleicht ein kleiner Exkurs: Vor einigen Jahren war eine Ausgabe des *Spiegel*-Magazins dem Thema »Alternative Heilweisen« gewidmet. Die Journalisten haben in dem Artikel alle alternativen Praktiken in Grund und Boden gestampft und verdammt. Ganz wissenschaftsfreundlich haben sie auch die Homöopathie verhöhnt. Alle diese nicht schulmedizinischen Therapien seien Quatsch, war die Quintessenz dieses Artikels und dass man sich nichts von diesem Humbug oder dieser Scharlatanerie erwarten darf. Aber es gab auch ein kurzes Kapitel über Heilkräuter. Und was schrieben die *Spiegel*-Redakteure? Nicht, weil sie gut aufgelegt waren, sondern weil sie gut recherchierten: »Die alten Heilkräuter sind Erfahrungen, über die wir noch staunen werden.« Auch deshalb, weil es eine riesige Fülle davon gibt. Genau wie beim Menschen. Der Körper, die Psyche, die Seele birgt ein ungeheures Reservoir, und wenn wir das Richtige erwischen, dann kommt es zu einer Interaktion. Der Körper versteht buchstäblich im Inneren, dass es da im Außen etwas gibt, das genau zu ihm passt.

Bewegung

Natürlich ist Bewegung gesund. Das ist eine alte Weisheit. Wir wollen jetzt nicht von den berühmten 7000 bis 10.000 Schritten am Tag sprechen oder dass vielleicht auch schon 5000 genug sind. Alles in der Natur ist in Bewegung. Alles, was lebt, ist in Bewegung. Und alles, was lebt und in Bewegung ist, eckt auch an. Überall dort, wo sich Bewegung entfaltet, kann es einen Zusammenstoß geben. Das ist aber Berührung. Wenn wir etwa sagen: »Der Mensch hat mich richtig berührt.«

Einen Baum sieht man nicht wachsen, doch er bewegt, er verändert sich. In ihm steckt Leben. Und das bewegt uns auch. Manche Leute haben sogar einen Lieblingsbaum, den sie immer wieder besuchen. Und wenn man sie fragt, warum sie immer wieder dorthin gehen, sagen sie: »Der gefällt mir, der tut mir einfach gut.« Manche umarmen einen Baum. Das mag für andere eher seltsam wirken, aber das Umarmen von Bäumen bringt dem Menschen Entspannung. In einer Studie wurde nachgewiesen, dass das Stresshormon Cortisol dadurch deutlich gesenkt wird.

Vom Baum geht eine Bewegung aus und diese ist weit mehr als eine taktile Bewegung, also eine passive Sinneserfahrung von Berührungen und Materialien auf der Haut. Weit mehr als nur die Bewegung, die wir mit dem Auge oder den Ohren wahrnehmen, wenn sich die Blätter im Wind bewegen und rascheln. Wir werden auch durch die innere Bewegung des Baumes berührt. Im banalsten Fall können wir das Mitleid nennen. Mitleiden. Der Baum versteht den Schmerz des Menschen und nimmt ihn an und auf. Das ist zwar etwas anderes, als wenn sich jemand bei einem Freund oder einer Freundin über die familiäre Situation daheim oder den Stress in der Arbeit ausweint, denn ein Baum gibt keine Ratschläge, aber die Baum-Umarmung wird helfen. Probieren Sie es einmal aus!

In Japan gibt es »Waldbaden« auf Krankenschein. »Shinrin-yoku«, also Waldbaden, bedeutet dabei, einfach im Wald spazieren zu gehen. Im Land der aufgehenden Sonne gibt es seit mehr als zehn Jahren den Forschungszweig Waldmedizin an den Universitäten. Das Waldklima umfasst zahlreiche gesundheitsfördernde Elemente, wie etwa hohe Luftfeuchtigkeit, niedrige Lufttemperatur und natürlich eine besonders reine Luft. Das entlastet die Atemwege, verbessert die Stimmung und wirkt sich positiv auf die Psyche aus. Wir atmen Stoffe ein, mit denen Bäume und Pflanzen untereinander Botschaften austauschen. Die sogenannten Terpene stärken dabei auch noch unser Immunsystem.

Kommen wir zurück in den Behandlungsraum. Ein Arzt oder ein Heiler, der nicht taktil arbeitet, kann viel schwerer heilen als einer, der jemanden berührt oder sich anrühren lässt. Ärzte greifen die Patienten heute kaum mehr an. Sie verstecken sich hinter ihren Computern, die ihnen – so scheint es – viel mehr über den Menschen verraten als eine tatsächliche Interaktion mit ihrem Patienten, der Hilfe suchend vor ihnen sitzt. Der Arzt tippt

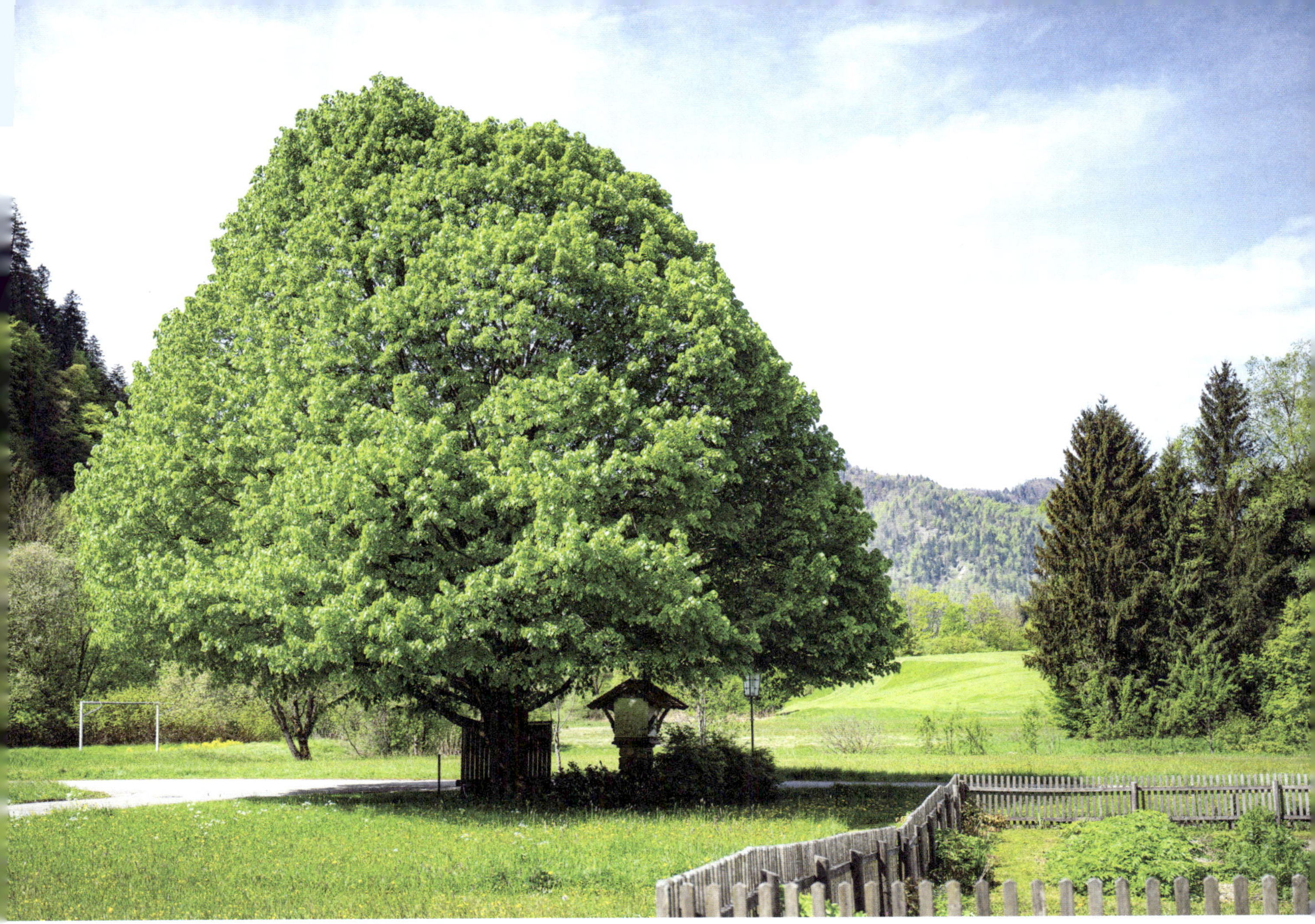

Schwesternlinde beim Hildegardzentrum des Europaklosters Gut Aich

lieber seine Punkte in eine Anamnesemaske in den Computer ein, der ihm dann auch gleich ein Rezept ausdruckt. Die Diagnostik übernimmt heute schon in vielen Fällen eine KI, die die Werte im Nu mit Millionen Daten anderer Patienten abgleicht. Der Computer hat einen enormen Vorteil: Er kann riesige Datenmengen verarbeiten. Aber eigentlich kann das unser Gehirn auch, wir nennen das dann Intuition. Der intuitive Arzt ist im Grunde einer, der nicht nur die Fakten abgleicht, sondern auch die emotionalen Daten, die geistige Beschaffenheit. Das ist dann ein intelligenter Arzt, ein Doktor mit Einsicht. »Intellegere« (lat.) bedeutet einsehen, verstehen oder begreifen.

Natürlich müssen wir Menschen uns bewegen. Wenn der Mensch sich nicht mehr bewegt, dann ist er tot oder stirbt schön langsam vor sich hin. Manche bewegen sich noch, sind aber eigentlich schon nicht mehr da. Eine der wichtigsten und heilsamsten Erkenntnisse in der Klosterheilkunde ist es, einem Menschen beizubringen, dass er sich auf irgendeine Weise bewegen muss.

»Geh halt.«
»Du musst ein bissel gehen.«
»Wenn du gehst, bewegt sich etwas in dir.«

Schon die alten Klosterheiler wussten, dass sich beim Gehen nicht nur die Beine bewegen. Wenn der Mensch geht, bewegt sich der ganze Organismus. Man hat eine bessere Verdauung. Jeder Mediziner wird das bestätigen. Und wenn sich durch die Bewegung der Darm und die Verdauung regulieren, wird auch das Immunsystem gestärkt.

Ein Ziel der Klosterheilkunde ist es, dass wir uns bewegen. Mehr bewegen. Dabei ist rhythmische Bewegung besser als unkoordinierte.

Schon Hildegard von Bingen, auf die wir später noch zurückkommen werden, empfahl ihren Nonnen vor tausend Jahren, miteinander zu tanzen. In vielen Kulturen ist der Tanz Teil der liturgischen Zeremonien. Was in Asien, Afrika, bei den indigenen Völkern Nordamerikas oder auch in Griechenland über Jahrtausende gepflegt wurde, entdecken wir heute wieder neu: Tanz als Ausdruck des Lebens, als spirituelle Erfahrung. Beim Tanz, bei der rhythmischen Bewegung findet der Mensch wieder zu sich selber, bekommt eine Beziehung zu sich selber und gleichzeitig auch zu den anderen Menschen, die im gleichen Rhythmus der Musik schwingen. Die Bewegung wird zu einer spirituellen Erfahrung, die der Mensch mit seinem Leib und seiner Seele macht.

Für viele sind Bewegung und Gehen aber zu einem Hasten verkommen. Sie hetzen von einem Termin zum nächsten, eilen von A nach B und jagen ihrem Leben hinterher. Wer aber ohne Stress einfach einen Fuß vor den anderen setzt, einen Schritt nach dem anderen macht und auf seine Atmung achtet, wird sich bewusster wahrnehmen und bald eine innere Ruhe und Ausgeglichenheit verspüren. Vielleicht ist das mit ein Grund, warum so viele Menschen laufen – weil sie auf ihrer Runde ganz für sich allein sein können. Und weil sie dabei in einen Trab fallen, einen Bewegungsrhythmus, in dem sie tiefe innere Ruhe empfinden. Falls Sie sich als Läuferin oder Läufer jetzt gerade angesprochen fühlen: Sie machen alles richtig! Übrigens ist es für den Rhythmus am besten, wenn Sie immer den gleichen Weg nehmen – laufen oder gehen.

Wenn wir durch die Bewegung unsere Verdauung aktivieren, aktivieren wir gleichzeitig auch unser Gehirn. Diese beiden Systeme hängen eng zusammen. Die Heilung beginnt also auf mehreren Ebenen.

Bewegung ist elementar wichtig, damit die Heilung in Gang kommt. Eine ganz wesentliche Rolle dabei spielt das Wasser. Wasser ist eines der wichtigsten Heilmittel in der Natur überhaupt. Ob das jetzt Bäder, Trink- oder Kneippkuren sind, das Prinzip des Wassers ist immer Bewegung.

In der Schule haben wir einmal gelernt, dass Wasser drei Zustandsformen annehmen kann: flüssig – eben Wasser –, fest, gefroren, und feinstofflich, als Dampf.

So kann Wasser etwa aufgebrüht in einem Lindenblütentee nicht nur wohlschmeckend, sondern auch heilsam sein. Ein Eiswürfel auf eine Schwellung gelegt, lässt sie zurückgehen und lindert Schmerzen. Als Dampf befreit es etwa beim Inhalieren mit einem Kamillentee verstopfte Nasenwege.

Aber Bewegung funktioniert nur dann richtig, wenn es auch immer wieder eine Ruhephase gibt. Bewegung und Ruhe gehören ganz eng zusammen. Jede Übertreibung ist Unfug. Wenn Hochleistungssportler nicht auf alles achten, ruinieren sie sich früher oder später. Leistungssport ist nicht gesund, das werden Sport-Chirurgen, die unzählige Kreuzbänder flicken, jederzeit unterschreiben. Unsere Ruhephasen hängen mit einem zentralen Organ unseres Körpers zusammen: dem Herz. Das Herz ist unser Lebensmotor, der unentwegt arbeitet. Aber das stimmt eigentlich nicht, denn die Hälfte der Zeit ruht es. Es zieht sich in der Kontraktionsphase zusammen und presst dabei das Blut in unseren Kreislauf. Dann erschlafft es, öffnet sich, ruht und nimmt in dieser Phase wieder frisches Blut auf. Ein Teil der Bewegung ist die Ruhe. Beispielsweise wachsen Muskeln auch nicht in der Zeit des Trainings, sondern in der Ruhephase danach. Es gilt, die richtige Balance zu finden. Je günstiger diese Balance ist, desto günstiger wirkt sich das auf den Körper und die Psyche aus.

Beratung und gemeinsames Lernen

Wer beratungsresistent ist und nicht lernen will, wird mit Klosterheilkunde nichts anfangen können. Auch kann man als Einzelner nur immer einen partiellen Ausschnitt der Wirklichkeit erfassen. Der Blick über den Tellerrand wird oft vermieden, die eigene Meinung ist schon bald die einzige Wahrheit. Nicht nur Ärzte, die in einem Team arbeiten, werden vermutlich sagen: »Unser Team ist so hilfreich. Wenn wir gemeinsam über die Situation sprechen, lernen wir alle etwas und es eröffnet sich ein neuer Horizont.«

Durch den Austausch kommen völlig neue Bewegungen in Gang. Und genau da kommen die besten Einfälle.

In der Klosterheilkunde wurde das immer schon beachtet. Wir brauchen das große Wir, um wirklich neue Erkenntnisse und Perspektiven zu finden. Deshalb ist die Beratung so wichtig. Nicht nur die Besprechung zwischen den Klosterheilern, auch die Beratung zwischen Arzt und Patient.

Denn es ist ja nicht so, dass der Patient der Dumme ist und der Arzt der Gescheite. Die beiden lernen voneinander. Was zwischen den beiden entsteht, nennen wir in der Klosterheilkunde einen geistigen, spirituellen Austausch. Und dieser Spirit, der sich oft in einem solch stummen Zwiegespräch entwickelt, öffnet uns häufig die Tür zu einer neuen Möglichkeit.

Das Erlernen eines Musikinstruments beispielsweise ist immer auch Interaktion, mit dem Lehrer und dem Instrument. Wer nur für sich etwas lernen will, wird das meist als aufreibend und kräftezehrend empfinden. Wir brauchen den wechselseitigen Austausch, vor allem beim Lernen. Wer nur daheim in seinem Kämmerchen sitzt und büffelt, wird sich beim Lernen und Verstehen schwertun. Es kommt von nirgendwoher ein Impuls, der einen neuen Weg aufzeigt. So wird die Berechnung einer Parabel zum Ungetüm, die neue Sprache bleibt unverständlich. Wer sich dagegen beispielsweise mit Philosophie beschäftigt, steht im geistigen Austausch mit Sokrates oder Kant bis hin zu Habermas. Denn es muss kein physischer Austausch sein. Wir lernen auch aus Büchern. In einem guten Buch ist immer ein besonderer Spirit drin und manche Bücher haben sogar die Kraft, das Leben zu verändern.

»Bewegung und Ruhe gehören ganz eng zusammen. Jede Übertreibung ist Unfug.«

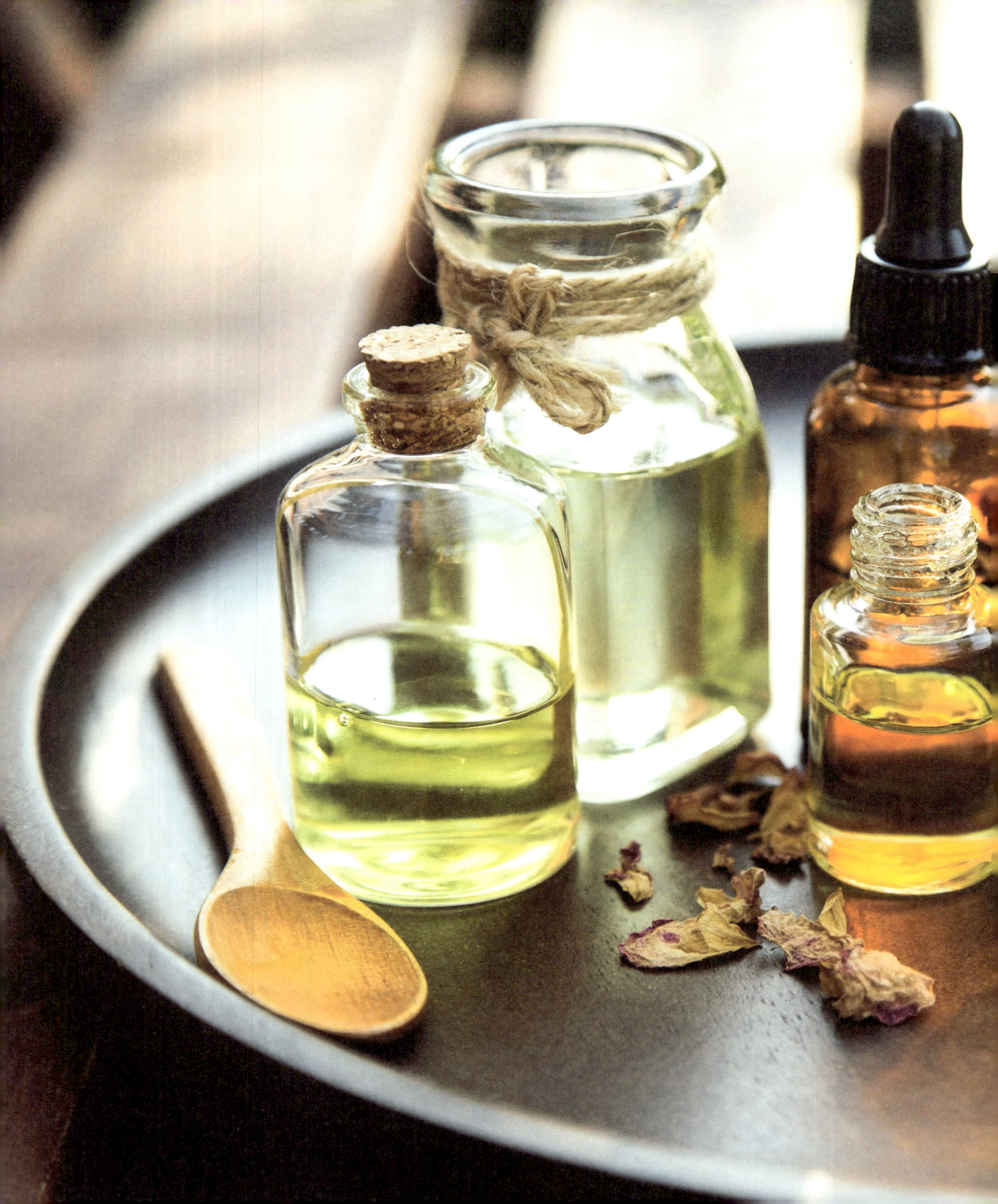

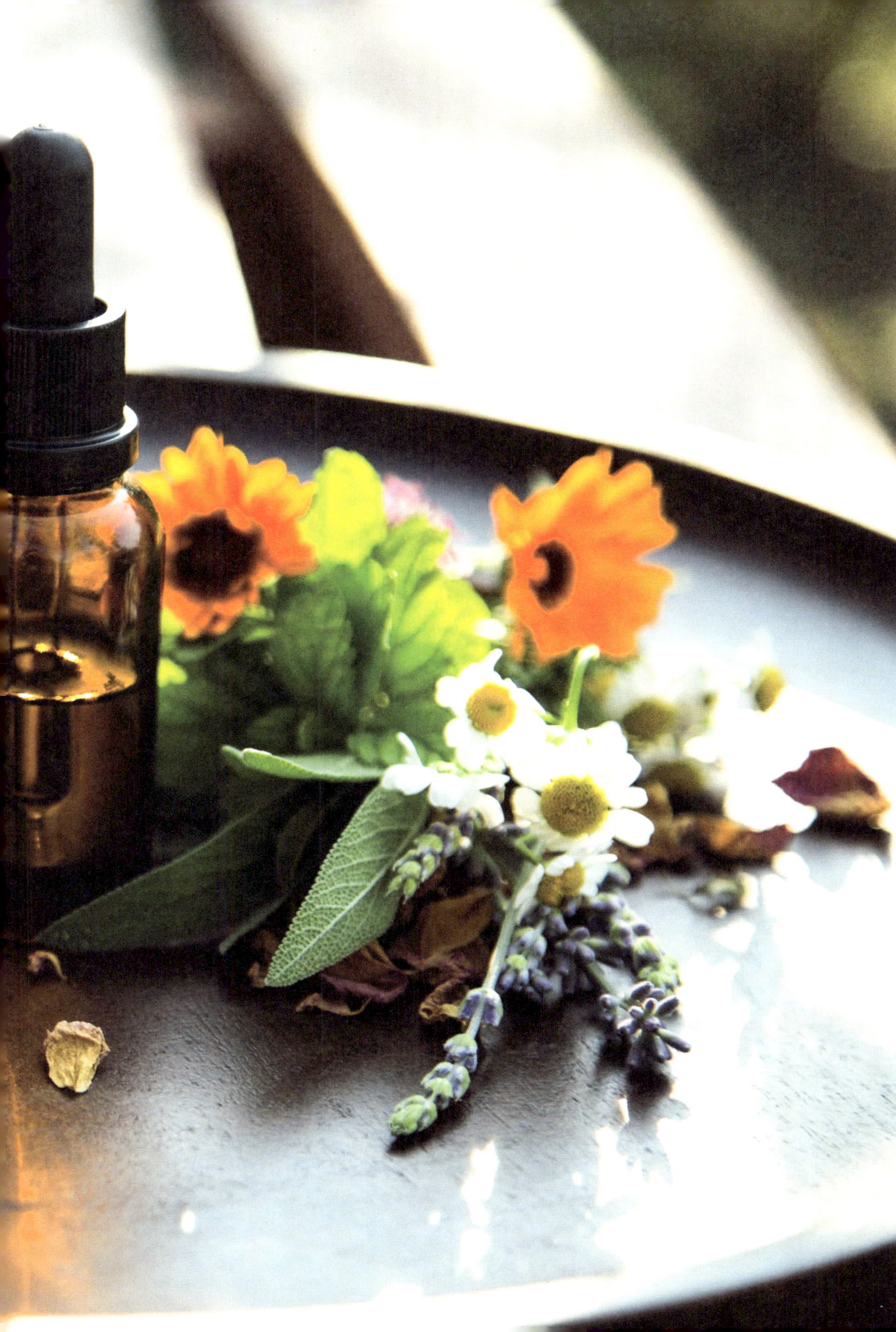

Therapie oder Behandlung

Behandlung hat, wie gesagt, immer etwas mit Berührung, oft mit den Händen, zu tun und darin steckt eine gewisse Unmittelbarkeit. Eine Behandlung, bei welcher der Behandelnde den Patienten mit den Händen berührt, ist überzeugend. Das ist Zuwendung. Anwendung und Zuwendung haben dann auch etwas mit Hinwendung zu tun. Es gibt eigentlich nichts Intimeres. Die Naturheilkunde und die Klosterheilkunde sind immer eine intime Behandlung. Und eine individuelle Behandlung. Nur sehr selten können wir sagen: »Jetzt habe ich diese Anwendung schon 100-mal gemacht und jetzt mache ich sie beim nächsten Patienten wieder.« Die Behandlungen werden individuell auf den Menschen abgestimmt. Aufmerksamkeit und Achtsamkeit sind dabei besonders wichtig.

Eine Behandlung hat immer zwei Seiten. Sie kann heilen und auch verletzen. Das ist eine Gratwanderung. Wenn eine Behandlung herzlos oder unüberlegt angewandt wird, besteht die Gefahr einer Verletzung. Deshalb ist es so wichtig, dass wir bei der Behandlung höchst achtsam sind und gleichzeitig Ehrfurcht haben. Man kann nicht jemanden behandeln, vor dem man keine Ehrfurcht hat. Ehrfurcht ist mehr als Respekt, das ist Wertschätzung, Achtsamkeit, Aufmerksamkeit, Zuwendung. Dazu kommt immer wieder dieses Wort der Wendung. Wir wollen mit der Behandlung etwas wenden. Zum Guten, zum Heilsamen. Das ist sehr schwierig, weil der Mensch normalerweise die Veränderung nicht in sich hat. Diese Bewegung hat er nicht sehr gern. Da muss er heraus aus seinem alten Kreis, was immer auch ein Risiko darstellt. Die Kunst des Therapeuten ist es, Mittel anzuwenden, die einfühlsam, klar und achtsam sind. In der Klosterheilkunde stehen über allem Handeln die Achtsamkeit und die Ehrfurcht vor dem Menschen und dem Leben. Die goldene Regel lautet: Was du nicht willst, dass man dir tut, das füg' auch keinem anderen zu. Kennen wir. Denn es kommt schon auch vor, dass wir, wenn wir gerade jemanden behandeln, merken: Das hält der jetzt nicht aus. Dann dürfen wir ihn auch nicht weiter behandeln. Wenn wir jemandem nur sagen, was wir machen und wie wir das machen werden, und wir spüren einen Widerstand, geht es nicht. Eine Behandlung muss immer von Respekt und Ehrfurcht getragen sein. Respekt und Ehrfurcht sind dabei nicht Angst, sondern Vorsicht.

Wir können einen Menschen meistens nicht mit einer neuen Verletzung heilen. Manchmal muss der Chirurg allerdings eine neue Verletzung machen, damit er heilen kann. Das ist unbestritten, das darf auch nicht infrage gestellt werden, das ist richtig so. Doch wir in der Klosterheilkunde sind keine Chirurgen. Wir müssen die Heilung der Biologie überlassen; die macht tolle Sachen. Aber man muss Ehrfurcht haben. Auch der Chirurg muss Ehrfurcht haben. Er verletzt nicht mutwillig. Er verletzt, weil er weiß, dass er den Schnitt jetzt setzen muss, um die Operation gut ausführen zu können.

Die Klosterheilkunde fußt auf Empirie. In ihr steckt Wissen, das schon über Jahrhunderte oder Jahrtausende gesammelt wurde. Aber die ganze Empirie hilft nichts, wenn sie bei der Behandlung nicht individualisiert wird und wir sie dem Patienten nicht mit einem Höchstmaß an Empathie angedeihen lassen.

Denn wenn die Initiative dem Patienten gegenüber nicht von Liebe und Zuwendung geprägt ist, wird eine Behandlung keinen Erfolg haben. Zu dieser Liebe gehören Einsicht, wirkliches Erkennen, Wissen und Intuition – und das alles immer miteinander verbunden.

Aus der Interaktion bei der Behandlung muss etwas Neues entstehen, ein Aha-Erlebnis, eine Überraschung. Wir sind keine Voodoo-Zauberer, sondern eigentlich nur demütige Diener des Lebens. Und es gibt ein Zeichen, dass die Heilung begonnen hat oder bereits vollendet ist. Wenn der Patient freudestrahlend sagt: »Herr Doktor, ich bin Ihnen

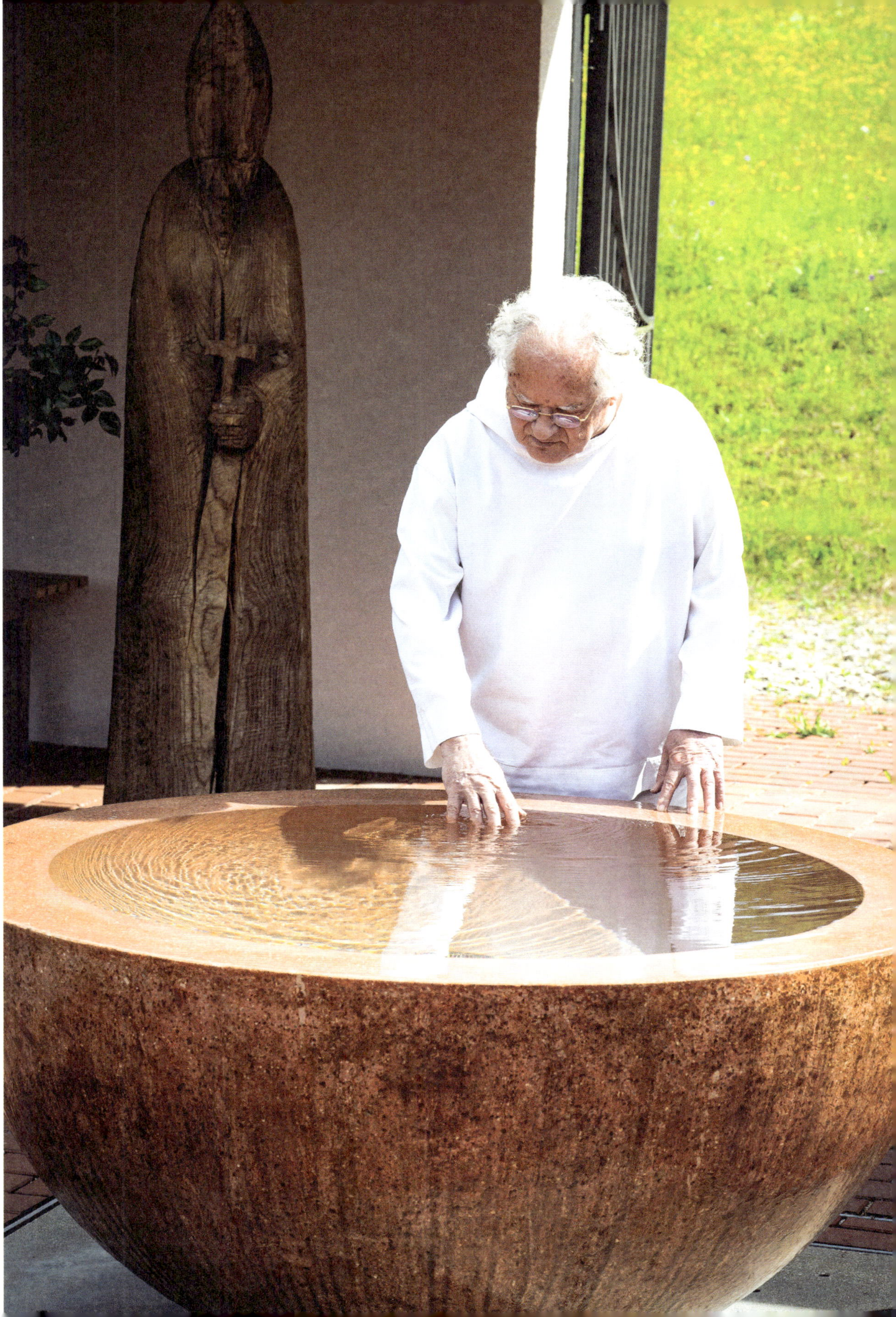

runnen im Paradiesgarten
von Gut Aich nach
einem Entwurf von Bruder
Thomas Hessler OSB
usführung durch die Firma
STS in Oberwang.

»Die Klosterheilkunde fußt auf Empirie. In ihr steckt Wissen, das schon über Jahrhunderte oder Jahrtausende gesammelt wurde.«

so dankbar!« Wenn die Dankbarkeit kommt – Dankbarkeit ist der Schlüssel zur Freude –, dann ist die Heilung eigentlich schon vollendet. Wenn das passiert, haben wir bereits gewonnen. Wenn ein Patient sagt: »Pater Johannes, ich bin Ihnen so dankbar«, dann ist der Patient auf dem richtigen Weg und die Heilung geht dem Ende zu. Die Kraft, die dann in dem Menschen wieder auftaucht, ist die Lebens- und Heilkraft. Die Heilung kann schon noch eine Weile dauern, aber wenn diese Kraft da ist, ist der Patient auf dem Weg zur Gesundheit.

Noch vor wenigen Jahren war Dankbarkeit im Zusammenhang mit Gesundheit oder Krankheit überhaupt kein Thema. Genesene Patienten wurden mit: »Sei dankbar und gib a Ruh!« richtig abgewimmelt.

In den vergangenen Jahren aber führten Forscher viele wissenschaftliche Studien zum Thema Dankbarkeit durch. Demnach ist Dankbarkeit eine komplexe Emotion, eng verbunden mit Gefühlen wie Glück und Zufriedenheit. Wer dankbar ist, wer heute in unserer schnelllebigen Zeit überhaupt noch »danke« sagen kann, tut seiner Seele – unbewusst – etwas Gutes. Dankbare Menschen leiden weniger oft unter Depressionen oder Stress. Der Funken Demut wirkt sich positiv auf das Wohlbefinden und den Selbstwert aus. Und Menschen, die dankbar sind, leben länger.

Lebensraum und Wohnen

Wir wissen, dass uns ein Lebensraum krank machen kann, ein anderer gesunden lässt. Deshalb hat man in den Klöstern immer versucht, Lebensräume – eben Räume fürs Leben – zu schaffen. Die Klöster wurden nach den Grundsätzen errichtet, die der Landschaft, dem Klima und den Menschen entsprachen. Auch für das Innere der Klöster galt dieses Prinzip. Heute werden viele Häuser und Wohnungen nach Feng-Shui-Prinzipien gestaltet wie: Schließe nicht alle Türen und Durchgänge, sonst kann die Lebensenergie nicht fließen. Oder: Stelle die Raummitte nicht zu, gerade dort befindet sich das Zentrum der Energie. Die Mönche in ihren Klöstern haben diese Weisheiten schon seit jeher gekannt und berücksichtigt. Benedikt von Nursia, der Ordensgründer der Benediktiner, war ein Mensch der Spätantike. Als Grundlage für seine Klöster hat er den Plan des alten römischen Hauses übernommen. Es besaß in der Mitte ein Atrium, ringsum verlief eine Art Kreuzgang, von dem aus man die Räume erreichte. Natürlich wurden viele Klöster im Laufe der Jahrhunderte erweitert. Aber vom Grundprinzip her haben Benediktinerklöster immer diesen Aufbau.

Schon damals wurde darauf geachtet, die Räume für bestimmte Funktionen zu nutzen. Es gab

Speiseräume, Gemeinschaftsräume, spirituell genutzte Räume oder auch eine eigene Krankenstation, in der malade Brüder mit der Hilfe eines pflegenden Bruders wieder heil werden sollten.

Heute erfolgt der Wohnungsbau oft nach nur einem Prinzip, nämlich Quadratmeter. Denn je mehr Wohnfläche, desto mehr kommt in die Kassen des Bauherrn. So werden oft wunderbare Gründerzeithäuser in Wien abgerissen und stattdessen neue Wohnklötze hingestellt. Das neue Haus, das ansonsten gleich hoch ist wie das alte, hat auf einmal ein Stockwerk mehr – mehr Wohnraum, mehr Gewinn. Beim Bau von Wohnungen wird kaum darauf geachtet, dass in ihnen verschiedene Generationen gut miteinander leben sollen. Wolkenkratzer werden wie Schuhkartons hochgezogen, Gemeinschaftsräume sucht man dort vergebens. Vereinsamung, das Aufkommen von Gewalt und die zunehmende Ent-Soldarisierung der Bevölkerung sind also auch auf die Folgen einer falschen Planung zurückzuführen.

Viele Menschen haben Sehnsucht nach ganzheitlichen Erlebnissen. Touristische Angebote, bei denen die gestressten Urlauber ein Wir-Gefühl in der Gemeinschaft mit Gleichgesinnten erleben können, stehen hoch im Kurs. Im Baugewerbe dürfte das noch nicht angekommen sein. Es sei denn für Luxusressorts.

In unserem Kloster Aich planen wir gerade einen Lebensraum für Senioren. Wir wollen kein gewöhnliches Altersheim schaffen. Über die Diakonie sind wir auf ein neues Konzept gestoßen: Dort füttern sie die Leute nicht nur ab und stellen sie ruhig, sondern bieten ihnen einen neuen Lebensraum. Es gibt Wohngruppen zwischen zehn und zwölf Personen, praktisch eine Senioren-WG. Und in einem zentralen Raum vor den Zimmern der Bewohner befindet sich eine Wohnküche. Dort kochen zwei Köchinnen, aber alle Senioren werken mit. Als wir uns das angeschaut haben, waren gerade alle in der Küche. Eine alte Dame beim Zwiebelschneiden. Wir haben sie gefragt, ob wir helfen sollen. Dann haben wir miteinander Zwiebel geschnitten. Die anderen haben mitgekocht. Es heißt ja immer: Viele Köche verderben den Brei, doch die Senioren haben begeistert miteinander ihr Essen zubereitet. Plötzlich haben wir gemerkt: Die haben einen richtigen Lebensraum. Und zwar einen Lebensraum, aus dem sie nicht weglaufen wollen.

Alle Zimmer sind so angelegt, dass die Bewohner immer durch diesen zentralen Raum, die Wohnküche, gehen müssen. Diese hat mehr oder weniger die Funktion des antiken Atriums. Dort ist stets jemand anzutreffen, die Menschen sind nie allein. Sie haben ein soziales Umfeld. Aber sie haben auch ein eigenes Zimmer und können die Tür schließen, wenn ihnen danach ist. In Wohnsilos werden Menschen in ihren Wohnungen allein einsam, sie verkriechen sich immer mehr und verbittern. Menschen brauchen einen Raum, der ihnen Sinn gibt.

Klosterheilkunde will sinnerfüllte, heilsame Erfahrungen vermitteln.

Eine wesentliche Frage bei einer Behandlung ist immer: »Wo wohnen Sie denn? Und wie wohnen Sie?«

TIPPS FÜR DEN ALLTAG

Bewegung ist für die Gesundheit extrem wichtig. Denn dabei bewegen wir nicht nur die Beine, auch in unserem Inneren wird alles wieder einmal durchgeschüttelt. Und belebt. Wer nur vor dem Computer sitzt und abends auf der Couch liegt, tut seinem Körper nichts Gutes. Gehen, gehen, gehen.

Täglich nur eine Dreiviertelstunde Spazierengehen wirkt schon Wunder.

Und planen Sie Bewegung in Ihren Alltag ein. Steigen Sie zwei Stationen vor Ihrer Straßenbahn- oder Bushaltestelle aus und gehen Sie das letzte Stück zu Fuß. Probieren Sie das einmal als Anfang!

Gehen Sie, wo es möglich ist, in die Natur: in einen Park, über Wiesen, in den Wald. Baden Sie richtig im Wald. Nehmen Sie die frische und saubere Luft in sich auf und genießen Sie dort auch die Ruhe. Ein Spaziergang im Wald wirkt nicht nur beruhigend, sondern auch heilend.

Nehmen Sie sich Zeit für sich selbst. Zum Entspannen, zum Meditieren, zum Runterkommen. Wenn Sie abends nach einem stressigen Arbeitstag nach Hause kommen, setzen Sie sich einmal eine Viertelstunde hin und machen Sie nichts. Einfach nur die Füße hochlegen. Sie werden schon bald merken, mit wie viel neuer Energie Sie danach wieder aufstehen können.

Schaffen Sie sich Freiräume. Auch in Ihrer Wohnung oder Ihrem Haus. Packen Sie nicht zu viele Möbel in ein Zimmer. Da ist eine Wohnlandschaft, dort ein Tisch und dann vielleicht noch ein Kasten. Dazwischen ist nichts. Der Raum ist frei. Das lässt Wohnbereiche nicht nur großzügiger wirken, Sie haben auch mehr Luft zum Atmen.

Und misten Sie regelmäßig aus. Alles, was Sie in den vergangenen sechs Monaten nicht benutzt haben, muss raus. Auch wenn Sie sich denken, dass der Gegenstand oder ein altes T-Shirt viel zu schade ist, um weggeworfen zu werden. Sie werden es auch in Zukunft nicht benutzen. Damit schaffen Sie Platz für Neues.

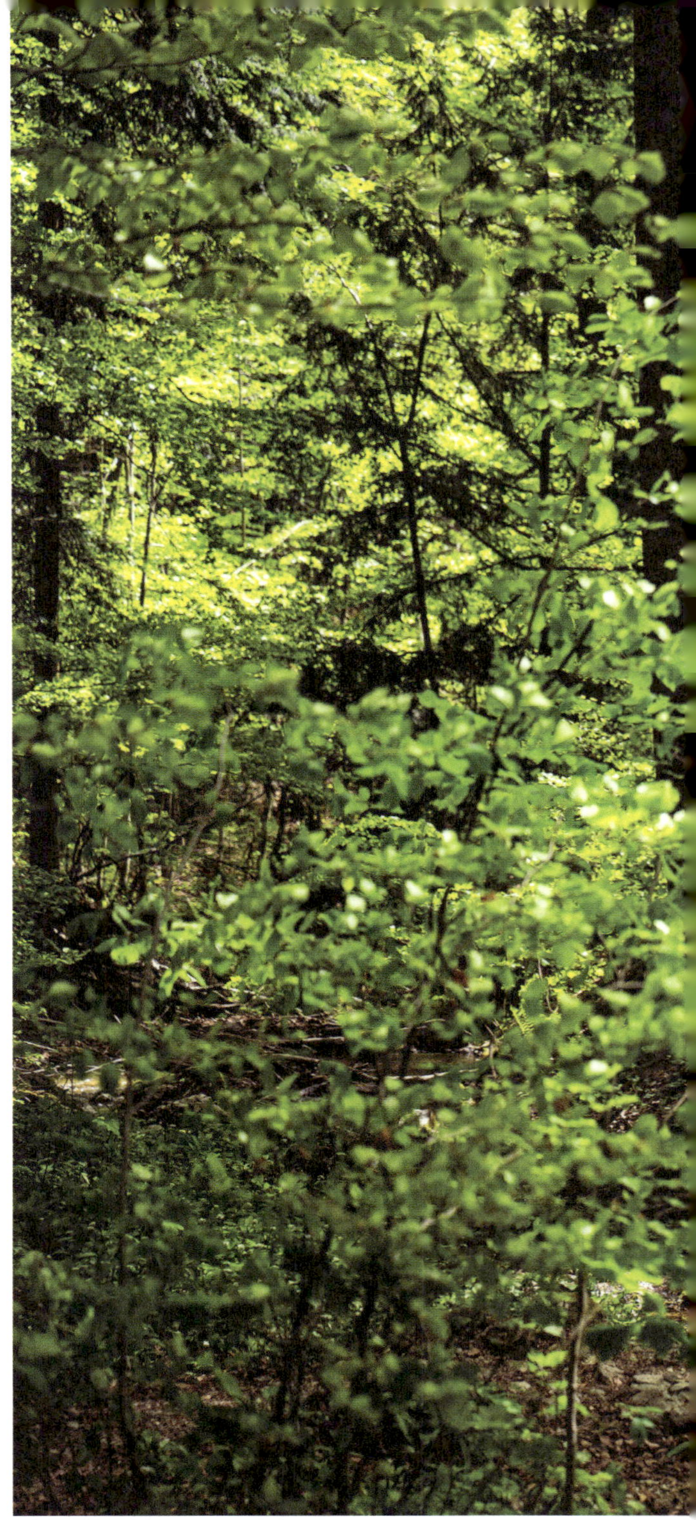

Waldweg vom Europakloster Gut Aich zum Wolfgangsee

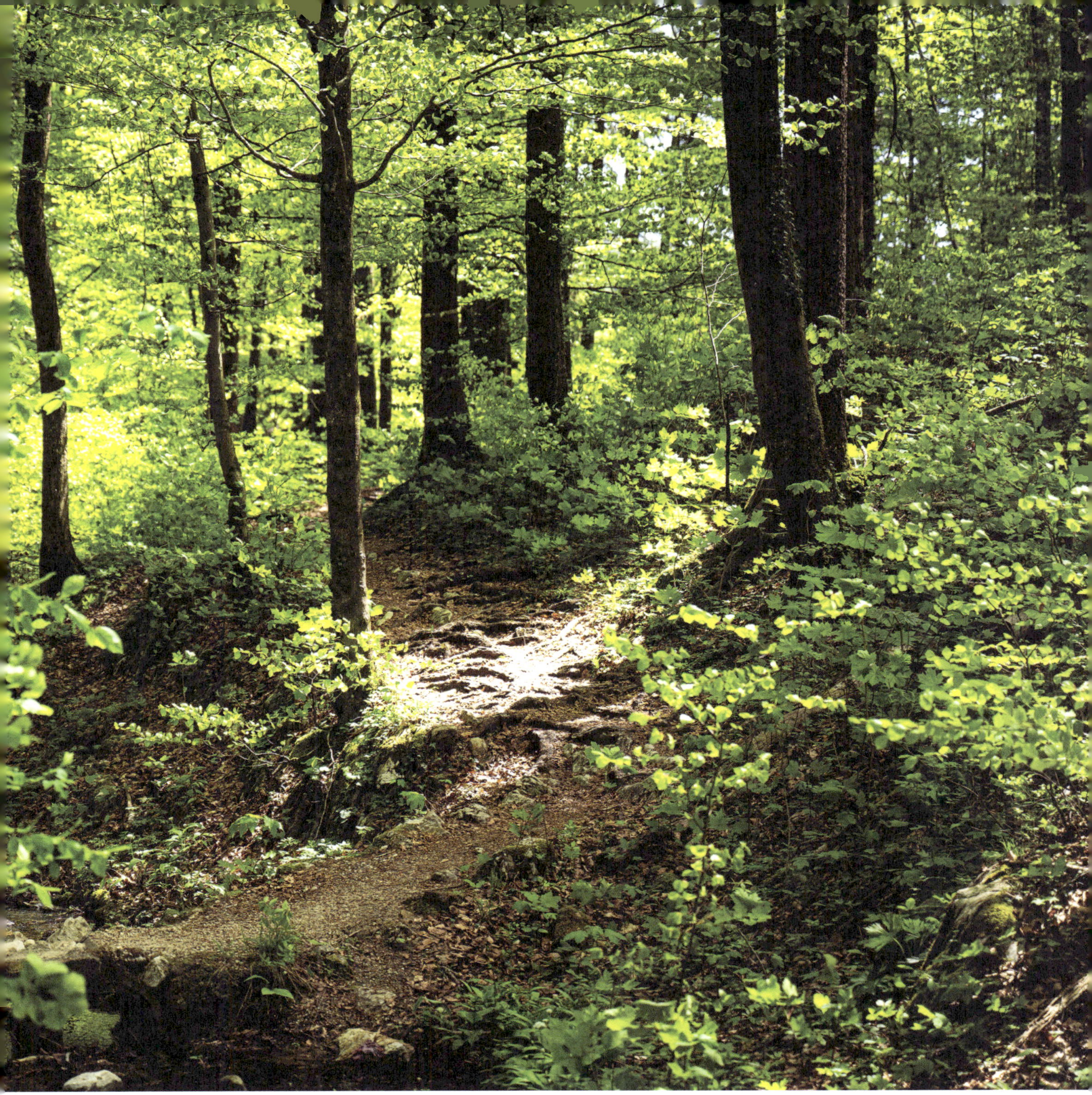

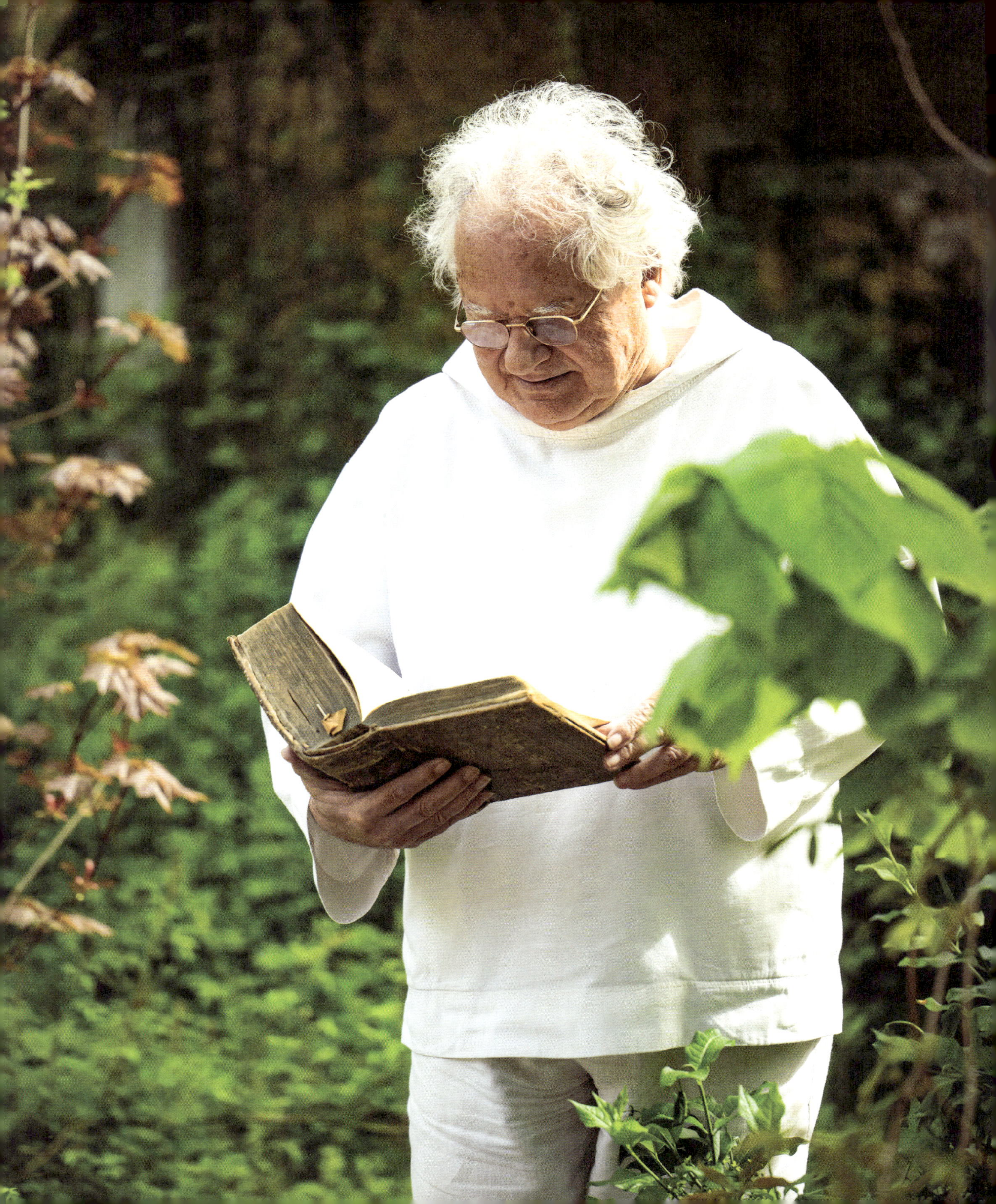

4

Pater Johannes' Weg zur Klosterheilkunde

Ich bin natürlich nicht schon als Kräuterpfarrer auf die Welt gekommen. Aufgewachsen bin ich im schönen Parkstein in der Oberpfalz; das liegt in Bayern, nahe der Grenze zu Tschechien, an den Ausläufern des Oberpfälzer Waldes. Dort gibt es viel Grün, viel Natur. Damals in den 1950er-Jahren noch mehr als heute. Schon 1937 wurde das Gebiet um den für den Ort namensgebenden Basaltkegel Parkstein, einen erloschenen Vulkan, unter Naturschutz gestellt, was mich als Kind natürlich wenig interessiert hat. Da war etwas Blaues auf der Wiese, dort etwas Rotes und das Gras so hoch, dass man nicht Fußballspielen konnte. Wir Kinder waren viel unterwegs. Draußen, in der Natur. Für uns gab es nichts anderes, kein Handy, keine Playstation, wir haben einfach im Freien gespielt. Fast täglich beobachteten wir einen Mann, der spazieren ging und, als er wieder zurückkam, immer eine Handvoll Kräuter dabeihatte.

Das war unser Herr Pfarrer. Wir Kinder versteckten uns, wenn er mit seinem Blumenstrauß an uns vorbeiging. Aber ich denke, so wie er lächelte, hat er uns trotzdem gesehen. Es hieß, er sei ein Kräuterheilkundiger, also einer, der um die Kraft der Natur Bescheid wusste. Es gab Zeiten, da wurden solche Menschen eher belächelt: »Das ist einer, der Unkraut pflückt und sich einen Brennnesseltee macht« oder »Das ist ein ganz ein G'sunder.«

Mich als Knirps mit sechs oder sieben Jahren hat das aber irgendwie interessiert. Nicht wegen des gesundheitlichen Aspekts, aber ich wollte wissen, was er da täglich machte. So bin ich ihm dann eines Tages nachgerannt und habe ihn gefragt, was er gefunden hat. Während die anderen Buben weiterspielten, fragte ich den Herrn Pfarrer nach seinen Kräutern. Das war interessant. Im ganzen Ort war ich damals der Einzige, der das wissen wollte, ein Lausbub, der sich für Kräuterheilkunde interessierte. Ich bin ihm fast jeden Tag nachgelaufen und habe ihn gefragt, wie man die Kräuter einsetzen kann und wie sie wirken. Der Herr Pfarrer hatte einen Schüler gefunden und erklärte mir bereitwillig die Heilkräfte des Salbeis, der Ringelblume oder des Löwenzahns.

Das Herbarium

Eines Tages, ich hatte ihn mit seinen Geschichten wieder bis zum Pfarrhof begleitet, sagte er, dass er noch etwas für mich habe. Er schenkte mir ein dickes, leeres Schulheft. Heute bekommt man ein Schulheft schon unter einem Euro, aber damals in den 1950er-Jahren war das kostbar. Ich machte große Augen.

»Das ist für mich?«, fragte ich.

»Ja«, sagte der Herr Pfarrer und lächelte. »Darin kannst du alle Heilkräuter und das Wissen über sie sammeln.«

In den darauffolgenden Tagen und Wochen lehrte er mich, wie man ein richtiges Herbarium anlegt.

Er brachte mir bei, wie man Pflanzen trocknet und sie dann einklebt. In Großbuchstaben kritzelte ich anfangs die Namen der Pflanzen dazu. Ich war ein Knirps und hatte gerade erst das Alphabet gelernt. Er erklärte mir auch, welche Bedeutung jede Pflanze hat – nicht nur die äußere, sondern auch die innere, die Heilkraft. Ich war schnell mit dem Schreibenlernen – auch dank meiner Nachhilfe beim Herrn Pfarrer. Mit der Zeit wurde mein Schulheft wegen der eingeklebten Pflanzen immer dicker. Aber auch mein Gekritzel wurde umfangreicher und in dem Heft waren fast sämtliche Kräuter und Heilpflanzen gesammelt, die es auf den damaligen bayrischen Wiesen und in den Wäldern gab. Mein Herbarium ist dann leider irgendwann, irgendwo verloren gegangen. Ich würde ein Vermögen dafür geben, wenn ich es heute noch hätte!

Das Fahrrad-Malheur

Eine Geschichte hat mich besonders nachhaltig geprägt. In meiner Kindheit arbeitete ich natürlich nicht den ganzen Tag an meinem Herbarium mit dem Herrn Pfarrer, wir Buben waren auch Lausbuben. Mit unseren Fahrrädern machten wir ausgedehnte Fahrradtouren rund um Parkstein. Meistens radelten wir dabei so lange und so wild – wir versuchten, wirklich alles aus unseren klapprigen Rädern herauszuholen –, bis einer stürzte und wir den Verletzten dann abtransportieren mussten. Nach Wochen, in denen ich zu den Hilfs-Sheriffs und Hilfs-Sanitätern gehörte, erwischte es auch mich. Ein Schotterweg wurde mir zum Verhängnis. Ich weiß gar nicht mehr, wie genau das passiert ist, aber auf einmal lag ich auf dem Weg. Und ich hatte nicht nur Schmerzen, sondern auch jede Menge Schmutz im offenen Knie. Ich wusste, wenn ich nach Hause humpelte, würde die Mutter oder die Oma – wer mich eben zuerst erwischte – ein furchtbares Geschrei anstimmen, aber noch mehr fürchtete ich mich vor der Arnika-Flasche, die sie zum Desinfizieren holen würden. Das brennt wie Feuer, das ist noch einmal fürchterlich, dachte ich, das halte ich nicht aus. Das habe ich schon erlebt und möchte es nicht noch einmal durchmachen müssen.

So habe ich kurz überlegt und bin mit meiner Verletzung langsam zum Herrn Pfarrer, meinem Kräuterfreund, gegangen. Er war glücklicherweise zu Hause und ich bat ihn, mir zu helfen. Ich setzte mich auf die Küchenbank, er schaute sich mein Knie an und ging in seine Speisekammer. Mit einem Glas Honig kam er zurück und bestrich damit meine Wunden, in denen der ganze Schmutz des Schotterwegs drinnen war. Dann band er ein sauberes Tuch darüber und sagte:

»Morgen kommst du wieder und dann schauen wir, wie es gewirkt hat.«

Ich war natürlich heilfroh, dass ich durch die Therapie des Herrn Pfarrer der gefürchteten Arnika-Flasche vorerst entkommen war, aber ganz sicher war ich mir noch nicht. Keine Ahnung, was der Honig auf meiner Wunde an meinem Knie würde ausrichten können. Am nächsten Tag ging ich etwas verängstigt wieder zum Herrn Pfarrer. Er löste langsam das Tuch von meinem Knie. Der ganze Schmutz war im Tuch und meine Wunde sauber. Mit großen Augen sah ich ihn an und fragte, wie das funktioniere.

»Der Honig heilt«, sagte er. »Aber das ist ein besonderer Honig.«

Dann führte er mich in seinen Garten. Um die Bienenstöcke herum war es ganz grün und es blühten viele Angelika-Pflanzen. Eine Angelika-Pflanze prangte bereits getrocknet in meinem Schulheft. Die Bienen schwirrten wie verrückt um diese Blüten herum und haben von den Angelika-Blüten anscheinend die gesamte Heilkraft mitgenommen.

»Womit ich dein Knie bestrichen habe, das war dieser Angelika-Honig. Der besitzt eine wunderbare Heilkraft.«

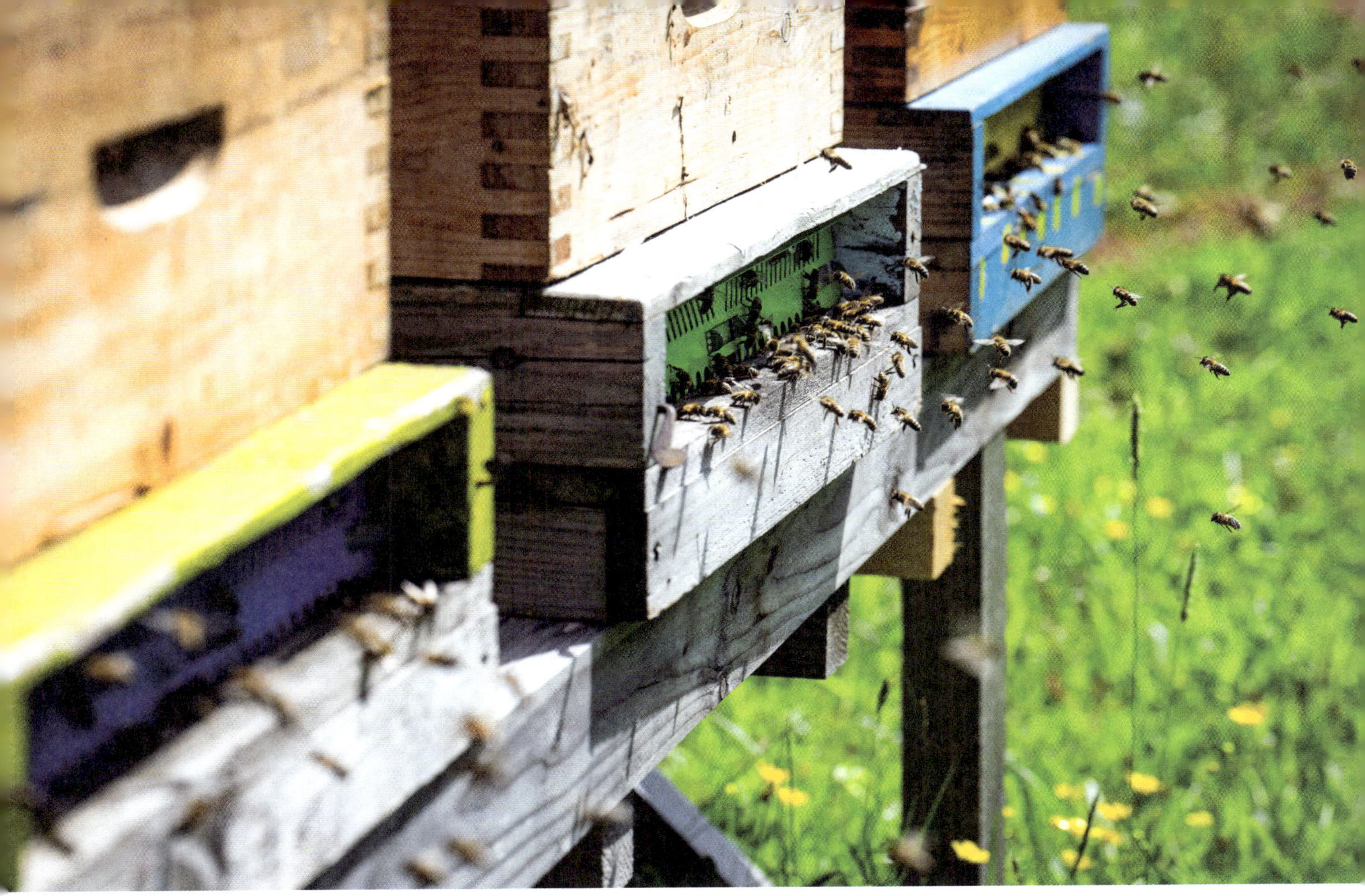

Bienenstöcke im Europakloster Gut Aich

Ich schaute ihn wieder mit großen Augen an. Das war meine erste Erfahrung und Erkenntnis, wie heilend Pflanzen wirken können.

Eine Lektion am eigenen Leib.

Der Sauerkrautsaft

In der Schule war ich zwar kein besonders guter Schüler, doch interessiert hat mich alles. Danach habe ich studiert, zunächst Philosophie und Theologie, und bin 1970 mit zwanzig Jahren in den Benediktinerorden eingetreten. Sechs Jahre später wurde ich zum Priester geweiht und studierte noch Pädagogik und Psychagogik. In meinen Studien habe ich sehr viel gelernt und alles war und ist wichtig für mich, aber das eigentliche Wissen, das ich erlernt habe, war die Fähigkeit, die Dinge miteinander zu verbinden. Dann habe ich noch eine Ausbildung in Kinderpsychotherapie absolviert.

Eine der ersten Aufgaben, die ich dabei bekommen habe, war die Betreuung eines Kindes mit Neurodermitis. Eine schreckliche Krankheit. Die Haut ist ständig entzündet, juckt, und je mehr man kratzt, desto schlimmer wird es. Schlimm für das Kind und auch für die Eltern. Mit der psychotherapeutischen Behandlung sind wir nicht weitergekommen. Im Gegenteil: Je mehr wir mit der Psychotherapie versucht haben aufzudecken, desto schlimmer wurde die Neurodermitis. Ich rätselte und durchstöberte jeden Tag die Klosterbibliothek,

»Für die Klosterheilkunde gilt: Nicht das Nachmachen von Rezepturen ist sinnvoll, sondern das Weiterentwickeln.«

um vielleicht einen Tipp, etwas Heilsames zu finden. Dann schaute ich noch in unseren sogenannten Giftschrank, den ich bislang ausgelassen hatte. Dort fand ich ein Buch mit alten Heilmethoden. Solche Bücher haben wir viele in unserer Bibliothek stehen, aber in keinem war bislang ein Mittel gegen Neurodermitis verzeichnet. In dem alten Buch fand ich eine Beschreibung der Krankheit. Als Heilmittel war dort Sauerkrautsaft angegeben. In Sauerkraut befinden sich Milliarden von Bakterien, die zwar unserer Verdauung helfen – aber was machen sie mit der Haut? Erst dachte ich, das sei Unsinn. Die gängige Meinung war damals, dass Sauerkrautsaft die Neurodermitis nur noch verschlimmert. Aber wir wussten nicht mehr, wie wir das Kind sonst behandeln sollten. Es war ein Strohhalm. Ich sagte der Mutter des Kindes, dass ich eben etwas gefunden hätte, aber auch, dass es eigentlich nicht möglich sei und ich keine Ahnung hätte, ob das funktionieren würde. Die Mutter war aber gleich begeistert und wollte das sofort ausprobieren.

»Aber seien Sie vorsichtig,« sagte ich ihr noch, »ich habe keine Erfahrung damit.«

Sie gab dem Buben Sauerkrautsaft zu trinken. Wir waren alle hochgespannt. Und nach einer Woche, es war wie ein Wunder, heilte die Neurodermitis ab.

Heute würde ich solche Experimente als unverantwortlich bezeichnen. Aber damals war es der einzige Weg, den wir noch ausprobieren konnten. Und dieses Erlebnis hat mich motiviert, immer weiter nach altem Wissen zu suchen, und ich fing an, mich mit alten Heilern zu beschäftigen: mit Albertus Magnus, Pfarrer Kneipp oder Thomas Häberle. Von ihnen habe ich dann viel gelesen und gelernt. Und ich war eifrig auf der Suche nach Heilern, von denen ich das Gefühl hatte, sie hätten ein bisschen mehr Ahnung, wie Heilung wirklich funktioniert und was wirklich dafür notwendig ist. Im Laufe der Jahre habe ich eine Menge Wissen gesammelt.

Die Kräuterhexe

Ganz ausdrücklich möchte ich sagen, dass »Kräuterhexe« für mich ein Ehrentitel, niemals eine Abwertung ist. Es handelt sich dabei um weise, sensible Frauen, die meist aus mündlichen, aber auch aus schriftlichen Quellen gehandelt haben und vor allem mit viel Intuition ihr Wissen über Heilung zum Wohl der Menschen eingesetzt haben. Ich habe große Ehrfurcht vor ihnen.

Ich suchte in allen Richtungen und ging zu alten Frauen, von denen man sagte, sie seien Hexen. Beispielsweise war ich lange Jahre auf der Suche nach dem Rezept für die Pechsalbe aus Baumharz, die zur Behandlung von Wunden verwendet wird. Über Umwege erfuhr ich, dass die alte Pfarrersköchin von Kaprun das Rezept hatte. Also bin ich zu ihr gefahren. Damals war ich schon ein bisschen bekannt, noch nicht als Kräuterpfarrer, aber als jemand, der sich mit solchen Dingen beschäftigt. Im Pfarrhof in Kaprun angekommen, bat ich sie um das Rezept. Wir saßen in der Küche, ich holte einen Notizblock heraus, weil ich mir eben das Rezept aufschreiben wollte. Aber sie rümpfte die Nase und sagte: »Wenn du es dir nicht merkst, dann hat das überhaupt keinen Wert. Du musst dir das Rezept doch merken können.«

Ich antwortete: »So gut bin ich noch nicht.«

Sie rümpfte wieder die Nase, fing aber an: »Du nimmst zwei Hände voll vom Grünen von der Holunderstaude und zwei junge Zwiebeln.«

Dann kamen noch ein paar weitere Zutaten dazu, die ich jetzt vergessen habe, aber jedenfalls kommt dann Melkfett dazu.

»Und das alles lässt du fünf Vaterunser lang köcheln.«

»Schnell beten oder langsam beten?«, fragte ich.

»G'scheit beten. Wennst net g'scheit beten kannst, kannst auch koa g'scheite Salbe machen!«, antwortete sie und rümpfte wieder die Nase.

Das Rezept habe ich mir leider nicht gemerkt, aber ich habe es trotzdem bekommen. Auf meiner Suche nach Heilmitteln lernte ich viele alte Hexen kennen. Eigentlich lauter heilige, weise, gescheite Frauen. Die meisten von ihnen hatten ganz andere Kriterien, als wir sie jetzt haben. Und ich lernte beispielsweise, dass fünf Vaterunser nicht nur eine kleine Buße bei der Beichte sind, sondern auch eine Zeitangabe. Diese Erkenntnisse dürfen wir nicht verlieren. Zum Beten braucht es keine Stoppuhr.

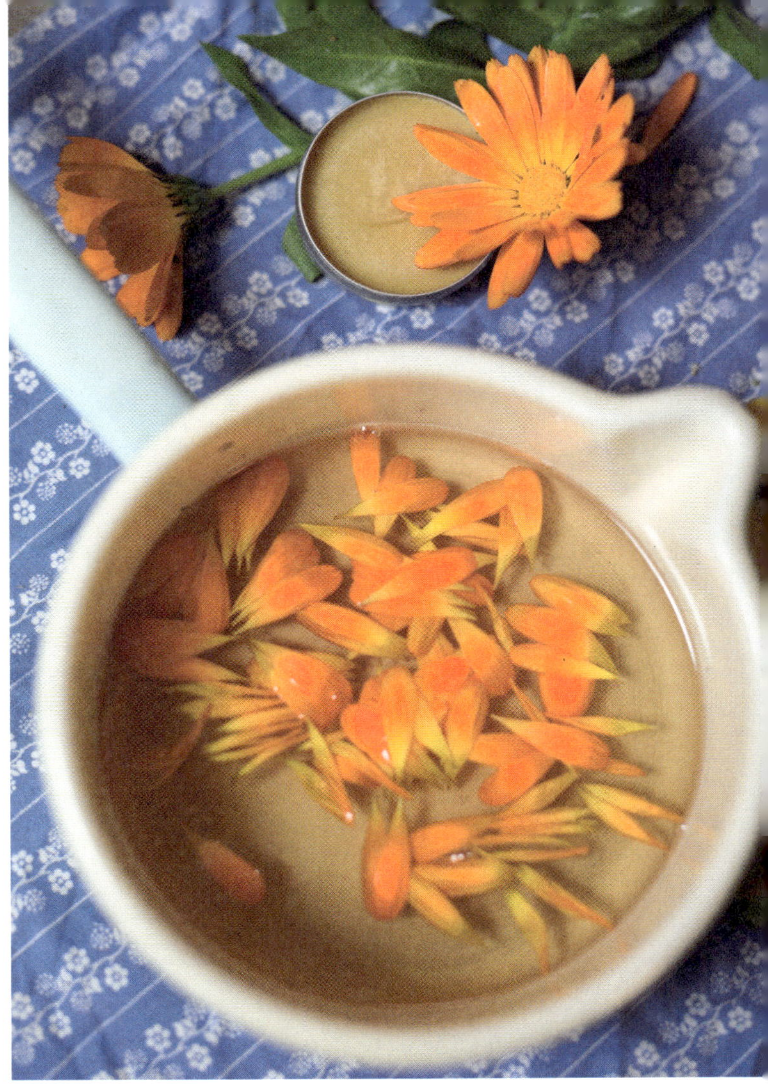

Aus Ringelblumen wird Salbe.

Viele dieser Dinge, wie etwas zusammengebraut wird oder heilt, entziehen sich unserem rationalen Verständnis. Meine Großmutter machte ihre eigene Ringelblumensalbe. Dazu nahm sie ausgelassenes Schweineschmalz und kochte es. Dann warf sie einfach die Ringelblumen hinein, wobei es wie in einer Fritteuse sprudelte. Ich würde das nie im Leben machen, weil ich weiß, was dabei alles ruiniert wird. Aber das war die beste Ringelblumensalbe, die ich in meinem ganzen Leben benutzt habe. Hocheffektiv gegen trockene oder rissige Haut.

Für die Klosterheilkunde gilt: Nicht das Nachmachen von Rezepturen ist sinnvoll, sondern das Weiterentwickeln. Die Menschen verändern sich, die Pflanzen verändern sich, die Krankheiten verändern sich. Deshalb ist es notwendig, auch die Heilmittel weiterzuentwickeln.

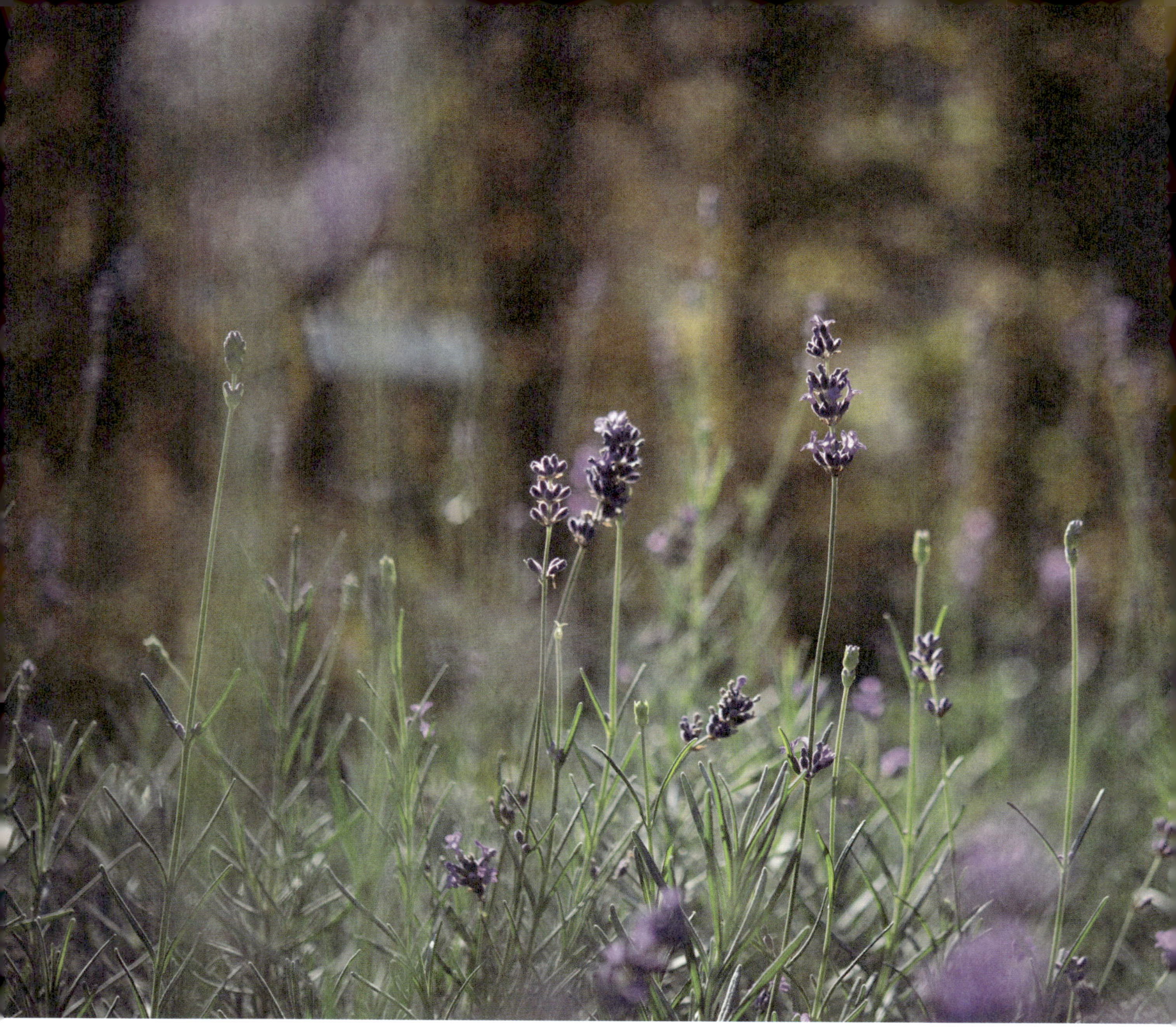

Lavendel

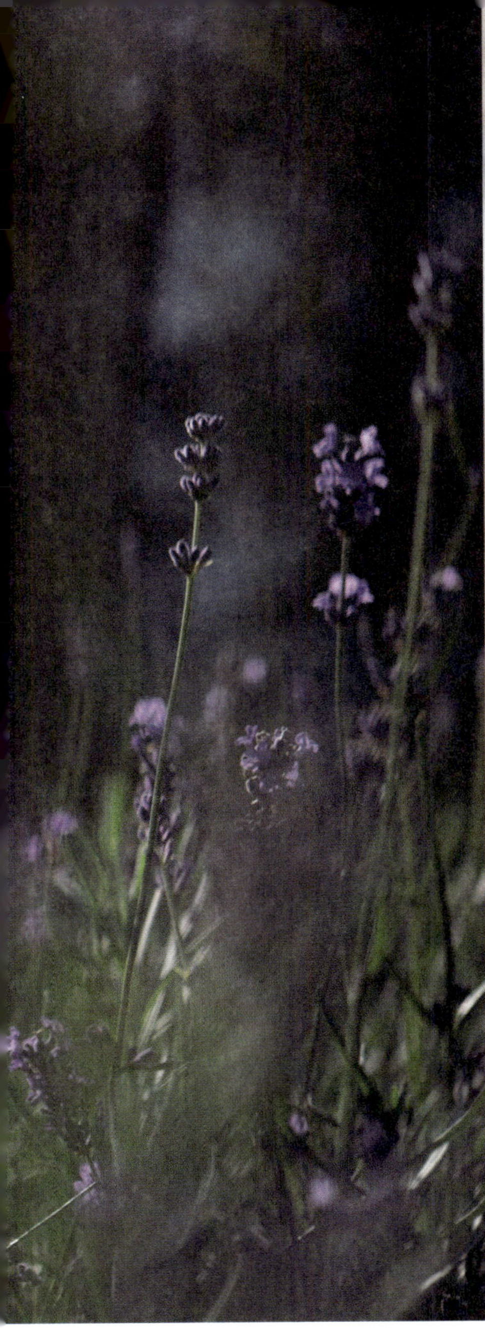

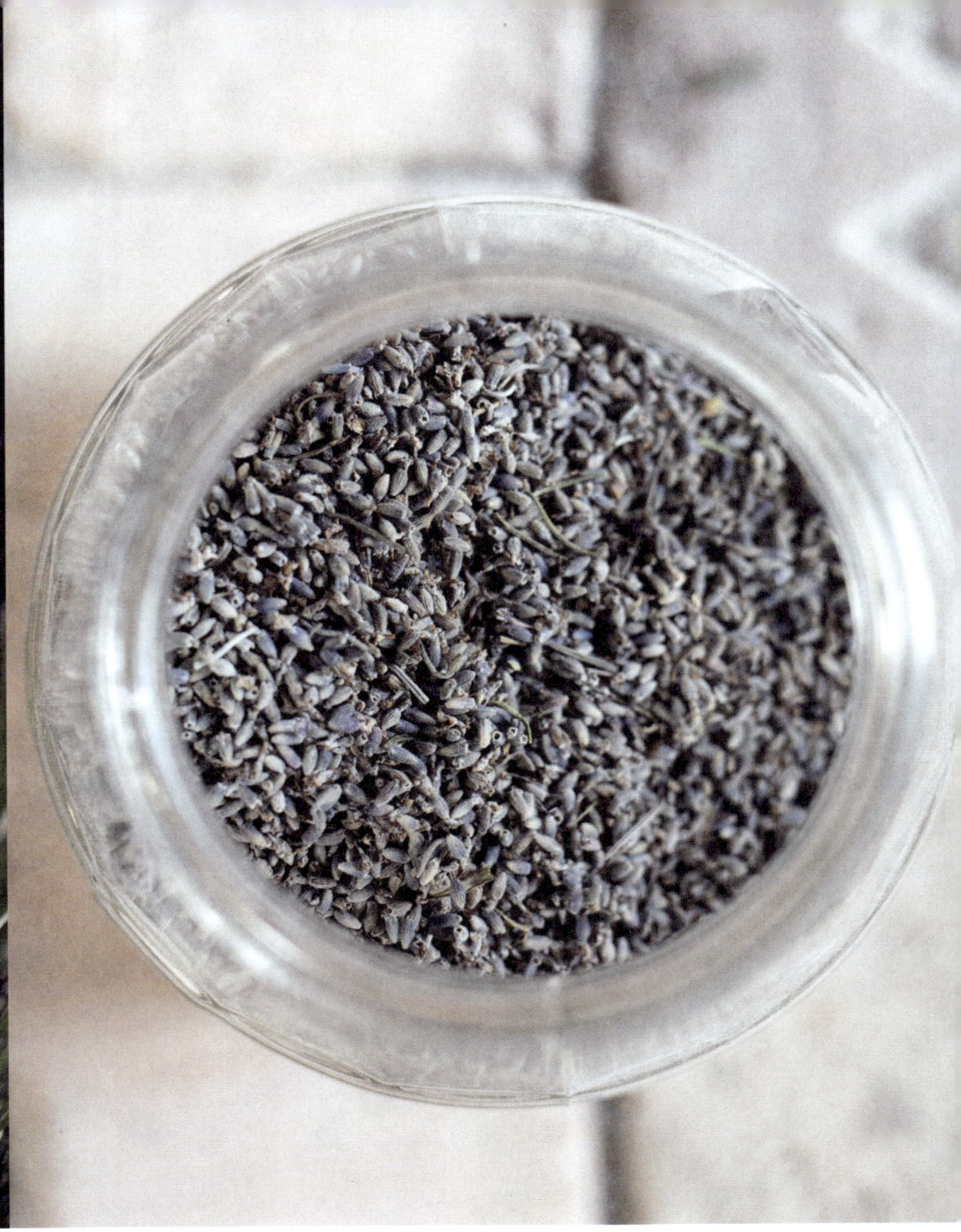

Kloster Gut Aich

Lange Jahre arbeitete ich als Lehrer und Erzieher im Kloster Metten und dachte mir schon damals, dass etwas Neues entstehen muss. So gründete ich mit anderen 1993 im alten Gut Aich in St. Gilgen am Wolfgangsee das Europakloster. Die meisten Benediktinerklöster wurden zwar im Mittelalter gegründet, aber auch im 20. und jetzt im 21. Jahrhundert werden weltweit Klöster gegründet. Wir haben unser Anwesen »Europakloster« genannt, weil wir einen Beitrag zum friedlichen Zusammenleben von Menschen und Völkern in Europa leisten wollen. Wir wollen Verantwortung übernehmen und fördern, dass jeder Einzelne im Frieden mit sich und den anderen leben kann. Dazu ist es unbedingt nötig, die Angst vor Flexibilität und Dynamik zu erkennen und auch anzusprechen, um mit Kreativität und Fantasie neue Wege und Möglichkeiten zu entdecken.

Das Schlafbrett

Das gilt auch über unsere Klostermauern hinaus.

Ein liebenswerter Nachbar des Klosters kam in ein Seniorenheim, wo ich ihn oft besucht habe. Eines Tages sagte eine Pflegerin zu mir: »Er ist ein Guter, er macht uns keine Schwierigkeiten, aber er kann nicht schlafen.« Ich fragte ihn, warum er nicht schlafen könne. Er konnte nicht sagen, warum.

So nahm ich mich der Sache an. Er gab mir den Schlüssel seines Hauses, wo ich auch seine alte Schlafstube besuchte und das kleine Zimmer auf mich wirken ließ. Da merkte ich, dass es dort ganz anders roch als in dem Seniorenheimzimmer. Nicht unangenehm, kein Gestank, der Geruch war nur anders. Im Seniorenheim wird ununterbrochen geputzt, dort duftet es eher nach Zitrusfrische, die in irgendeinem Putzmittel drinnen steckt. Vielleicht ist das der Schlüssel, dachte ich mir und wollte etwas ausprobieren. Vom Lattenrost in sei-

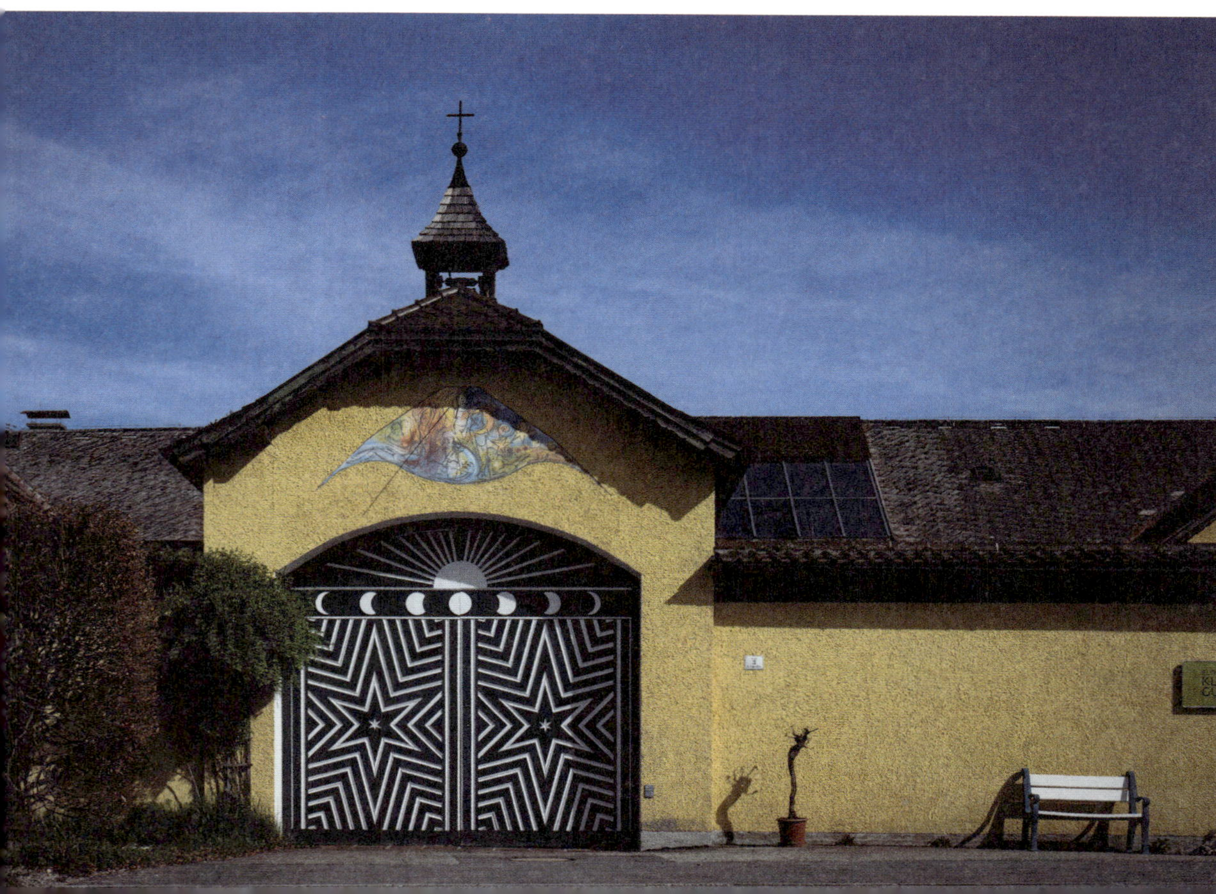

Das Ostertor des Europaklosters Gut Aich

nem Bett nahm ich ein paar Bretter mit. Auf denen war er seit vielleicht 20, 30 oder 40 Jahren gelegen.

Im Seniorenheim ging ich zuerst zur Schwester und sagte ihr, dass ich ein Brett unter sein Kopfkissen legen wollte. Die Schwester schaute mich mit großen Augen an: »Wenn ich Sie nicht kennen würde, Pater Johannes«, sagte sie, »würde ich jetzt denken, Sie spinnen.«

Aber ich durfte es ausprobieren. Am nächsten Tag in der Früh rief mich die Schwester an: »Er schläft wie ein Baby«, sagte sie erfreut. Durch diese olfaktorische Wahrnehmung, diesen gewohnten Geruch, hatte er das Gefühl der Geborgenheit und fand endlich auch im Seniorenheim in der Nacht seine Ruhe. Bei meinem nächsten Besuch fragte mich die Schwester: »Darf ich auch ein Experiment machen? Morgen nehme ich ihm das Brett für eine Nacht heraus.« Und was ist passiert? Er konnte wieder nicht schlafen.

Es gibt Gerüche, die uns Wohlbefinden schaffen. Es gibt einen Geruch, der mich an die Schlafstube meiner Großmutter erinnert, in der auch ich schlafen durfte. Heute weiß ich, das war Lavendel und Melisse. Wenn ich das rieche, kann ich träumen wie das kleine Kind, das einst bei seiner Großmutter geschlafen hat.

Die kitschige Madonna

Zurück zum Seniorenheim. Ein paar Monate später kam die Schwester zu mir und sagte, sie hätte schon wieder einen Problemfall. Diesmal eine unruhige, demente alte Dame. Menschen mit Demenz in Seniorenheimen wollen immer nach Hause: »Ich will heim« oder »Ich geh jetzt heim«, sagen sie unentwegt und wollen sich in der neuen Lebensumgebung nicht einnisten. Die Schwester bat mich um Rat. Gott sei Dank habe ich die Tochter der alten Dame gekannt und sie gebeten, mich in das Haus der alten Dame zu lassen. Die Tochter sagte aber auch, dass sie das meiste schon weggeräumt hätten und fast nichts mehr von ihrer Mutter da wäre. Ich wollte es trotzdem probieren und durfte mich in dem Haus umschauen. Ich ging durch die Zimmer und fand eine ganz kitschige Mutter-Gottes-Figur, eine Medjugorje-Madonna. Es hat zwei Tage gedauert, bis diese Madonna im Seniorenheim war. Als ich selbst wieder dort war, kam die Schwester zu mir und sagte: »Wir sind so froh, Pater Johannes, schauen Sie rein zu ihr, sie kuschelt mit der Madonna.« Ein Stück, das einem viel bedeutet, löst ebenfalls innere Ruhe aus. Und es löst das Gefühl der Beheimatung und des Zuhause-Seins aus.

Verschiedene Aktivitäten

Zurzeit haben wir viele ukrainische Flüchtlinge aufgenommen. Sie haben ihr Zuhause verloren und sind sehr traurig. Sie haben die Orientierung für ihr Leben verloren und schauen zum Teil nur mehr die Bilder ihres früheren Zuhauses an. Sie werden alle krank, erst psychisch und dann auch physisch. Wir kümmern uns im Kloster um sie.

Wichtig ist die sinneshafte Wahrnehmung, also das Wahrnehmen mit allen Sinnen. Erst dann wird unser Leben sinnvoll. Das gilt auch für eine Behandlung; in der Klosterheilkunde muss sie praktisch und sinnvoll sein.

Um für Menschen, die Hilfe suchen, Platz zu haben, haben wir das Hildegardzentrum errichtet. Das ist jetzt ein Ambulatorium für Physiotherapie und Psychotherapie, in dem ich lange Jahre psychotherapeutischer Leiter war. Wir bieten dort verschiedene Massagen an, die unseren Patienten mehr Wohlbefinden bereiten sollen.

Als Prior leitete ich das Kloster, war Kellermeister der Klosterkellerei, Meditationslehrer und machte Ausbildungskurse für geistliche Begleitung.

Dann gründete ich auch noch den Verein »Europäische Klosterheilkunde Gut Aich« sowie das »Zentrum für Europäische Klosterheilkunde Gut Aich«. Und wir legten den Paradiesgarten und die neuen Kräutergärten an – ganz nach der alten Kräutergärtenkunde. Zu den Kräutergärten werden wir in diesem Buch noch kommen.

2021 legte ich mein Amt als Prior des Europaklosters Gut Aich zurück. Man muss wissen, wann es Zeit ist, den Platz für andere freizumachen.

Und Wissen weiterzugeben. Für Sie habe ich ein paar Rezepte zusammengestellt, die Sie leicht in den Alltag integrieren können:

15 schnelle, einfache Anwendungen:

❦ Jeden Tag ein Salbeiblatt kauen.

Was man bei der Anwendung von Salbei beachten sollte:

Salbei gehört aufgrund seiner vielseitigen Anwendungsmöglichkeiten seit Jahrhunderten zum Arzneischatz Europas. Das in der Pflanze enthaltene ätherische Öl und die Gerbstoffe mindern Entzündungen und fördern deren schnelle Abheilung. Besonders die Gerbstoffe führen zu einer Reizlinderung an den Schleimhäuten. Durch zusätzlich nachgewiesene antibakterielle und antivirale Wirkungen lassen sich Zahnfleischentzündungen und Aphten im Mund wirksam bekämpfen. Besonders empfehlenswert ist Salbei bei Halsschmerzen.

Mehrmals täglich gegurgelt, führt Salbeitee zu einer deutlichen Verbesserung entzündeter und schmerzhafter Schleimhäute im Hals- und Rachenbereich.

Zusätzlich regt Salbei durch die enthaltenen Bitterstoffe die Produktion von Magensäften an und hilft bei Verdauungsbeschwerden und Blähungen.

Anti-Ärger-Pulver

Hildegard von Bingen schreibt dazu: »Wer in seinem Zorn ungestüm ist, nehme Rose und weniger Salbei, zerreibe sie zu Pulver und halte sie in dem Augenblick, wenn der Zorn in ihm hochsteigt, wegen des guten Dufts an seine Nase, denn die Rose macht fröhlich und Salbei tröstet.«

Salbeiblätter, Salbeiblüten und Rosenblüten trocknen. Danach die gewünschte Menge entweder mörsern oder in einem Mixer pulverisieren. Das Pulver in kleine Stoffbeutel füllen und sich diese um den Hals hängen oder bei sich tragen. Bei Bedarf öffnen und daran riechen.

Die wohlduftenden Rosen-Salbei-Duftsäckchen sind geeignet, den aufkommenden Zorn wieder umzukehren und sich dank des guten Dufts der Mischung wieder wohl zu fühlen. Geruchsbestimmend für den Rosenduft sind die im ätherischen Öl in Spuren enthaltenen Rosenketone wie Damascenon und Damascon. Dieser harmonisierende Duft »öffnet das Herz« und »tut der Seele gut«.

❦ Knoblauch- oder Bärlauch-Öl Hilft bei zu hohem Blutdruck.

Knoblauch mit etwas Öl nach Wahl mixen und mit einem Teelöffel zu einer Suppe oder Hauptspeise beigeben oder in den Salat mischen.

❦ Tannennadelbutter

Tannennadeln trocknen, mit dem Mixer oder der Kaffeemühle klein mahlen und mit etwas Salz in die weiche Butter einarbeiten. Mit einem Backpapier oder einer Frischhaltefolie zu einer Rolle formen und im Kühlschrank lagern.

❦ Gänseblümchen-Oxymel

Besonders für Kinder geeignet. Gänseblümchen sammeln. In einem Gefäß Honig und Essig mischen (je nach gewünschtem Geschmack und gewünschter Konsistenz mehr oder weniger Essig – einfach ausprobieren!) und so viele Gänseblümchen in die Mischung geben, dass diese vollständig vom Oxymel (Oxy=Essig, mel=Honig) bedeckt sind.

Wermut-Tee

Bei Störungen des Magens und der Verdauung.

Entweder frischen Wermut aus dem Garten ernten oder gerebelten Bio-Wermut in der Apotheke oder im Reformladen kaufen. Wasser auf 90 °C erhitzen und den Wermut ein paar Minuten darin ziehen lassen. Ab Ende August sollte man nicht mehr sehr häufig frischen Wermut aus dem Garten verwenden, da der Thujongehalt im Wermut ab August ziemlich hoch ist.

Blüten-Schokolade

Nicht nur für Kinder.

Auf der Wiese oder im Garten gewünschte Blüten und Kräuter sammeln, z.B. Ringelblumenblüten, Gänseblümchen, Labkraut, Löwenzahnblüten, Schafgarbe, Engelwurz, Rosenblüten etc.

Gewünschte Menge Kochschokolade mit etwas Kokosfett im Wasserbad erhitzen, bis sie flüssig wird. Die geschmolzene Schokolade auf einem Blech mit Backpapier glatt streichen und Blüten und Blätter darüber streuen. Anschließend im Kühlschrank hart werden lassen und genießen.

Tinkturen aller Art

Z.B. Kardenwurzel gegen Borreliose oder Kapuzinerkresse als Antibiotikum. Gewünschte Pflanze ernten. In einem sauberen Gefäß mit Schraubverschluss Alkohol und Wasser mischen, wobei der Alkoholgehalt zwischen 25 und 33% liegen sollte. Sie können in der Apotheke Ethanol kaufen, aber auch Korn verwenden (dieser hat allerdings einen Eigengeschmack).

10% der Alkohol-Wasser-Mischung brauchen Sie an Pflanzenmaterial, bei 100 ml also 10 g Pflanzenmaterial.

Je nach verwendetem Pflanzenmaterial (Blüten extrahieren schneller, Wurzeln brauchen etwas länger) Tage bis Wochen stehen lassen, täglich umrühren und nach ein paar Tagen kosten. Wenn der gewünschte Geschmack erreicht ist, filtern und in saubere Flaschen abfüllen.

Schwarze-Johannisbeerknospen-Mazerat

1/3 Wasser, 1/3 Glycerin, 1/3 40%igen Alkohol

Johannisbeerknospen sind ein Allrounder in der Gemmotherapie – sie wirken auf die Nebennierenrinde und fördern so die körpereigene Produktion cortisonähnlicher Wirkstoffe. Deshalb wirksam bei Allergien, aber auch bei anderem.

Siehe folgenden Link (dort steht auch die Herstellung) www.paracelsus.de/magazin/ausgabe/201403/gemmotherapie-die-kraft-der-knospen

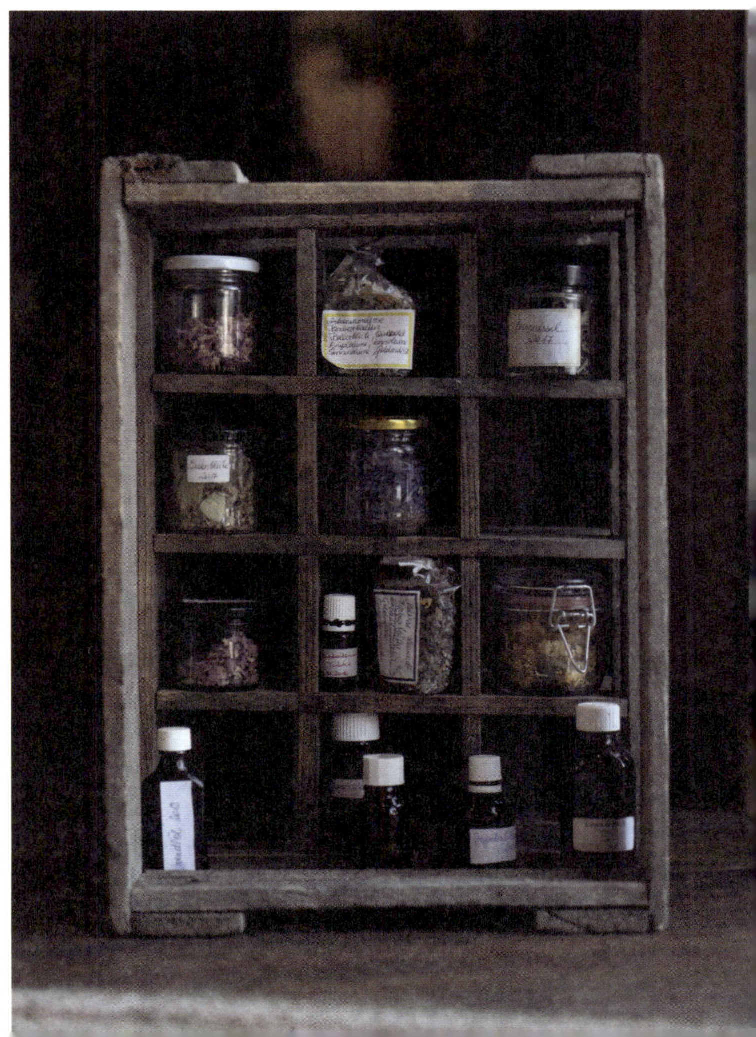

❦ Allerlei Kräuter, die im Garten wachsen, als Tee trinken

Können für den Winter auch getrocknet werden.

❦ Blütenzucker

Gewünschte Blüten mit Zucker mörsern, bis alles fein und verbunden ist.

❦ Kräutertopfen selber machen

Topfen und/oder Sauerrahm und/oder Joghurt in gewünschtem Verhältnis mischen, etwas Salz und gesammelte Kräuter – z.B. Bohnenkraut, Schafgarbe, Engelwurz, Thymian, Schnittlauch etc. – beimengen und fertig ist der Aufstrich.

❦ Kräutersalz mörsern

Gewünschte Blüten und Kräuter gemeinsam mit Salz mörsern, bis alles verbunden und fein ist.

❦ Kräuterpesto

(Z.B. alles von der Kapuzinerkresse, Ringelblume, Bärlauch)

Kräuter sammeln und mit so viel Öl mixen, bis die gewünschte Konsistenz erreicht wird. Man kann auch Sonnenblumen- oder Pinienkerne und auch Parmesan dazugeben und mitmixen.

❦ Baumblättersalat

Sehr fein schmecken Lindenblätter, Birkenblätter. Essbar sind z. B. auch Blätter von Ahorn, Apfelbaum, Buche, Eiche, Esche, Kirschbaum, Weide.

Gewünschte Baumblätter sammeln und entweder zu einem Salat dazugeben oder als eigenen Salat mit Essig und Öl marinieren.

Vogelbeerblätter schmecken wie Marzipan, da die Blätter Blausäureverbindungen enthalten. Sie können zum Dessert serviert werden. Bitte verwenden Sie dabei aber nur junge und zarte Blätter. Je älter die Blätter sind, desto mehr Bitterstoffe enthalten sie, mit denen sich die Bäume vor Freßfeinden schützen.

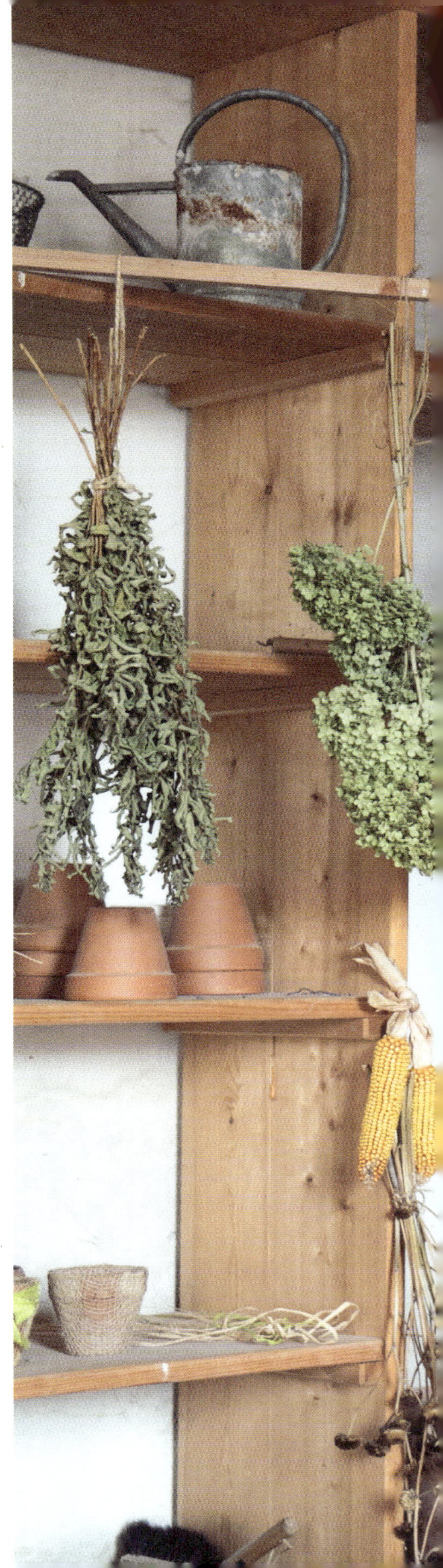

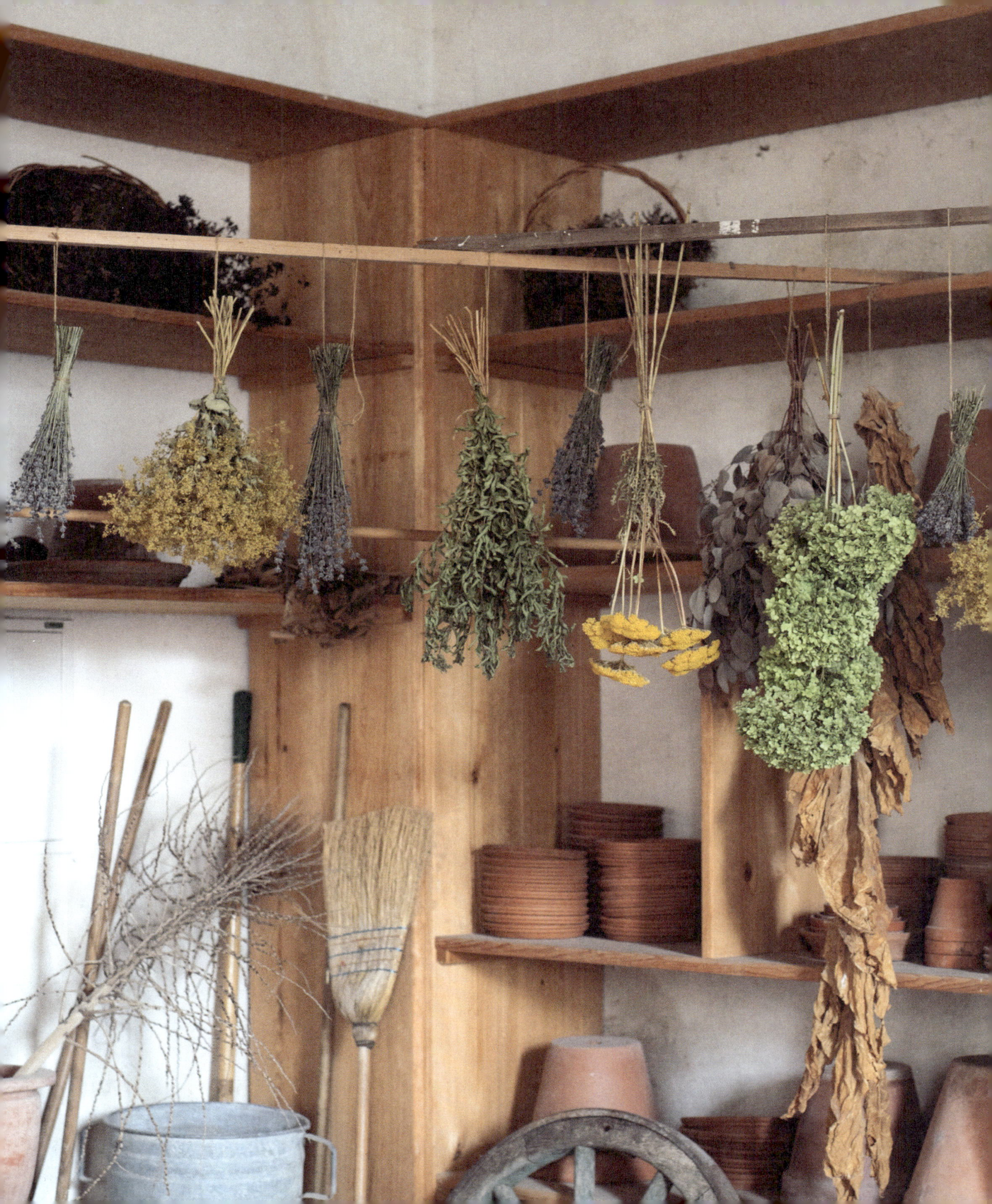

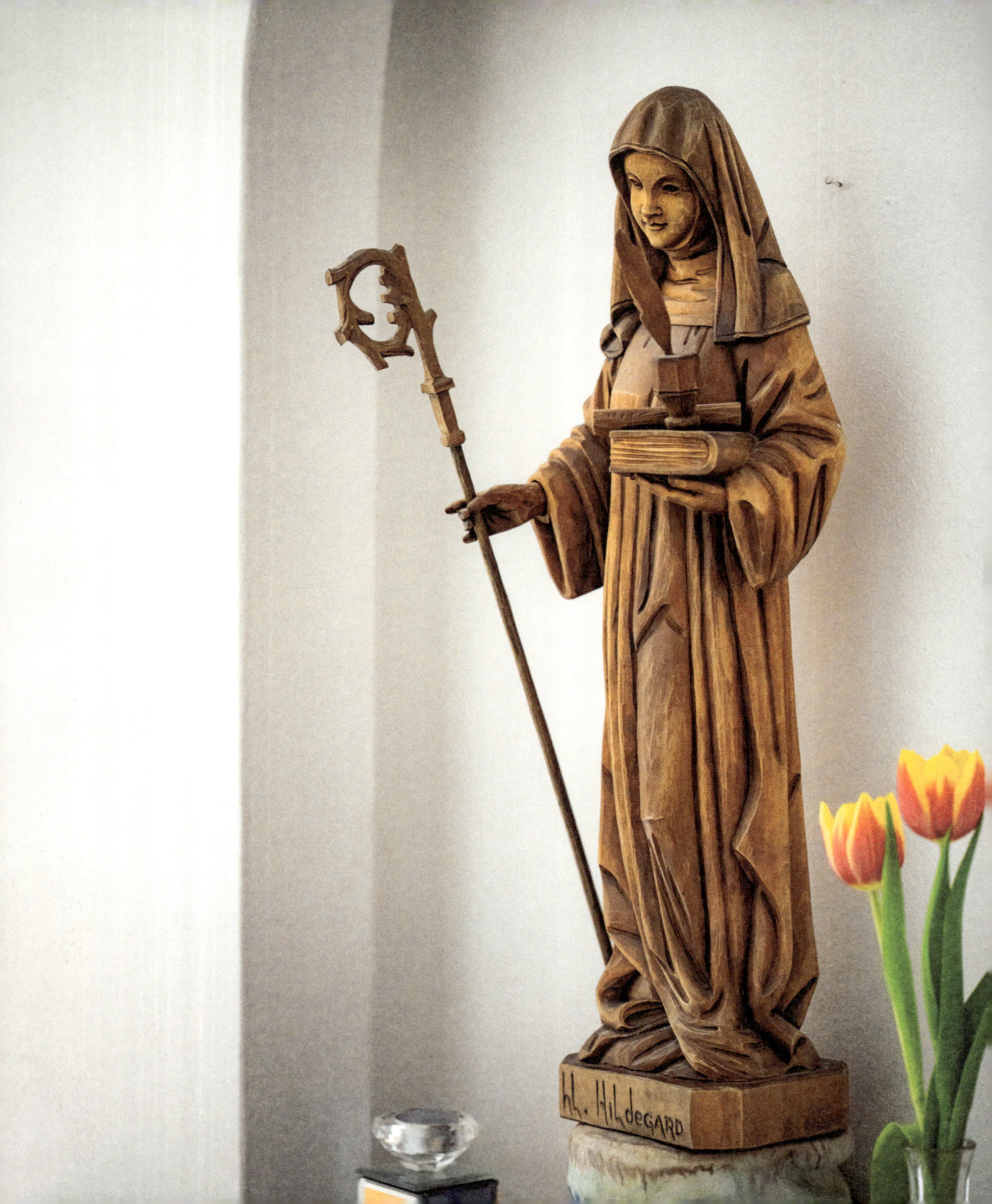
hl. HildeGARD

5

Die alten Heiler

Historisch betrachtet ist die Klosterheilkunde, oder besser: die Epoche der Klosterheilkunde, in Westeuropa nur eine längst vergangene Zeitspanne vom sechsten bis zum zwölften Jahrhundert. Warum erfolgte die Entwicklung der Heilkunde eigentlich nur im Kloster? Weil es im Mittelalter noch keine Ärzte, Apotheker oder andere heilsame Berufe gab. Die meisten Menschen konnten damals weder lesen noch schreiben. Sogar Königinnen und Könige konnten mit Buchstaben nichts anfangen. So ist überliefert, dass selbst der Habsburger-König Rudolf I. (1218–1291) weder lesen noch schreiben konnte. Ein Analphabet mit Krone auf dem Haupt. Erst im 14. Jahrhundert waren die meisten Herrschenden lese- und schreibkundig. Über viele Jahrhunderte blieben Klöster die einzigen Zentren des Schrifttums und der Kultur. Das Wissen über die Heilkunde konnte natürlich auch nur dort bewahrt werden, wo man es festhalten konnte: in Büchern, langen Texten – oft in Versform – und auf Latein. Mit der Zeit entwickelte sich eine naturbelassene Heilkunst. Allerdings entbrannte damals auch eine Diskussion darüber, ob Medizin nicht gegen das Werk Gottes verstoße und man die vom Menschen gemachte Medizin durch christliche Wunderheilungen ersetzen solle. Glücklicherweise konnten sich diese ungesunden Meinungen nicht durchsetzen.

Ein weiterer Hemmschuh für die Entwicklung der Medizin bei uns war, dass viele Werke der Antike auf Griechisch verfasst worden waren. Die alten Griechen hatten zwar schon eine Ahnung vom Heilen, in Westeuropa verstand damals aber keiner die Sprache des Aristoteles. Zudem galten die Texte als heidnisches Werk. Viele antike Schriften wurden in Byzanz und in der arabischen Welt aufbewahrt und kamen erst im Hochmittelalter in den Westen. Die arabische Medizin war der europäischen im Mittelalter um mehr als ein paar Skalpelllängen voraus.

Zudem wurde beim Vierten Laterankonzil (1215) Klerikern – Priestern, Diakonen oder Mönchen – verboten, chirurgische Tätigkeiten auszuüben; eine weitere Trennung der Fachbereiche manuell-chirurgisch und internistisch folgte. Spätestens als um 1240 der Beruf des Arztes von jenem des Apothekers getrennt wurde, begann die Bedeutung der Mönche und Nonnen in der Medizin abzunehmen, Bader und Barbiere übernahmen die Gesundheitspflege. Es gab auch sogenannte »Sundmacher«, was zwar für Gesundmacher steht, sie trugen mit ihren mittelalterlichen Standard-Anwendungen wie etwa Schröpfen oder Aderlass aber nur bedingt zu einem gesunden, langen Leben bei.

Benedikt von Nursia (480–547)

Benedikt lebte in einer unruhigen Zeit. Das Römische Reich, genauer: das Weströmische Reich, war gerade am Zerfallen, die Völkerwanderung setzte ein, Kriege und Seuchen bestimmten den Alltag. Benedikt zog sich als Einsiedler in die Nähe von

Subiaco ins Sabinergebirge zurück, doch schon bald sammelten sich Mönche um den weisen Mann. Er wurde Vorsteher des Klosters Vicovaro, in dem er kläglich als Abt scheiterte. Weil seine Mönche einen Giftanschlag auf ihn verübten, entschied er sich, wieder in die Einsamkeit von Subiaco zu gehen. Von dort aus soll er in den folgenden Jahren zwölf weitere Klöster in der Umgebung gegründet haben. Um 529 übersiedelte er mit einigen Mönchen nach Süditalien und gründete das Kloster auf dem Monte Cassino, das zur Hochburg des abendländischen Mönchtums und zur Wiege des Benediktinerordens werden sollte. Dort verfasste er seine Klosterregel, die *Regula Benedicti*, die nicht nur Vorschriften für das Zusammenleben der Mönche im Kloster umfasste, sondern auch die Klosterheilkunde in Westeuropa maßgeblich prägte. In einer Zeit, in der ganze Völker durch Europa zogen, war für Benedikt beispielsweise die Sesshaftigkeit der Mönche von großer Bedeutung. Obwohl er als Mönch und Abt der gesellschaftlichen Elite angehörte, hatte er keine Scheu vor körperlicher Arbeit, die damals nur von Sklaven und unteren Schichten verrichten musste, und gab das seinen Nachfolgern mit auf den Weg. Der benediktinische Grundsatz *ora et labora* (also: Bete und arbeite) geht allerdings nicht auf Benedikt zurück, denn er kam erst einige Jahrhunderte später, im Spätmittelalter, auf. Aber auch wenn dieses Lebensmotto nicht wörtlich in der *Regula Benedicti* steht, so trifft es doch die Ausgewogenheit zwischen sinnvoller Arbeit und Gebet.

Was in der Regel steht und oft wiederholt wird, ist das gute Maß, die *Discretio,* nach Benedikt die Mutter aller Tugenden. Ursprünglich war seine *Regula Benedicti* nur als Hausregel für die Mönche in Monte Cassino gedacht. Wer das rechte Maß für sich immer wieder anstrebt, wird trotz aller Widrigkeiten und Schicksalsschläge ein harmonisches Leben führen können, auch außerhalb der Klostermauern. Allerdings ist dieses Maß für jeden verschieden; was für den einen Menschen gut ist, kann für einen anderen weniger vorteilhaft sein. Wenn etwa ein trainierter Skifahrer eine steile schwarze Piste hinunterflitzt, wird er dabei keine Probleme haben, ein weniger versierter Sportler, der sich die gefährliche Strecke ebenso zumutet, wird auf den Hängen seine Schwierigkeiten haben und sich nur wünschen, unbeschadet ins Tal zu kommen.

Um das rechte Maß zu finden, muss sich der Mensch der Anforderungen in seiner jeweiligen Lebenssituation bewusst sein. Das gute Maß liegt dabei stets in der Mitte zwischen zwei Polen. Natürlich ist es schwierig, genau diese Mitte, die Balance zu finden und nicht in die eine oder andere Richtung abzudriften. Meistens werden wir zwischen den beiden Polen hin- und herpendeln. Nicht nur beim Skifahren etwa zwischen mutiger Zuversicht und vorsichtigem Handeln. Auch bei Liebe und Gleichmut, Reden und Schweigen, schnellem Entscheiden und Besonnenheit. Diese Reihe von Gegensatzpaaren ließe sich bis ins Unendliche erweitern.

Jeder von uns war schon einmal in einer Situation, in der er sich zwischen zwei Dingen entscheiden musste. Oft gibt es Situationen, in denen man merkt, dass man das rechte Maß verlassen hat; wenn man, wie es so schön heißt, einmal über die Stränge geschlagen hat. Tief im Inneren weiß man natürlich, dass man etwas falsch gemacht hat. Das können beleidigende Worte sein, die man im Zorn einem Freund hingeworfen hat. Oder wenn man einmal zu viel gegessen hat und sich kaum mehr rühren kann. Oder wenn man am Morgen nach einer Feier, bei der man zu tief ins Glas geschaut hat, mit einem Kater aufwacht. Der Mensch muss seinen Irrweg bewusst wahrnehmen.

Eine weitere Regel in dieser Hinsicht lautet: Weniger ist mehr. Das bedeutet nicht ein absolutes Maß, das Leben wird immer ein Balanceakt sein. Das ist keine banale Regel oder ein Rezept, sondern eine Erfahrung, die durch Offenheit und Lernbereitschaft wächst. Wer es einmal ausprobiert hat, der weiß es, dass es funktioniert. Weniger essen gibt mehr Wohlbefinden. Weniger Alkohol trinken gibt einen freieren Kopf. Weniger Computerarbeit gibt einen besseren Durchblick. Weniger E-Mails geben mehr Freiraum. Weniger Stress bringt mehr Frieden. Das ist leicht gesagt oder geschrieben, wir müssen nur täglich daran denken.

Das Wenige weckt eine besondere Sehnsucht. Es ist wie in einem Garten: Wenn alles überwuchert ist, kann nichts mehr wachsen. Zum Wachstum braucht es die Leere. Wo das Weniger, der Freiraum, die Leere da sind, werden sie durch die Sehnsucht und die Freude erfüllt.

Zum Denken und Fühlen braucht es Freiraum. Der weise Abt und spirituelle Lehrer Emmanuel Heufelder sagte mir einmal: »Wenn du einen Quadratmeter Gartenboden sorgfältig bearbeitest und pflegst ohne Samen auszustreuen, wird sich innerhalb eines Jahres die Fülle des Lebens entfalten. Natürlich wird nicht das wachsen, was du willst, sondern das, was du geschenkt bekommst. Und wenn du ganz achtsam bist, wirst du erkennen, dass es kein Unkraut gibt, sondern nur Pflanzen, die du nicht kennst.«

Die besten Erfindungen der Menschen sind aus der Not entstanden. Not ist immer mit Leere und Mangel verbunden. Wo man satt ist, wo alles perfekt und ideal ist, wird keine geistliche und innere Bewegung möglich sein, auch nicht in einem Kloster. Das Leben ist immer ein Fluss und in Bewegung. Es ist daher lebensnotwendig, immer wieder zu überlegen: Wo ist mehr, wo ist weniger zu tun? Wann muss ich klare Entscheidungen treffen? Und es ist gut, die dabei jeweils andere Seite mit zu bedenken. Auf diese Weise findet man in eine Balance, die nicht Stillstand, sondern Bewegung ist.

In seinen Regeln gibt Benedikt auch einen Tipp für den Abt, der ins Heute übersetzt eine wunderbare Richtschnur darstellt. Benedikt schrieb: »Er hasse die Fehler und liebe die Brüder.«

Diese Regel war zwar ursprünglich für den Abt gedacht, sie gilt aber auch genauso für den strengen Chef im Büro. Macht ein Mitarbeiter etwas falsch, soll der Chef zwar auf den Fehler als solchen hinweisen, den Menschen, der ihn gemacht hat, aber lieben. Der Mensch verdient trotz seiner Unvollkommenheit Zuwendung. Es hat keinen Sinn – auch wenn es ärgerlich ist –, den vor Scham am Boden kriechenden Kollegen wegen seines Fehlers noch kleiner zu machen und ihm vielleicht vor der ganzen Belegschaft die Leviten zu lesen. Das Unglück ist nun einmal passiert. Jetzt sollte der Verursacher wieder aufgerichtet werden, damit solche Fehler nicht noch einmal geschehen. »Wer Ehrfurcht vor sich selber hat, muss andere nicht heruntermachen«, schrieb Benedikt vor 1500 Jahren. Der sorgsame Umgang mit Worten und Gedanken könnte viel Unheil verhindern.

Walahfrid von der Reichenau (807–849)

Der Benediktiner, Dichter, Botaniker, Diplomat und in seinen letzten Lebensjahren auch Abt des Klosters Reichenau ist als Walahfrid Strabo oder Walahfrid Strabus in die Geschichte eingegangen. Der Beiname bedeutet: der Schieler. Es ist überliefert, dass er den Beinamen nicht nur von tadelnden Zeitgenossen erhalten hat, sondern sich selbst auch so nannte.

Seine Eltern gaben ihn als Kind in das Kloster in Reichenau. Viele Kinder mittelloser Eltern wurden damals als sogenannte Oblaten an ein Kloster abgegeben. Die Oblation war seit der Spätantike ein anerkannter Rechtsakt des Kirchenrechts. Das Kind trat damit auf Lebenszeit ins Klosterleben ein.

Kaiser Ludwig der Fromme ernannte Walahfrid zum Abt des Klosters Reichenau, um ihn für seine treuen Dienste am Hofe zu entlohnen. Als der Kaiser starb, kam es zwischen seinen Söhnen zu einem Streit um die Reichsaufteilung. Walahfrid, der auf der Seite Lothars I. stand, musste darauf-

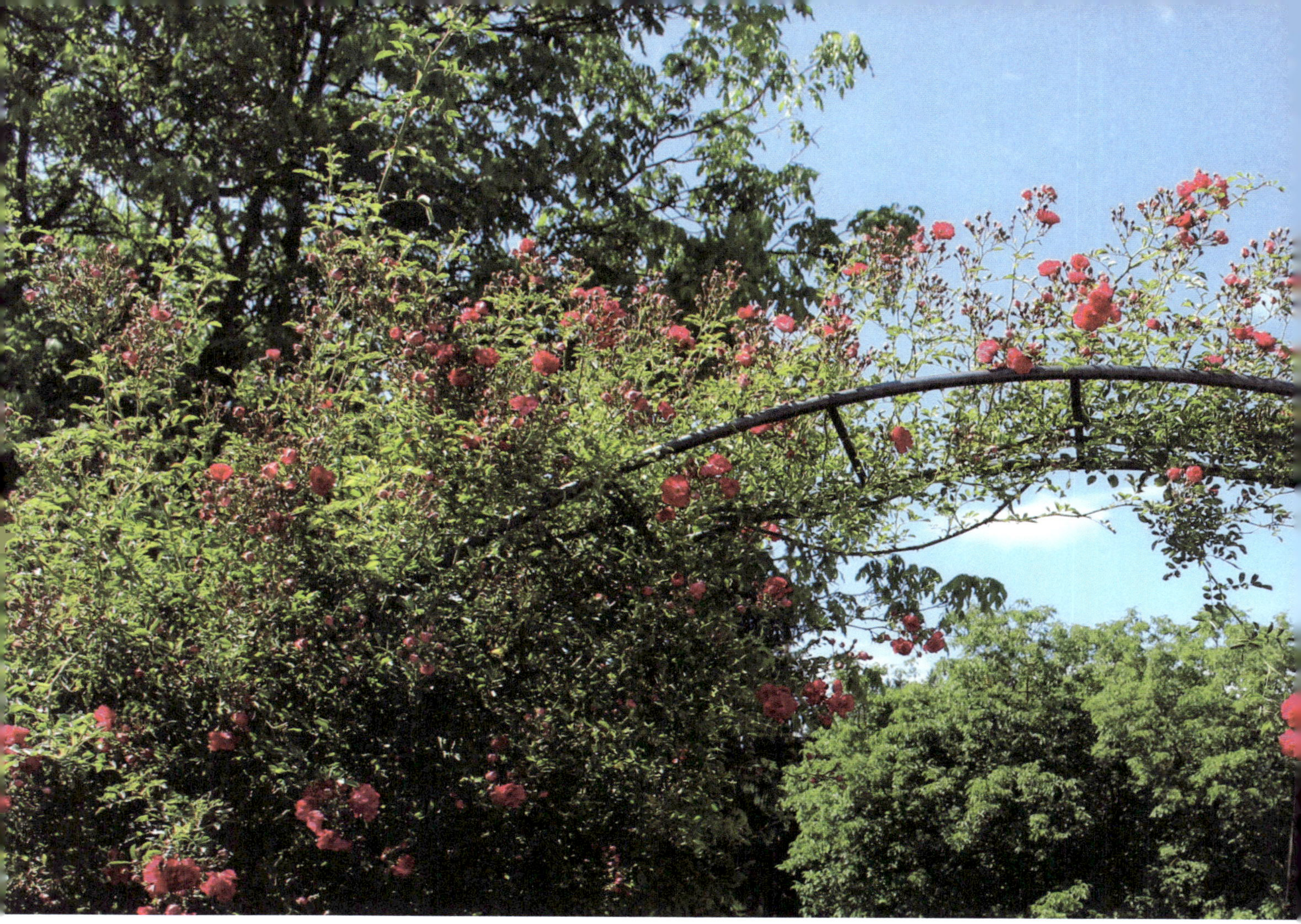

Rosenblüte im ersten Kräutergarten beim Europakloster Gut Aich

hin sein Heimatkloster auf der Reichenau verlassen, weil es im Machtbereich von dessen Bruder, Ludwig des Deutschen, lag. Erst Jahre später durfte er wieder auf die Reichenau zurückkehren.

Das Kloster liegt auf der Insel Reichenau im Bodensee und zählt heute mit seinen Kirchen aus dem Mittelalter zum Weltkulturerbe. Wer einmal die vom Wasser des Bodensees umspülte kleine Welt besucht hat, kann sich denken, warum es Walahfrid immer wieder dorthin zog.

Auf der Insel gediehen in Gärten, auf Feldern und Rebhängen Gemüse, Kräuter und Wein. Walahfrid, der heute noch als Jahrtausendgärtner gewürdigt wird, schrieb dort sein *Liber de cultura hortum* über die Kultivierung der Gärten, kurz *Hortulus* – nicht nur das erste Werk über Gartenbau in Deutschland, sondern auch eines der bedeutendsten botanischen Werke des Mittelalters. In lateinischer Versform werden in 444 Hexametern 24 Heilkräuter, Küchen- und Zierpflanzen wie etwa Salbei, Wermut oder Minze beschrieben, die noch heute die Gärten bereichern.

Karl der Große verordnete daraufhin, dass in allen Klöstern Gärten mit diesen bestimmten Pflanzen anzulegen seien.

Hildegard von Bingen (1098–1179)

Hildegard war ebenfalls Benediktinerin, sie war Äbtissin, Dichterin, Komponistin und eine bedeutende natur- und heilkundige Universalgelehrte. Sie war mit dem gesamten Wissen der damaligen Zeit vertraut und befasste sich nicht nur mit Religion, Heilkune, Musik, Ethik und Kosmologie, sie mischte sich auch in die Politik ein und war Beraterin vieler Persönlichkeiten. Bereits als Kind bemerkte sie, dass sie hellsichtig war, ein inneres Licht erblickte. Wegen ihres Glaubens und ihrer Lebensart wurde sie für viele Menschen zur Wegweiserin. Schon zu Lebzeiten nannten viele sie eine Heilige.

Sie verfasste zwei natur- und heilkundliche Werke und gilt als »Deutschlands erste schriftstellernde Ärztin«. Ihr Werk *Physica* beschreibt die Wirkungen von Kräutern, Tieren und Mineralien und erstmals auch die medizinische Verwendung verschiedener Kräuter wie etwa der Ringelblume oder der Arnika. Für die Pflanzen verwendete sie fast ausschließlich volkstümliche deutsche Bezeichnungen. Ihr zweites Buch *Causae et curae* (Ursachen und Behandlungen) ist vor allem den einzelnen Krankheiten und ihrer Behandlung sowie der Diagnostik gewidmet.

Damit brachte sie das damalige Wissen über Krankheiten und Pflanzen aus der griechisch-lateinischen Tradition mit der Volksmedizin zusammen. Der Gedanke der Einheit und Ganzheit ist ein Schlüssel zu Hildegards natur- und heilkundlichen Schriften. »Drei Pfade hat der Mensch in sich, in denen sich sein Leben tätigt: die Seele, den Leib und die Sinne«, steht bei Hildegard. Nur wenn diese drei Aspekte der Lebensführung ausgewogen beachtet werden, bleibt der Mensch gesund.

Die Kräuterkunde umfasst Anweisungen, die nach Symptomen geordnet sind. Auch medizinische Laien konnten und können sie heute noch verwenden. So heißt es beispielsweise: »Wenn das Gehör eines Menschen von irgendeiner Art des Krankseins zugrunde gerichtet wird, nimmt man weißen Weihrauch und lässt ihn über lebendigem Feuerrauch aufsteigen. Dieser Rauch soll dann in das sich obturierende Ohr aufsteigen ...« oder: »Wer nässende Augen hat, wie wenn sie tränten, soll ein Feigenblatt pflücken, das in der Nacht vom Tau gründlich benetzt worden ist. Wenn die Sonne es an seinem Zweige bereits erwärmt hat. So warm soll man es auf die Augen legen, um deren Feuchtigkeit einzuschränken ...«

Sie war fähig, Beziehungen zu sehen und herzustellen, und hat in ihrem Inneren begriffen, dass sie selbst ein Beziehungswesen ist. Eine Beziehungslehrerin, denn sie stellte Beziehungen her zwischen Pflanzen, Mineralien, Elementen und den Menschen, die diese Dinge brauchten, um wieder gesund zu werden.

Man kann nur leben, wenn man über seinen Tellerrand hinausblickt und erkennt, dass man in ein großes Ganzes eingebunden ist – das zwar oft rational nicht verständlich, aber intuitiv begreifbar ist. Nichts war ihr ein größeres Anliegen, als den Menschen Augen und Ohren zu öffnen, damit sie das Geheimnis ihrer Beziehungenund damit sich selbst und Gott begreifen.

Einer ihrer Ratschläge: »Gib dem Menschen einen Hund und er wird gesund.«

Wenn ein Mensch eine Beziehung zu einem Lebewesen aufbauen kann, wird er gesund.

Sie befasste sich in ihren Schriften auch mit dem gesunden, richtigen Lebensrhythmus, dem geregelten Tagesablauf, dem sinnvollen Wechsel von Bewegung und Ruhe, von Essen und Fasten, von Reden und Schweigen und verstand ihre Schriften als Ergänzung der Regeln des heiligen Benedikt.

Der Begriff »Hildegard-Medizin« wurde übrigens als Marketing-Begriff erst Anfang der 1970er-Jahre eingeführt.

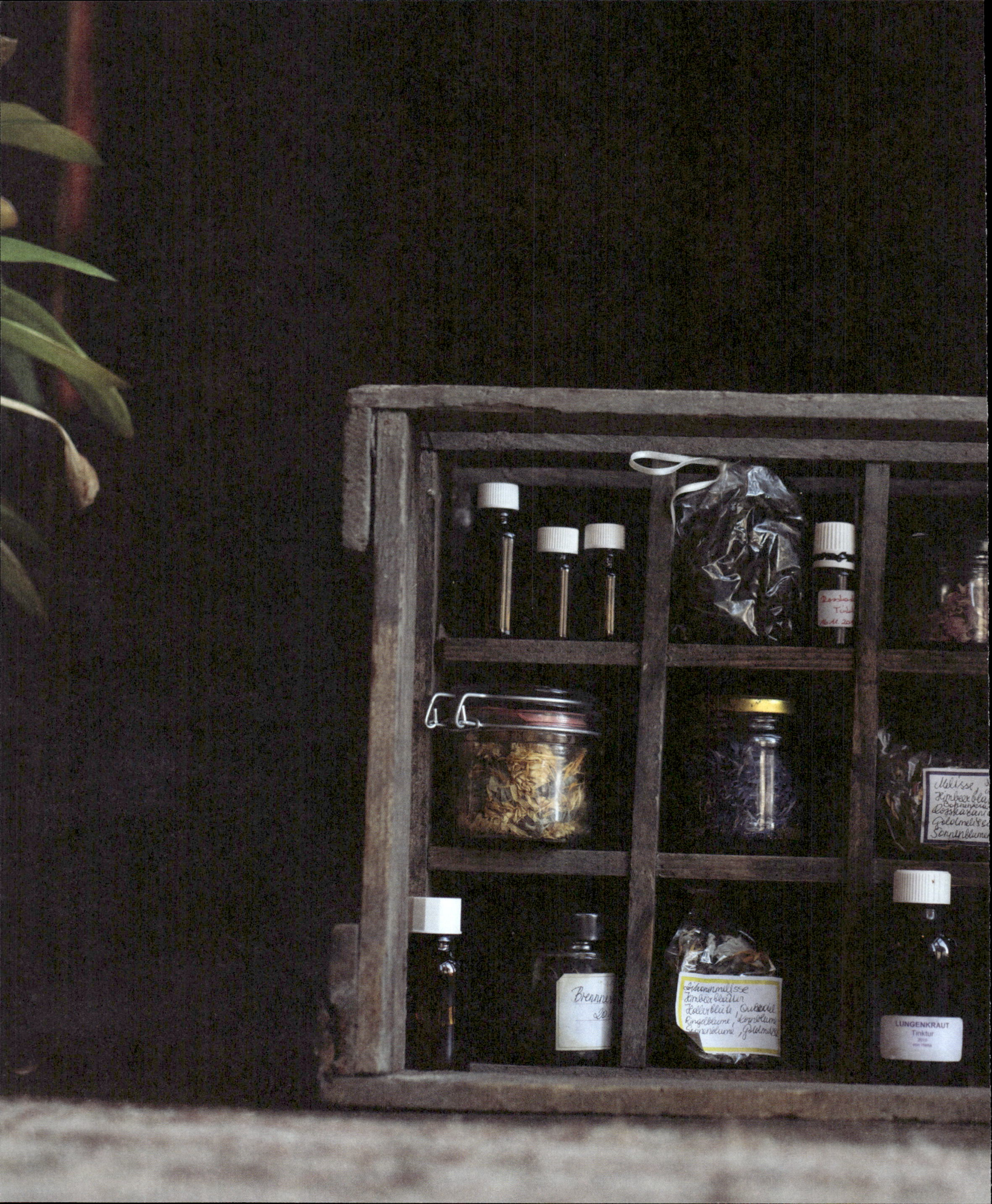
LUNGENKRAUT
Tinktur

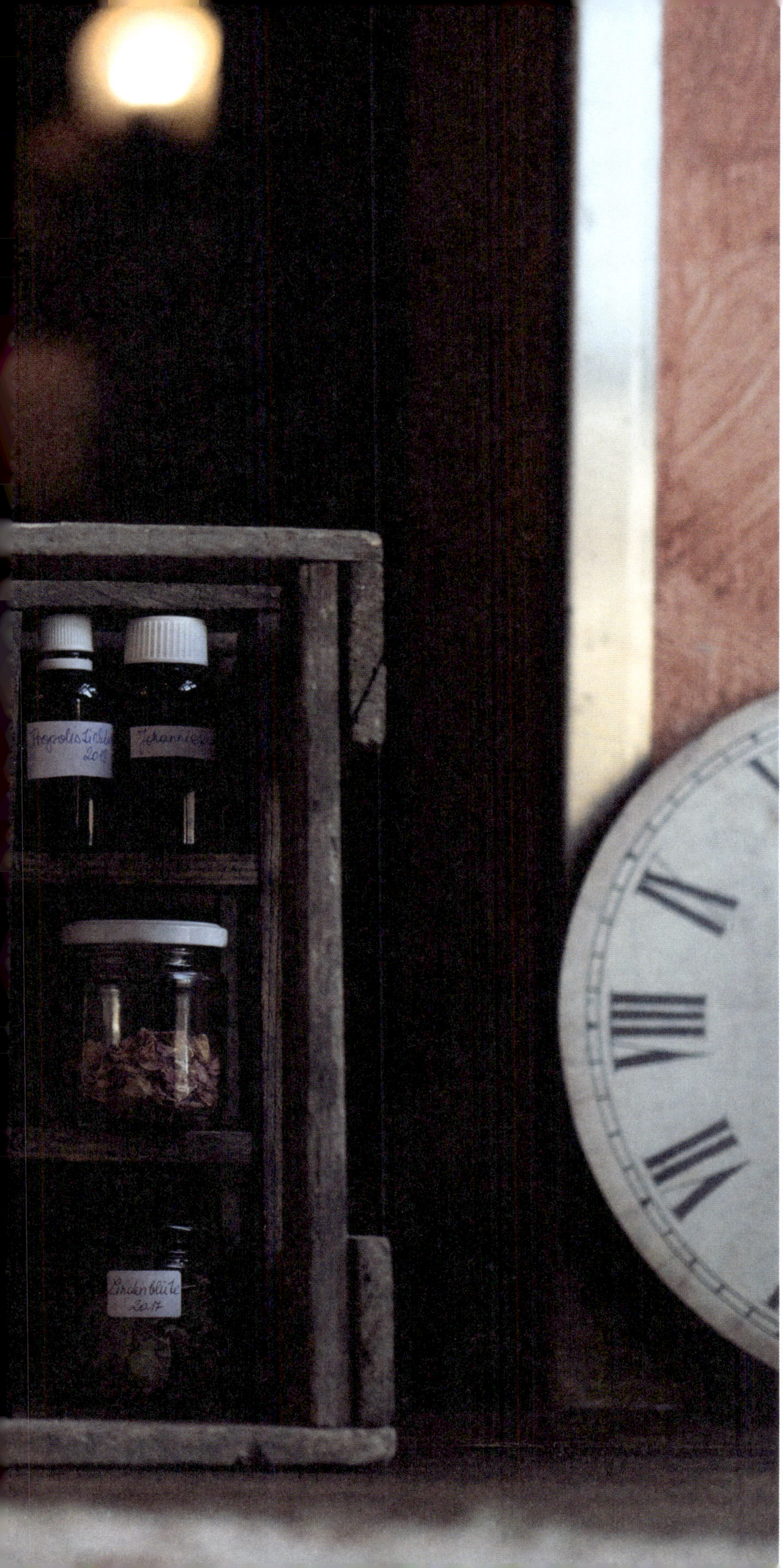
Lindenblüte
2017

Albertus Magnus (1200–1280)

Albertus Magnus war Philosoph, Jurist Naturwissenschaftler, Theologe, Dominikaner und Bischof von Regensburg sowie Universalgelehrter. Damals im Mittelalter konnte sich ein Mensch noch in allen Bereichen der Wissenschaft auskennen. Sein vielseitiges Wissen trug ihm den Beinamen *Magnus*, den Titel *Kirchenlehrer* und den Ehrentitel *doctor universalis* ein. Als Kenner der antiken und zeitgenössischen Fachliteratur fasste er das Wissen seiner Zeit zusammen. Rechnet man die mittelalterlichen Buchformate auf heutige Druckformate um, ergäben seine mehr als 70 Werke heute mehr als 22.000 Seiten.

Damals als bahnbrechend galten seine naturwissenschaftlichen Arbeiten. Albertus Magnus verfasste die erste ausführliche Darstellung der mitteleuropäischen Flora und Fauna. Berühmt aber wurde er vor allem wegen seiner Aristoteles-Kommentare.

Im Lauf des 13. Jahrhunderts wurden Aristoteles' Schriften als Standardlehrbücher zur Grundlage an den Universitäten. 1255 wurden seine Logik, Naturphilosophie und Ethik an der Pariser Universität als Lehrstoff vorgeschrieben.

Albertus Magnus edierte, kommentierte und erweiterte die Werke des Aristoteles, die in lateinischer Übersetzung vorlagen. Bis zu Alberts Wirken waren Aristoteles' Werke in der christlichen Welt wegen ihres heidnischen Ursprungs umstritten. In dem Versuch, das naturphilosophische Denken des Aristoteles mit dem christlichen Glauben zu vereinbaren, arbeitete Albertus Magnus das gesamte Wissen seiner Zeit durch. Beispielsweise nutzte er auch arabische Quellen, um die aristotelische Naturphilosophie möglichst allen westlichen Gelehrten zugänglich zu machen.

Albertus ist es zu verdanken, dass das Gedankengut der Antike nach Jahrhunderten des Vergessens wieder Einzug in die europäische Kultur fand. Allerdings verabsäumte er es, das gesamte naturphilosophische Wissen in einer Systematik geschlossen darzustellen. Das gelang erst Thomas von Aquin, einem seiner Schüler. Da sich der Dominikanerorden zunehmend auf die Lehre des Thomas von Aquin festlegte, gerieten Alberts Schriften in Vergessenheit.

Sebastian Anton Kneipp (1821–1897)

Wahrscheinlich hat jeder, der dieses Buch liest, schon einmal etwas von Pfarrer Kneipp oder einer Kneipp-Kur gehört, gelesen oder selbst die Kraft des Wassers gespürt. Sebastian Kneipp ist Namensgeber der Kneipp-Medizin; berühmt vor allem das Wassertreten, das übrigens nicht seine Erfindung war. Die Wasserkur war schon vor ihm bekannt, wurde durch ihn aber erst weiter verbreitet.

»Wenn ein Mensch eine Beziehung zu einem Lebewesen aufbauen kann, wird er gesund.«

Mit 25 Jahren erkrankte Sebastian Kneipp an einer Lungenerkrankung – in den vergangenen Jahrhunderten litten viele Menschen an Tuberkulose. 1848 entdeckte er zufällig das Buch *Unterricht von Krafft und Würckung des frischen Wassers in die Leiber der Menschen* von Johann Siegmund Hahn. Alte Bücher haben oft lange und seltsame Namen. Er las das Buch, befolgte die Ratschläge und begann, wöchentlich zwei- bis dreimal in der eiskalten Donau bei Dillingen zu baden. Damals war gerade Winter, das kalte Bad machte ihm aber nichts. Zu Hause nahm er Halbbäder, wobei er sich mit Wasser übergoss. Private Badewannen kamen erst gegen Ende des 19. Jahrhunderts auf, Duschen noch später. Durch seine Wasserkur wurde er nach eigenen Angaben wieder gesund. Danach setzte er sein Theologiestudium in München fort. Tägliche Wasseranwendungen waren inzwischen zum festen Bestandteil seines Lebens geworden. Einige Studienkollegen, die ebenfalls an Tuberkulose erkrankt waren, behandelte er heimlich mit seiner Wasserkur. Kneipp las Bücher über Wasseranwendungen, besuchte den Verein der Wasserfreunde und hörte dort von Kollegen, die bereits seit 30 Jahren mit Wasser behandelten. Er entwickelte die Kaltwasseranwendung weiter, führte auch die Warmwassermethode ein und erkannte den Wert des Wechselreizes.

In seinem Buch *Meine Wasserkur* fasste er sein gesammeltes Wissen über Wasserbehandlungen zusammen. Das Buch enthält übrigens auch ein Kapitel zur Kräuterheilkunde. Einige Jahre später veröffentlichte er mit *So sollt ihr leben* sein zweites Buch, in dem er sein bis heute bekanntes ganzheitliches Gesundheitskonzept mit der 5-Säulen-Philosophie beschrieb.

Neben dem Wasser und den verschiedenen Anwendungen rät er darin auch zu regelmäßiger Bewegung, gesunder Ernährung, einer Balance im Leben zwischen Arbeit und Ruhe und dazu, die Heilkräfte der Kräuter zu nutzen, um Gesundheit und Wohlbefinden zu fördern.

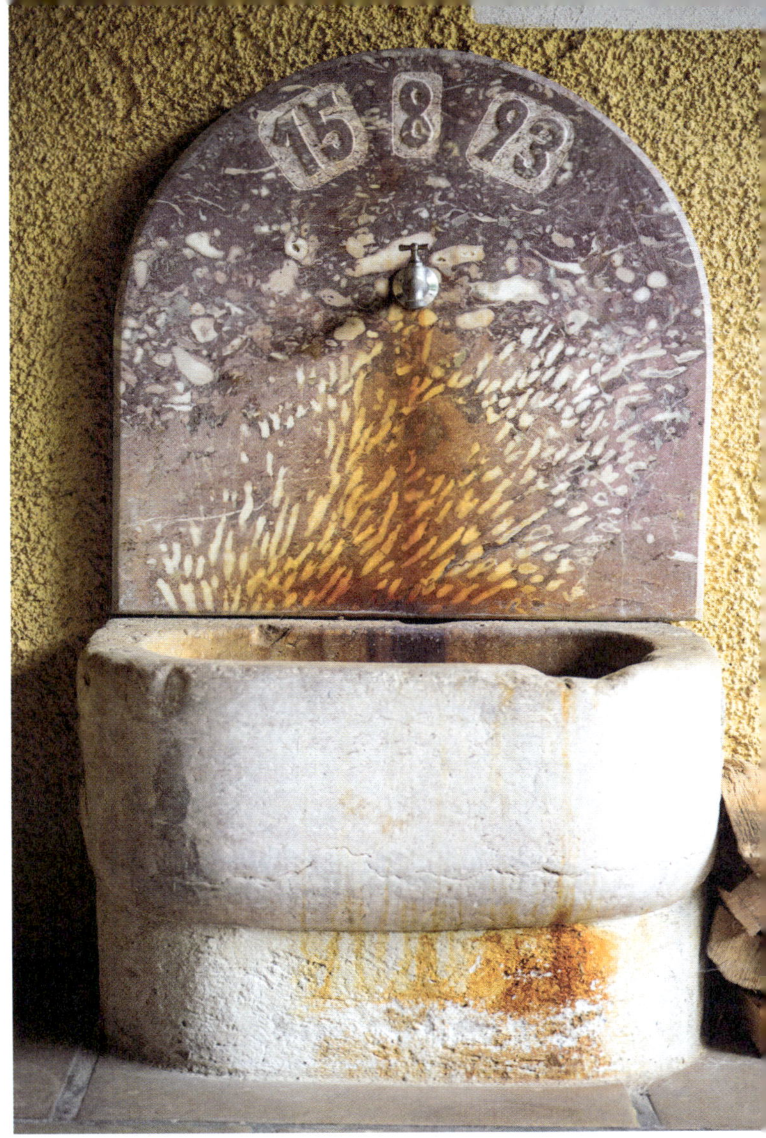

Am 15.08.1993 begann das klösterliche Leben der Benediktiner im Europakloster Gut Aich. An diesem Tag wurde die Quelle gesegnet, die gefunden und geöffnet wurde und über der dann die Marienkapelle errichtet wurde.

Thomas Häberle (1912–1997)

Der Schweizer Pater Thomas Häberle, Benediktiner aus der Abtei Disentis, war Naturheiler und Pendler. Er wirkte im 20. Jahrhundert nach alter ganzheitlicher und natürlicher Heilmethode. Als Naturheiler gab er vielen Ratsuchenden Anweisungen, wie sie ihre Gesundheit und Lebensqualität wiedererlangen oder verbessern können. Die Schulmedizin sah er als Ergänzung zur Naturheilkunde. Medizinstudenten riet er einmal, sich die Kenntnisse der Schulmedizin gewissenhaft anzueignen. Sie sollten aber zusätzlich noch das Pendeln erlernen, dann hätten sie ein weiteres Untersuchungs- und Kontrollinstrument in der Hand, mit dem sie den ganzen Menschen untersuchen könnten und nicht nur kranke Organe.

Häberle war auch als Kabispater bekannt. Kabis wird im Schweizerischen der Weißkohl genannt. Er verfasste mehrere Bücher, vor allem über die Anwendung des Kohlblatts. Schon den alten Römern soll dessen Wirkung bekannt gewesen sein, das Wissen über dessen Heilkraft ging aber in den vielen Jahrhunderten verloren. Dabei wirkt Weißkohl hochgradig desinfizierend und kann die Körpertemperatur, etwa bei Fieber, wieder normalisieren. Zur Desinfektion werden auf die kranken Stellen Kohlblätter, die unbedingt frisch sein müssen, aufgelegt und mit einem Wickel befestigt. Die Kraft der Kohlblätter entzieht dem Körper die giftigen Säfte. Der Wickel sollte morgens und abends erneuert werden. Die bereits verwendeten Kohlblätter müssen entfernt und dürfen auch für keine weiteren Anwendungen verwendet werden. Ich selbst wurde mithilfe von Grünkohlwickeln von einem schweren Rotlauf geheilt.

Er entdeckte den Hafer als Vitaminspender wieder und behandelte auch mit Olivenöl und Salz.

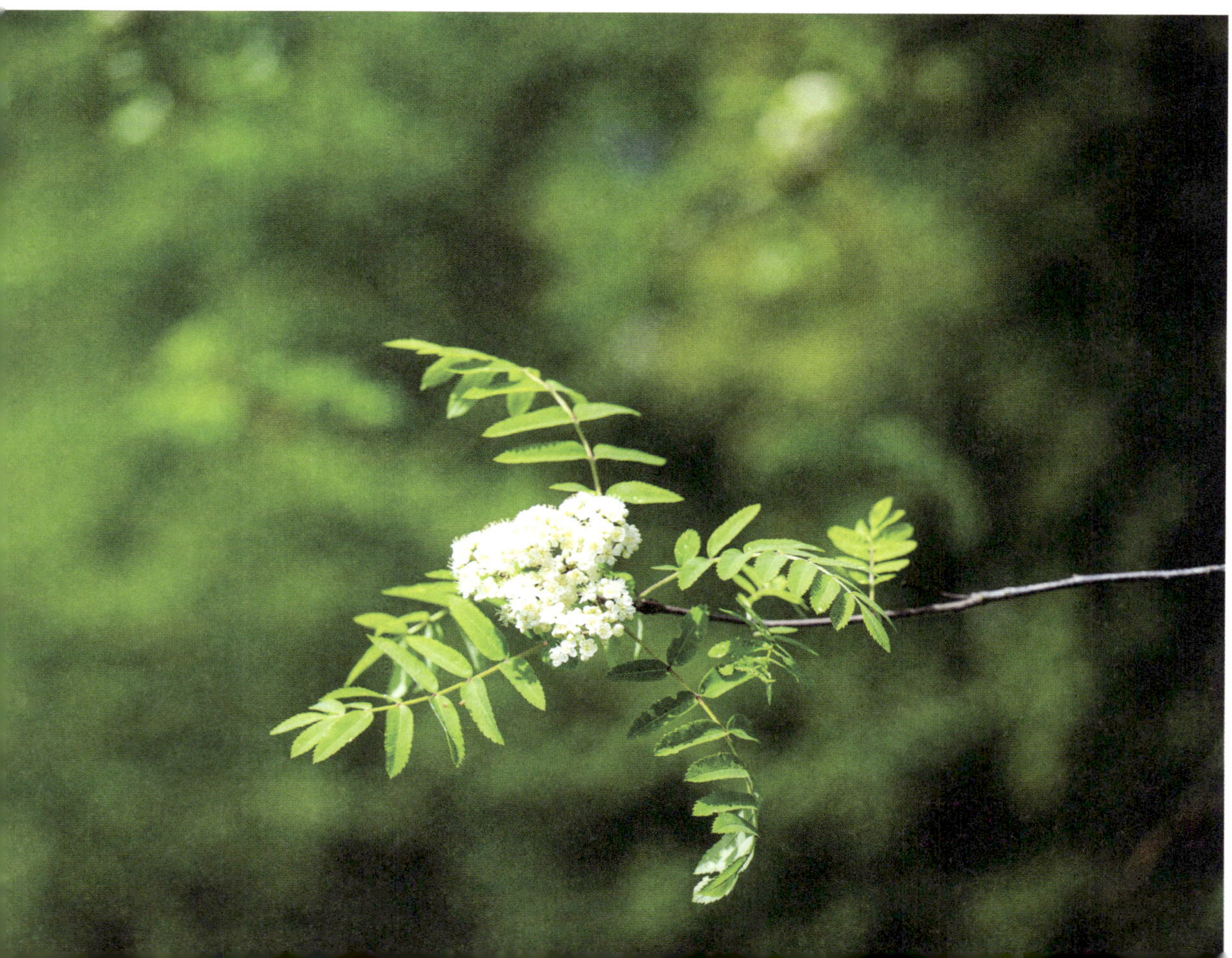

Vogelbeerblüte

TIPPS FÜR DEN ALLTAG

❦ Das gute Maß zieht sich durch die benediktinische Klosterlehre wie keine andere Regel. Es ist einfach anzuwenden, wir werden uns aber nur schwer daran halten können, weil wir bei unseren Entscheidungen ständig zwischen dem einen und dem anderen hin- und herpendeln. Versuchen wir, öfter an diese einfache Regel zu denken, und wählen wir die goldene Mitte, die wir nur selten erreichen und nie festhalten können, denn dann haben wir sie längst schon wieder verloren.

❦ Auch der Grundsatz »Weniger ist mehr« ist für uns in unserer Zeit oft schwer umzusetzen. Ständig werden wir gedrängt, ein bisserl mehr zu nehmen. Nicht nur an der Fleischtheke im Supermarkt. Auch wenn wir uns mit ein bisschen weniger zufriedengeben, müssen wir nicht mehr der großen Karriere hinterherlaufen. Nehmen wir uns ein bisschen zurück. Unser Körper, unsere Seele und unser Geist werden es uns danken.

❦ Lernen wir über unseren eigenen Tellerrand hinauszublicken. Um uns herum ist alles anders. Das ist auch etwas Neues oder Altes, das anfangs vielleicht seltsam erscheinen mag. Haben wir den Mut, es kennenzulernen.

❦ Hören wir nie auf, etwas zu lernen. Lernen wir auch wieder ein bisschen Ehrfurcht. Vor uns selbst und vor anderen, vor dem Leben an sich und vor der Natur, unserer Umwelt. Wir können andere nicht einfach heruntermachen, wann es uns passt. Das zerstört etwas in ihrem Inneren; dessen müssen wir uns immer bewusst sein. Wir müssen nicht zu allem »Ja« und »Amen« sagen, aber wenn wir ehrfürchtig auf unsere Mitmenschen zugehen, wird auch uns anders begegnet werden.

❦ Ein kleines Rezept von Pfarrer Kneipp für erholsamen Schlaf: Nehmen Sie abends vor dem Zubettgehen ein 20-minütiges Fußbad in warmem Wasser, in dem Sie einen Esslöffel Salz aufgelöst haben. Sie werden schlafen wie ein Murmeltier.

»Lernen wir auch wieder ein bisschen Ehrfurcht. Vor uns selbst und vor anderen, vor dem Leben an sich und vor der Natur, unserer Umwelt.«

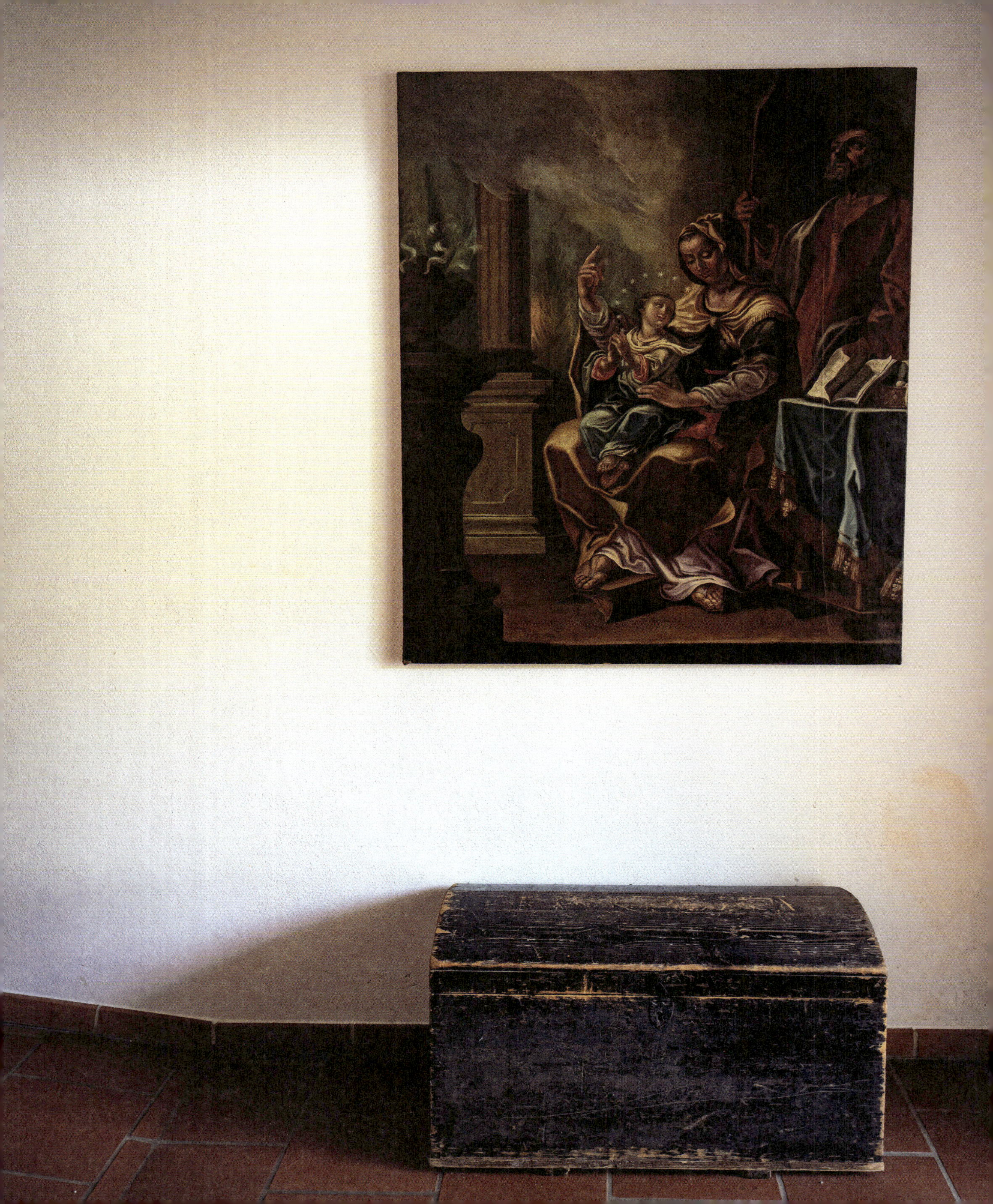

6

Klosterheilkunde und Spiritualität

Klosterheilkunde ist eine spirituelle Heilweise. Von Spiritualität haben wir ganz unterschiedliche Bilder im Kopf. Manche glauben vielleicht, dass sie, wenn sie sich bei Vollmond Gänseschmalz auf den Nabel streichen, sich rund um ein Lagerfeuer im Kreis aufstellen und an den Händen halten, ein bisschen etwas Spirituelles gemacht haben, aber das ist nicht Spiritualität, das ist Scharlatanerie. Wem es aber hilft, der sollte es aber ruhig weitermachen. Vielleicht ist es ein Zeichen eines großen Gottvertrauens.

Was verstehen wir unter Spiritualität?

Unsere ganz einfache Definition: Spiritualität ist Beziehung. Benediktinische Spiritualität ist Beziehung auf allen Ebenen. Immer dort, wo wir eine Beziehung aufbauen, immer dort, wo wir Beziehungsbrüche oder Störungen heilen, handelt es sich um eine spirituelle Heilweise. Ganz gleich, womit wir das machen. Das kann ein Heilkraut sein, ein Wort, eine Bewegung. Es geht immer darum, Beziehungen aufzubauen oder Beziehungsschwierigkeiten und zwischenmenschliche Bruchstellen zu heilen. Andere nennen das Blockaden lösen.

Es gibt verschiedene Beziehungsebenen. Die erste ist die Beziehung zu uns selber. Wir müssen mit uns in Beziehung stehen. Viele Menschen tun das leider nicht mehr. In dieser getriebenen Welt werden wir ständig in irgendwelche Situationen hineingedrängt; auf die Beziehung zu uns vergessen wir dabei.

Wenn Patienten zu uns kommen und wir sie fragen, was wir für sie tun können, sagen sie: »Mir tut alles weh.«

Sie wissen gar nicht, was ihnen weh tut. Sie haben keine Beziehung zu sich selbst. Und weil sie keine Beziehung zu sich selbst mehr haben, werden sie krank.

Auch Pater Johannes Pausch ist das schon einmal passiert.

»Vor einem halben Jahr bekam ich Hüftbeschwerden. Ich kenne einige gute Ärzte und bin zu einem gegangen. Der hat mich natürlich gleich in die Röhre geschickt, zur Magnetresonanz. Dann haben sie sich die Bilder genau angeschaut und gemeint, dass ich kein künstliches Hüftgelenk brauche. Wenn die Hüfte bei jeder Bewegung schmerzt, ist das eine furchtbare Geschichte. Also haben sie mich zur Reha geschickt. Und dort hat mich ein junger Arzt angeschaut und ein paar Schritte gehen lassen. Ich bin im Behandlungszimmer auf und ab marschiert, bis er mich gefragt hat: »Haben Sie eigentlich einen Hallux?« – »Ja«, antwortete ich, »hin und wieder schmerzt der Fuß.«

Er erklärte mir, dass ich wegen meines Hallux beim Gehen ständig unbewusste Entlastungsbewegungen mache. Durch diese Fehlstellung muss sich das ganze Bein wieder gerade stellen und die Schmerzen ziehen sich bis zur Hüfte hinauf. Deshalb die Hüftbeschwerden.

Ich dachte mir: Das gibt's ja nicht. Und ich bin selber schuld. Ich versuche ständig etwas zu kom-

Schatzkiste« der Großmutter von Pater Johannes im Klosterhof
on Gut Aich mit dem Bild »Mutter Anna mit Maria«

pensieren und krieg dadurch Probleme. Das kommt von meiner Nicht-Beziehung zu mir selber. Aufgefallen ist mir der Hallux im Fuß schon, aber ich habe ihn nicht beachtet. Und seitdem ich mich bemühe, diese Fehlstellung auszugleichen, ist die Hüfte nicht mehr so schmerzhaft. Wenn ich mehr gehen würde – wie es mir mein Hausverstand und die Ärzte empfehlen –, würde sich mein gesamter Körper und auch meine Psyche regulieren. Je mehr ich wieder die Beziehung zu mir finde, desto gesünder kann ich leben.

Das Geheimnis liegt in der Resonanz.

Die zweite Ebene ist die Beziehung zum Du und zum Wir. Beispielsweise zum Arzt oder Heiler auf der einen Seite und auf der anderen zum Patienten. Diese beiden Menschen müssen eine Beziehung zueinander aufbauen, um eine Behandlung erfolgreich durchführen und abschließen zu können. Der Patient muss seinem Gegenüber im Behandlungszimmer vertrauen.

Wer in China körperliche Beschwerden hat, muss nicht zu einem Arzt gehen und im Wartezimmer sitzen, bis er aufgerufen wird. Die Menschen können via App auf dem Handy einen virtuellen Mediziner konsultieren. Die Diagnose stellt die künstliche Intelligenz. Über die Online-Apotheke können gleich Medikamente bestellt werden. Mehrere Gesundheitsdienste konkurrieren um die Gunst der Patienten.

Was dabei vergessen wird, ist ebendiese Beziehung zu einem Arzt aus Fleisch und Blut. Der virtuelle Doktor kann noch so schön mit menschlichen Zügen generiert sein, er wird nie die Hand zu einem tröstenden: »Das wird schon wieder« oder »Das kriegen wir hin« auflegen können.

Womit wir bei der dritten Beziehungsebene, der Beziehung zum Es, angelangt sind.

Auf dieser Ebene vollziehen sich alle unsere Beziehungen zur Natur bis hin zum gesamten Kosmos. Wir Mönche nennen das große Es natürlich Gott. Aber mit dem Begriff Gott müssen wir heute vorsichtig sein, die meisten Menschen stellen sich darunter einen alten weißhaarigen Mann mit Bart vor. Das ist er nicht. Es ist eine Beziehungsebene zu einer transzendenten Wirklichkeit.

Diese Beziehungsebene zum Es muss man im Blick haben, wenn man Klosterheilkunde sinnvoll anwenden will.

Spiritualität wird immer dort gelebt und begriffen, wo Beziehungen hergestellt oder geheilt werden. Das weiß jede Mutter mit ihren Kindern, das weiß jeder Arzt mit seinen Patienten. Und wenn man dann eine Antwort geben kann, die diese Beziehung noch einmal mehr begreifbar macht, dann passiert Heilung.

Das ist kein Voodoo-Zauber. Selbst wenn sich das manchmal vielleicht so anhört.

»Spiritualität wird immer dort gelebt und begriffen, wo Beziehungen hergestellt werden.«

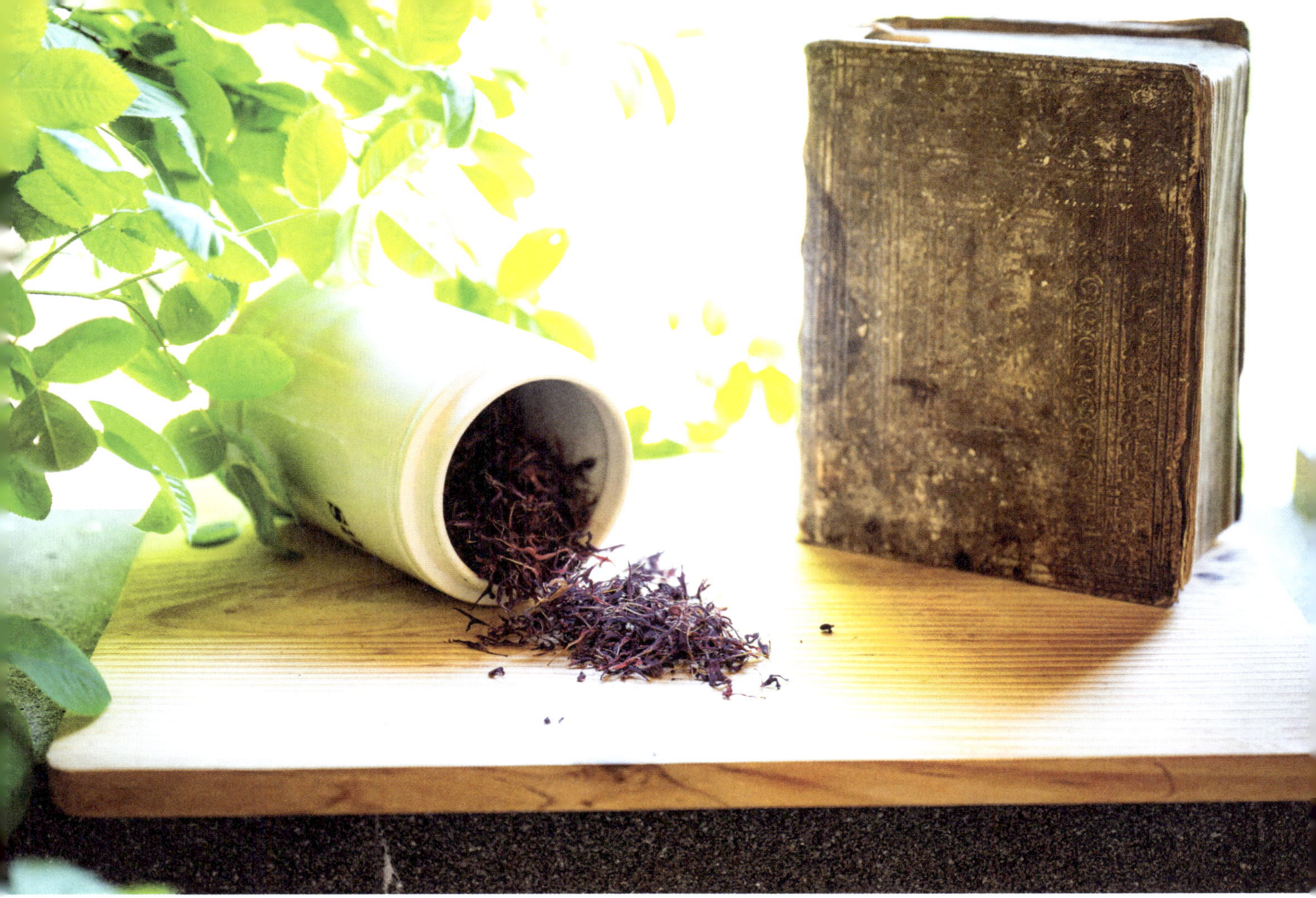

Goldmelissenblüten

Krankheit als Chance

Klosterheilkunde umfasst den Anbau und die Anwendung von heilenden Kräutern, aber sie geht weit darüber hinaus. Ihr eigentliches Thema sind die mannigfaltigen Zusammenhänge von Leib und Seele, von denen es abhängt, ob ein Mensch gesund ist oder krank wird.

Kosterheilkunde will zu einer vernünftigen Lebensgestaltung anregen. Das Herzstück dieser Lebensgestaltung ist immer das rechte Maß, das wir beim heiligen Benedikt schon kennengelernt haben. Dazu gehören vor allem der richtige Lebensrhythmus, eine ausgewogene Ernährung, ein gesunder Wechsel von Schlafen und Wachsein, von Ruhe und Bewegung, von Spannung und Entspannung, von Arbeit und Pause. Eine solche Lebensweise wirkt vorbeugend. In einem gesunden Leben wird es zu vielen Krankheiten erst gar nicht kommen, denn durch den richtigen Lebensrhythmus werden die Selbstheilungskräfte gepflegt und gestärkt.

Der beste Doktor der Welt wohnt in einem selbst.

In Zeiten, in denen das Gesundheitssystem kaum mehr bezahlbar ist, es überall ächzt und kracht, kann das 5-Säulen-Konzept der Kosterheilkunde zum Schlüssel für ein neues Denken in der Medizin werden.

Heute sind die sogenannten Zivilisationskrankheiten auf dem Vormarsch. Herz-Kreislauferkrankungen, Krebs, Demenz, Diabetes und Bluthochdruck nehmen alljährlich rasant zu, immer mehr Menschen erkranken psychisch, haben Angstzustände oder Depressionen. Es ist, als würde die Welt ein kollektives Armageddon ausrufen. Eine derartige Häufung gefährlicher Krankheiten hat es, wenn wir in der Geschichte der Menschheit zurückblicken, noch nie gegeben. »Gab es da nicht einmal die Pest?«, werden manche vielleicht fragen. Natürlich. Sogar zweimal. Einmal im 6. und einmal im 14. Jahrhundert. Später zählten die Pocken, die Cholera oder die Spanische Grippe zu den größten Epidemien. Aber diese Krankheiten sind nie in einer derartigen Massierung aufgetreten wie heute die bekannten Zivilisationskrankheiten.

Das Leben im Übermaß bringt uns an den Abgrund.

Bei stetigen Fortschritten in der Medizin stellt sich natürlich schon die Frage, warum es dann so viele Krankheiten gibt. Ein Grund dafür ist Stress. Physischer und psychischer. Wer in der Arbeit ständig seinen Terminen und privat seiner Freizeit nachlaufen muss, kommt nicht mehr zur Ruhe. Die Menschen haben die Maßstäbe fürs Leben verloren. Sie sind nicht mehr geerdet und die Beziehung zu sich selbst ist verloren gegangen. Sie leiden unter dem Verlust ihrer Identität und können die grundlegenden Fragen ihres Lebens nicht mehr beantworten: Wer bin ich? Woher komme ich? Wohin gehe ich? Was hat mein Leben für einen Sinn? Das Bungee-Seil ist längst gerissen.

Die Klosterheilkunde trennte nie zwischen körperlichen und psychischen Leiden, sie hat den Menschen immer als Einheit gesehen. Viele Krankheiten erfordern freilich den Spezialisten. Vom Chirurgen bis zum Neurologen. Aber diese Fachleute behandeln meist nur bestimmte, eingegrenzte Leiden.

Der Mensch ist ein Wesen, in dem körperliche, seelische und geistige Zustände zu einem komplizierten Beziehungsgeflecht vernetzt sind. Zwischen diesen drei Ebenen gibt es tief verflochtene Zusammenhänge. Die Wissenschaft nennt das Organ-Crosstalk. Unser Darm etwa kommuniziert mit dem Gehirn und sagt ihm, welche Nahrung er gern hätte. Oder die Niere meldet dem Herz, dass sie unbedingt mehr Blut braucht. Im Körper gehen Verbindungen bis hinunter auf die Zellebene. Und von unten herauf ist alles mit dem Menschen, mit seinem Denken und Fühlen verbunden. Tritt nun eine Störung auf einer der Ebenen auf, hat das sofort auch eine Auswirkung auf die beiden anderen Ebenen.

Eine Regel der Kosterheilkunde lautet: »Krankheiten treten dann auf, wenn im Leben des Menschen die innere oder äußere Ordnung gestört ist. Gesund ist der Mensch, wenn sich diese Ordnung im Gleichgewicht befindet. Und Heilung besteht darin, diese Ordnung wiederherzustellen.«

In unserer heutigen Gesellschaft wird Kranksein meist als Makel, Mangel und Einschränkung gesehen. Jemand, der eine Verkühlung hat, fällt für ein paar Tage, vielleicht für eine Woche oder zwei aus. Aus der Arbeit, aus seinen sozialen Kontakten. Wer will schon krank sein? Aber auch der Umgang mit Kranken wird als Belastung gesehen. Für eine Heilung sind das nicht unbedingt die besten Voraussetzungen. Um mit Krankheiten gut umgehen zu können, braucht es eine neue Sichtweise. In der Kosterheilkunde wird eine Krankheit immer als Chance verstanden. Auch sollen wir Kranken nicht mit Ablehnung, sondern vielmehr mit Achtsamkeit und liebender Sorgfalt begegnen.

Kranke Personen haben ein Ruhebedürfnis oder sind niedergeschlagen. Das ist verständlich, weil ihre Seelen- und Körperfunktionen eben durcheinandergeraten sind. Wahrscheinlich sind die größten Hindernisse für das Gesundwerden die Resignation und die Depression.

Nichts anderes als Wundmale der Seele.

Häufig tritt Fieber auf oder der Kranke klagt über Appetitlosigkeit, verursacht durch Probleme mit der Verdauung – je nachdem, um welche Krankheit es sich handelt. Meist ist diese kurzzeitige Beeinträchtigung eines Menschen auf seelische Narben zurückzuführen, wie etwa das Nichtwahrhabenwollen einer Wirklichkeit, das Verbergen einer Not, die Dramatisierung oder – genau das Gegenteil – die Verharmlosung eines Schmerzes. Erst wenn wir alle Symptome in einem größeren Zusammenhang anschauen, entdecken wir, dass Krankheit immer auch als Beziehungslosigkeit zu sehen ist. Jede Erkrankung – und sei es nur ein leichter Schnupfen – ist ein ganzheitliches Geschehen.

Der Irrglaube: Die Kranken müssen auf jeden Fall isoliert werden. Wir haben erst vor Kurzem erlebt, wie sich eine zweiwöchige Corona-Quarantäne anfühlt. Die Isolation ist einerseits Schutz für den Kranken – damit er sich ganz auf seine Heilung konzentrieren kann –, andererseits auch Schutz für seine Umgebung.

In der Kosterheilkunde ist Krankenpflege sogar eine »Christuserfahrung«, eine Lebens- und Beziehungserfahrung. Eine der grundlegenden Haltungen ist es, dem Kranken beizustehen.

Meistens isolieren wir den Menschen aber so, dass seine Krankheit, vor allem aber seelische Erkrankungen übersehen und verdrängt werden. Keiner will mit dem Kranken etwas zu tun haben.

In der Klosterheilkunde gibt es dafür ein schönes Bild: das des guten Hirten. Er trägt das verloren gegangene Schaf auf seinen Schultern zurück zur Herde. Krankenheiler sollen den kranken Menschen heil wieder zurück in die Gesellschaft führen. Dann hat der Hirte seine Aufgabe erfüllt.

Segen ist Heilkraft

Wenn in der Antike das Familienoberhaupt am Sterbebett lag, war die ganze Familie darum versammelt. Der dahinscheidende Vater spendete vor seinem Tod seinem ältesten Sohn noch den väter-

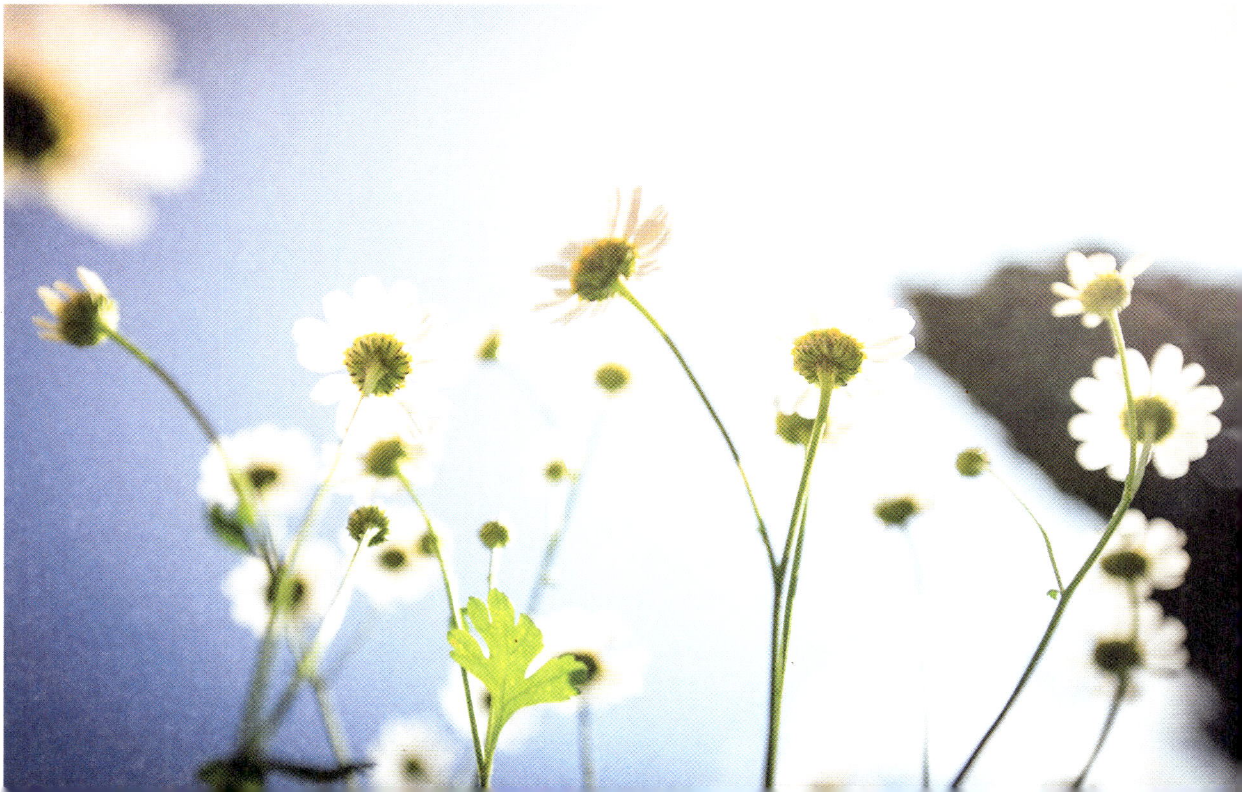

»Der Segen setzt den Menschen in Beziehung zu sich selbst, zum Du und zu Gott oder einer transzendentalen Wirklichkeit.«

lichen Segen, um seine spirituelle Kraft weiterzugeben. Denn der Segen ist ein Lebensprinzip, das weitergegeben werden muss. Die meisten Menschen sterben heute in Krankenhäusern oder Pflegeheimen. Bei uns zu Hause wollen wir den Tod nicht haben. Wir haben ihn nach außen verdrängt. Der Sterbende wird allein gelassen oder darf vielleicht im besten Fall die Hand einer liebevollen Palliativschwester halten. Dieser väterliche Segen – es kann auch ein kindlicher Segen sein –ist heute in unserer Gesellschaft verloren gegangen. Auch erbaten die Menschen früher im Leben öfter den Segen, um bestimmte Lebenssituationen zum Guten zu wenden. Sie holten sich diese zusätzliche Kraft als Schutz vor Unfällen, für das Gelingen der Arbeit oder als Unterstützung zur Heilung von Krankheiten. Im Segen wirkt die Kraft Gottes und der Menschen. Heute heißt es: ich, ich, ich. Wer erbittet heute noch den Segen? Wer lässt heute noch etwas segnen?

Mönche segnen alles. Bevor sie beten, arbeiten oder essen zeichnen sie ein Kreuz über sich. Das ist nicht schwierig, aber dieses kleine Handzeichen hat die Kraft, die Disharmonie in uns aufzuheben. Der Segen setzt den Menschen in Beziehung zu sich selbst, zum Du und zu Gott oder einer transzendentalen Wirklichkeit. Wenn wir ihn erbitten, müssen wir aber auch an diese Kraft glauben. Mit dem Verstand allein ist der Segen nicht zu begreifen, nur mit dem Herzen. Denn im Segen wird der Mensch in seinem Innersten berührt.

Auch gute Wünsche, etwa zum Geburtstag, mit einer herzlichen Umarmung sind eine Form von Segen. Wir wünschen Gesundheit und Reichtum, Glück in der Liebe und dass alle Wünsche des Jubilars in Erfüllung gehen sollen. Das sind nicht nur schöne Momente fürs Geburtstagskind, das gibt auch Kraft. Aber wie oft machen wir das? Zum Geburtstag einer Freundin oder eines Freundes nur einmal im Jahr. Wenn wir zur Feier eingeladen sind. Und dort gratis essen und trinken können. Wie oft wünschen wir einem anderen Menschen etwas Gutes?

Manche Fußballer bekreuzigen sich an der Seitenlinie, bevor sie aufs Feld geschickt werden, und werfen den Blick nach oben. Sie erbitten den Segen für ihr Spiel. Wir hinterfragen sofort dieses heute unübliche Ritual. Ist das nur ein PR-Gag? Macht er das nur, weil er sich wichtig machen will, oder braucht er zusätzliche Kraft, weil er allein für das Spiel zu schwach ist? In vielen Pfarren gibt es noch das alte Brauchtum des Brot- oder Speisensegens. Die Menschen nehmen ihre Laibe Brot oder eben Speisen mit in die Kirche und der Pfarrer segnet sie. Die Menschen können dann ihre gesegneten Speisen wieder mit nach Hause nehmen. Ein schöner Brauch, auch wenn er in vielen Dörfern und Gemeinden leider nur einmal im Jahr stattfindet.

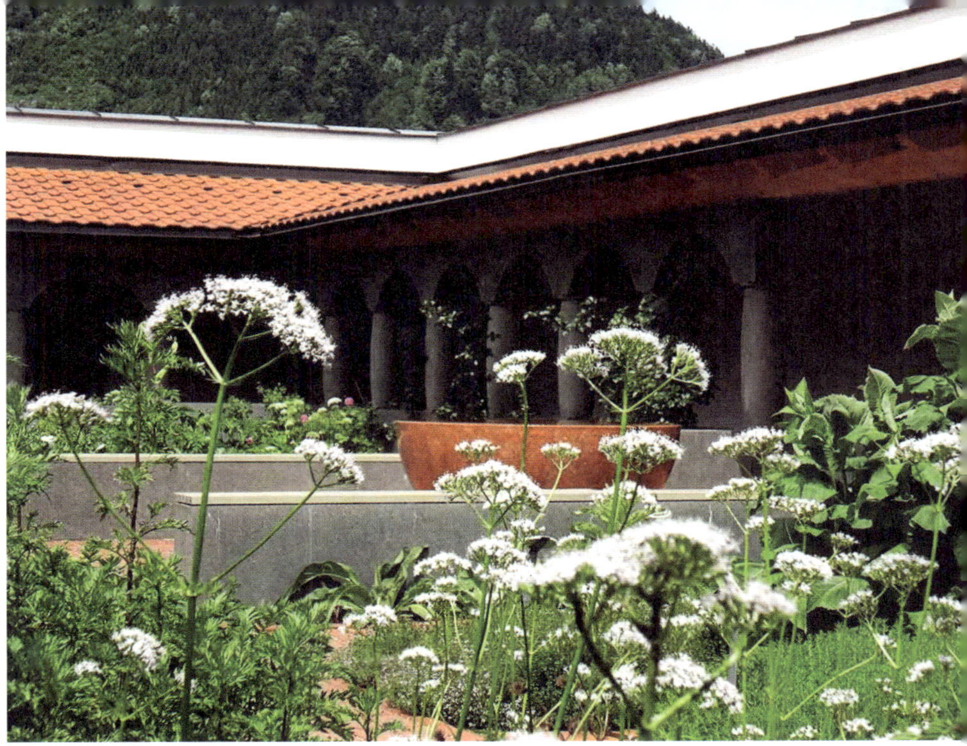

Paradiesgarten im Europakloster Gut Aich

Demut bewahrt vor Selbstgefälligkeit

Zu einer gesunden Lebensordnung gehört auch Demut. Dabei geht es nicht um Unterwürfigkeit oder Buckeln. Zur Demut braucht der Mensch ein starkes Rückgrat und das Vertrauen in seinen Selbstwert. Denn Demut hat zuerst einmal mit Menschwerden zu tun. Das ist unsere lebenslange Aufgabe und Herausforderung.

Es geht um die Fähigkeit und vor allem die Bereitschaft zur Wandlung, zur Veränderung. Durch Demut erkennt der Mensch, dass sein Werk und er selbst nicht perfekt sind. Wer das weiß, tappt nicht in die Falle der Selbstgefälligkeit. Viele Menschen glauben, dass Demut nur beim einfachen Volk notwendig und vorhanden ist und Führungspersönlichkeiten in der Politik, in den Chefetagen der Wirtschaft oder in der Wissenschaft mit starker Hand regieren sollten. Aber Demut, also Menschsein und Menschlichkeit, ist heute bitter notwendig. Demut in sein Leben zu integrieren, ist oft schwierig, weil diese Haltung häufig im Widerspruch zu dem steht, was in unserer heutigen Gesellschaft als Lebensprinzip empfohlen wird, wie etwa eine gesunde Ellbogentaktik. Erst wenn sich Katastrophen ereignen – wie z.B. nach der krachenden Wahlniederlage einer Partei – wird an Werte wie Demut, Mitgefühl und Solidarität appelliert. Ist das Ärgste danach ausgestanden, ist fast alles wieder vergessen.

Fasten verleiht Klarheit

In den vergangenen Jahren wurde Fasten als Wiederherstellung einer gesunden Lebensordnung in verschiedensten Ratgebern immer wieder thematisiert. Es gibt übrigens einen großen Unterschied zwischen Fasten und Hungern oder einer Schlankheitsdiät. Hunger entsteht, wenn dem Körper zu wenig Nahrungsmittel zugeführt werden. Weltweite Organisationen bekämpfen Hungersnöte in den ärmsten Ländern. Dort ist Hunger eine Not, weil es eben zu wenig zu essen gibt. Man kann sich aber auch selber dafür entscheiden zu hungern. Wer in den Hungerstreik geht, für den ist das oft das letzte Mittel, auf seine Situation aufmerksam

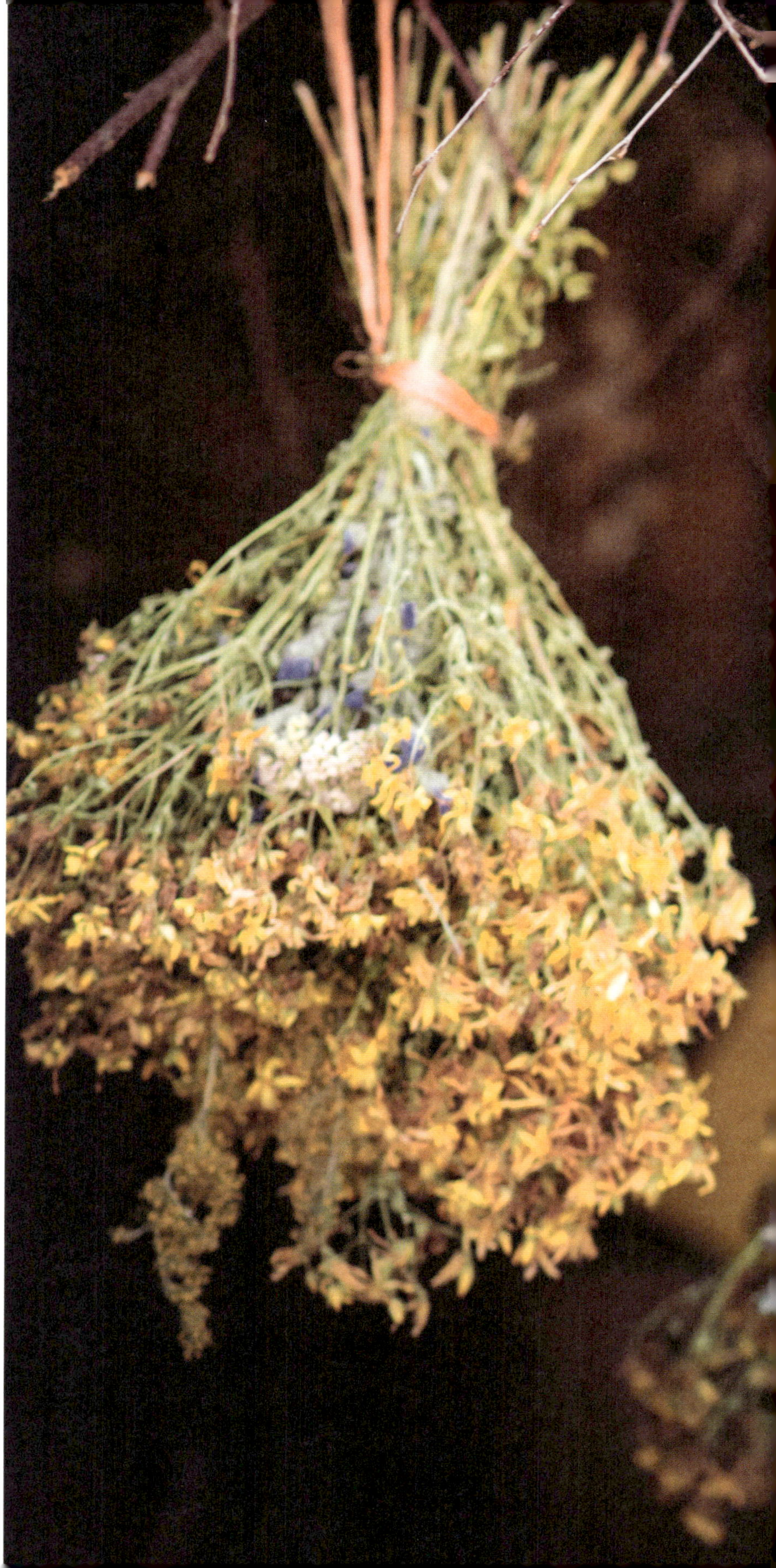

Heilkräuterbüschel, die zum Trocknen an einem warmen, luftigen Platz, aber nicht in der Sonne, aufgehängt werden

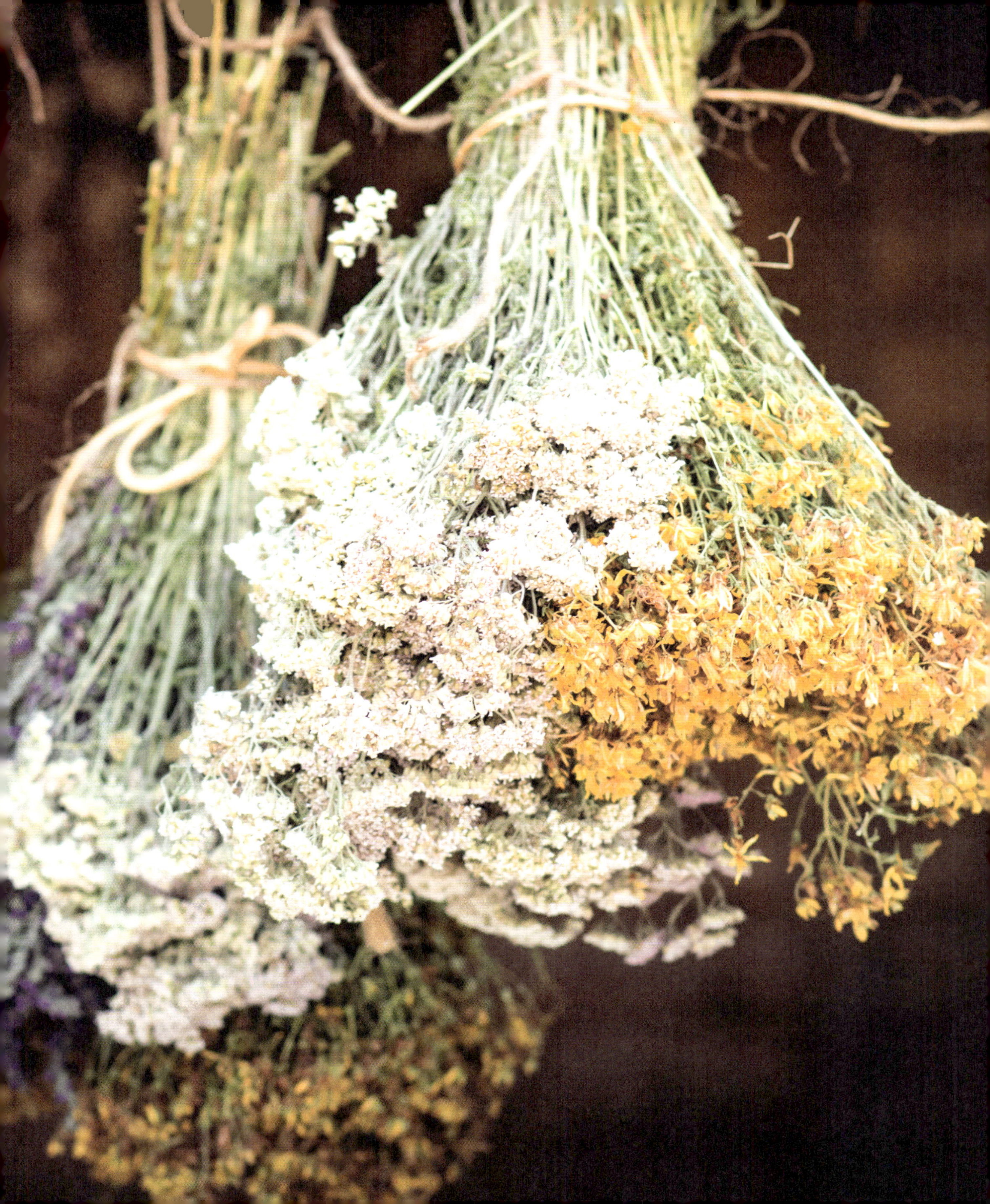

zu machen. Es gibt unzählige Schlankheitskuren, die den Menschen schon nach wenigen Monaten ihr Idealgewicht versprechen. Mit Spritzen, Pillen, Säften oder Breien werden die überlebensnotwen digen Nährstoffe zugeführt, ansonsten heißt es, freiwillig zu hungern. Nach der Kur steigen die meisten Menschen wieder auf ihre gewohnte Kost um. Der bekannte Jo-Jo-Effekt lässt 80 Prozent wieder zunehmen.

Das echte Fasten spielt in allen großen Weltreligionen eine Rolle. Das gilt für das Judentum, den Islam, den Buddhismus und den Hinduismus genauso wie für das Christentum. Beim Fasten geht es um eine vernünftige Lebensgestaltung. Sie beruht auf der Überzeugung, dass Reduktion die Voraussetzung für Gewinn ist. Wir haben die benediktinische Regel des »Weniger ist mehr« bereits kennengelernt. Durch das Fasten werden Entwicklungs- und Reifungsschritte ermöglicht, auch ein neuer Beziehungsaufbau zu uns selber. Wir lernen uns selber besser kennen. Wer fastet, gewinnt Freiraum, Klarheit.

Dabei sollte es keineswegs nur ums Essen gehen. Fasten kann man auf viele Bereiche des Lebens verlagern. So könnte man für eine selbst bestimmte Zeit den Umgang mit dem Smartphone verringern, den Fernseh-Konsum einschränken oder auf das zweite oder dritte Glaserl Wein verzichten, vor allem dann, wenn das erste schon ein halber Liter ist. Damit werden die gleichen Effekte erzielt.

Der heilige Benedikt empfahl seinen Mönchen, nicht nur 40 Tage vor Ostern zu fasten, sondern in jeder Woche des Jahres einen sogenannten Regularfastentag einzulegen. Die Wissenschaft hat jetzt herausgefunden, dass bereits ein Fastentag pro Woche den Stoffwechsel verbessert und das Risiko für verschiedene Krankheiten senkt.

Dass Fasten dem Menschen guttut, hat der heilige Benedikt schon vor 1500 Jahren gewusst. Die Wissenschaft kommt jetzt erst drauf und legitimiert viele alte Regeln.

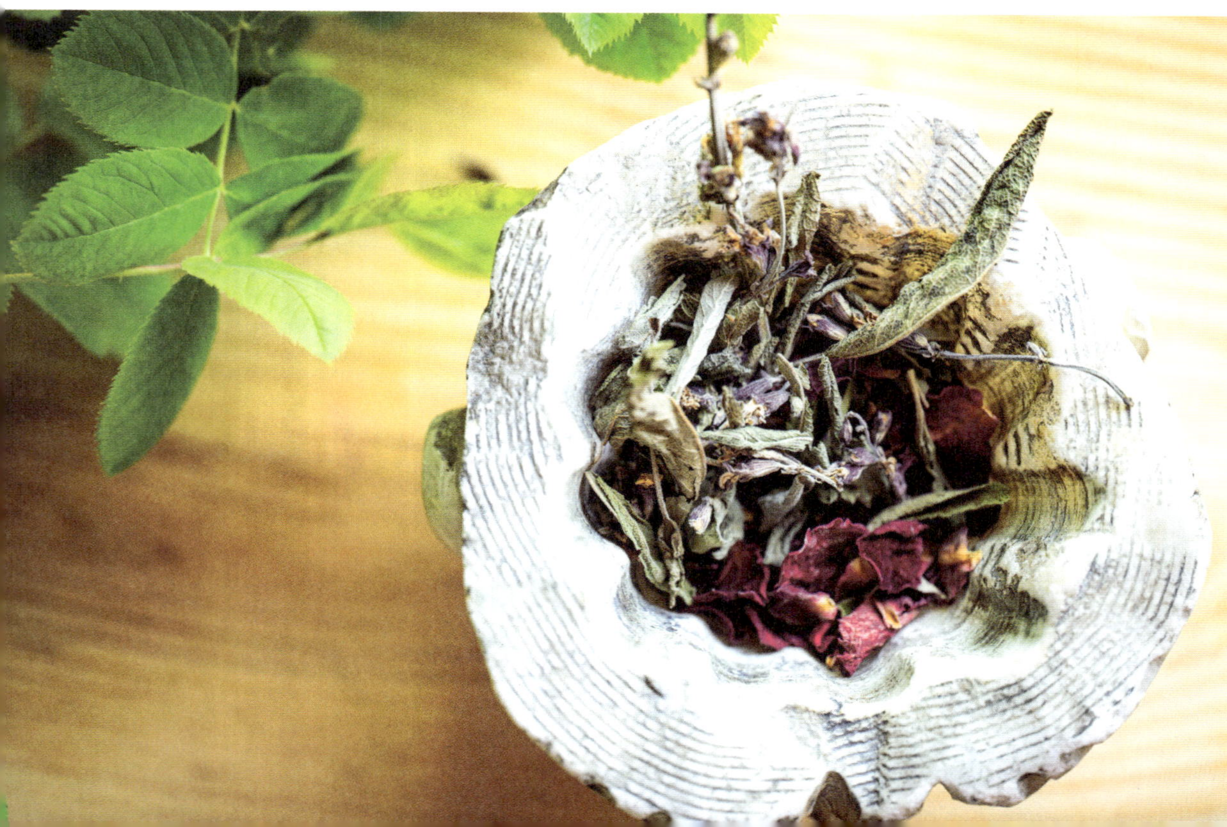

Heilkräuter-Teemischung

Tibetische Medizin

Vielleicht ist der Zeitpunkt gekommen, um etwas über den Tellerrand hinauszublicken. Wie wird in der Tibetischen Medizin geheilt – auch sie ist eine »Klosterheilkunde«. Welche Traditionen gibt es dort?

Um einen Blick zu erhaschen, haben wir Geshe Tenzin Dhargye interviewt. Er ist Mitgründer, Leiter und Hauptlehrer des Tibet-Zentrums in Knappenberg, das er im Auftrag von Seiner Heiligkeit dem 14ten Dalai Lama in Österreich aufgebaut hat. Geshe ist ein Experte in den traditionellen Wissensgebieten Tibets (Rigne) wie Logik, buddhistische Philosophie, Traditionelle Tibetische Medizin und Geschichte. Durch seine langjährige Erfahrung als Lehrer im Westen, vor allem in Österreich, hat Geshe ein tiefes Verständnis der westlichen Kultur gewonnen und ist bekannt dafür, komplexe Themen einfach und direkt erklären zu können.

Was ist der Unterschied zwischen unserer wissenschaftlich fundierten westlichen Medizin und der Tibetischen Medizin?

Historisch gesehen, ist es natürlich etwas völlig anderes, auch bei den Behandlungsmethoden und der Diagnose. Aber es gibt vor allem einen großen Unterschied: Die Heilung basiert auf der natürlichen Heilung, nicht auf chemischen Substanzen, sondern auf natürlichen.

Das heißt, Sie verwenden für die Diagnose nie ein CT, Röntgenaufnahmen oder Ähnliches?

Nein, wir verwenden eine Urinanalyse. Wir untersuchen den Urin, aber wir machen das nicht auf die gleiche Weise, wie es die westliche Medizin verwendet. Wir benutzen den Urin zur Kontrolle. Andere wichtige Diagnosemethoden in der Tibetischen Medizin sind die Pulsdiagnose, die Zungendiagnostik und die Befragung, das Gespräch mit dem Patienten, um zu sehen, wie er sich fühlt, wie seine Krankheit angefangen hat.

Denken Sie es gibt einen großen Unterschied zwischen der Traditionellen Chinesischen Medizin und der Tibetischen Medizin?

Ich denke, den gibt es. Obwohl es Ähnlichkeiten gibt, gibt es auch Unterschiede. Die Tibetische Medizin basiert einerseits auf traditionellen Heilmethoden. Diese wurden von vielen Generationen weiterentwickelt. Das ist heute die eine Basis. In der Anfangszeit organisierte der König von Tibet eine Konferenz über die Traditionelle Tibetische Medizin, zu der Menschen aus China und Indien kamen, die sich mit Aryurveda und TCM beschäftigten. Zur gleichen Zeit heiratete der König eine chinesische Prinzessin und übernahm einige Teile von der TCM für die Tibetische Medizin. Das bedeutet, dass wir ein wenig von hier und ein wenig von dort übernommen und einige eigene Prinzipien entwickelt haben. Es ist also ein ganz anderes System. Obwohl es einige Ähnlichkeiten gibt. Nicht nur mit dem chinesischen, sondern auch mit dem ayurvedischen System in Indien oder mit einigen anderen Systemen in Indien.

Liegt der Unterschied zwischen der Traditionellen Chinesischen Medizin und der Tibetischen Medizin in der Diagnose oder in der Therapie?

Man könnte sagen, die Basis ist ein eigenes System. Vielleicht auch mehr in Bezug auf die Herangehensweise, die dahintersteht; sie basiert auf dem sogenannten *rgyud bzhi*, den vier Tantras der Tibetischen Medizin. Man könnte sagen, die Hauptquelle ist eine andere.

In der Erklärung und Methode der Tibetischen Medizin ist alles mit dem geistigen Bewusstsein verbunden, insbesondere mit den *dug gsum*. Die *dug gsum* sind die drei Hauptgifte im Geist: die Begierde, der Hass und die Unwissenheit. Man nennt sie auch die entfernten Ursachen der Krankheiten und von diesen kommen die drei nahen Ursachen: *rlung*, *mkhris pa* und *bad kan*. Alle Krankheiten haben ihre Quelle also im Geist.

Das bedeutet, dass man, wenn man glücklich ist, nie eine Krankheit bekommt?

Das bedeutet es nicht. Es bedeutet, dass es immer hilfreich ist, wenn man sich in einem guten Geisteszustand befindet. Aber es ist schwierig, dass jemand jeden Tag glücklich ist. Das beruht hauptsächlich auf den inneren Ursachen und auf den äußeren. Kausalität gilt nicht nur für die körperliche, sondern auch für die geistige Ebene. Ein großer Unterschied zur TCM. Und auch die Details sind recht unterschiedlich. Aber manchmal kann man selbst hier Ähnlichkeiten finden. Somit können wir sagen, dass die Ärzte, die Chinesische Medizin studieren, nicht dasselbe Wissen wie tibetische Ärzte haben.

Wie sind Sie dazu gekommen, sich in Tibetischer Medizin ausbilden zu lassen? Mussten Sie viele Jahre lang studieren?

Ja, in Tibet und auch jetzt in der Exilgemeinde haben wir zum Beispiel das »Men Tsee Khang«, das Tibetische Medizinische Institut, das eine der größten Einrichtungen ist. Die Leute müssen dort fünf Jahre lang Theorie studieren. Danach müssen sie einen praktischen Teil absolvieren. Es dauert also rund sechs bis sieben Jahre, bis sie das Studium abgeschlossen haben.

Die Weltgesundheitsorganisation hat Gesundheit als einen guten physischen, psychischen und sozialen Zustand definiert. Spielt der soziale Zustand eine Rolle bei der Diagnose in der Tibetischen Medizin?

Ja, definitiv. Soziale Aktivitäten, soziale Kontakte tragen dazu bei, dass die Psyche glücklicher ist, was sich wiederum auf die körperlichen Probleme positiv auswirkt. Das beruht auf dem abhängigen Entstehen der Phänomene, einer zentraler Einsicht der tibetisch-buddhistischen Philosophie.

Spielt Spiritualität in der Tibetischen Medizin eine wichtige Rolle?

Da gibt es mehrere Aspekte.

Erstens: Wann immer wir etwas Spiritualität nennen, ist es auch mit dem Geist verbunden, einschließlich der Überzeugungen, einschließlich des Geisteszustandes. Sind diese heilsam und positiv, dann hilft das, unsere körperliche Gesundheit zu erhalten.

Zweitens: Es gibt auch Krankheitsursachen, von denen wir sagen, dass sie nicht nur in uns existieren wie negative Energien. Sie können unserer Gesundheit, unserem Körper und unserem Geist schaden. Und diese Dinge können nur durch die Unterstützung der spirituellen Praxis geheilt werden. Wenn es zum Beispiel diese Art von Einflüssen gibt, würden wir Lamas beziehungsweise spirituelle Meister in den Heilungsprozess miteinbeziehen.

Drittens: Ein weiterer Aspekt ist auch der Heiler selbst. Die meisten tibetischen Ärzte haben eine spirituelle Praxis, was den Heilungsprozess des Patienten positiv beeinflusst.

Was bedeutet »spirituelle Praxis«?

Das ist eine buddhistische spirituelle Praxis, die den gesunden Menschenverstand, Liebe, Mitgefühl und Ethik umfasst. Alles Dinge, die den Geist des Heilers transformieren, und dann werden die Heilung und die Interaktion mit dem Patienten besser und effektiver.

Die vierte Möglichkeit ist, dass wir in unserer Kultur die Mönche bitten, Gebete zu sprechen, wie den Medizin-Buddha. Das ist eine buddhistische Praxis, sie hilft, den Patienten besser oder schneller zu heilen.

Auch in der westlichen Medizin wurde eine Studie dazu veröffentlicht: Es wurde eine Gruppe nach einem Herzinfarkt verglichen. In der Gruppe, in welcher der Patient wusste, dass jemand für ihn betet, bekamen weniger Personen Re-Infarkte als in der anderen Gruppe. Glauben Sie, dass das Gebet heilen kann?

Ja, das kann es. Das Gebet kann keine 100-prozentige Heilungsgarantie sein, aber es ist ein wichti-

»Wann immer wir etwas Spiritualität nennen, ist es auch mit dem Geist verbunden, einschließlich der Überzeugungen, einschließlich des Geisteszustands.«

ges Element des Heilungsprozesses. Es hat das Potenzial, wirklich zu helfen.

Wenn der Patient weiß, dass jemand für ihn betet, weiß er, dass das hilft. Aber würde es auch helfen, wenn der Patient nicht wüsste, dass jemand für ihn betet?

Das kommt darauf an. Wir nennen es innere Verbundenheit. Auch das ist ein sehr komplexes Thema. Es gibt viele verschiedene Arten von inneren Verbindungen. Zum Beispiel die Verbindung von Mutter und Kind. Im Allgemeinen gibt es besondere innere Verbindungen, wir nennen sie »karmische Verbindungen«, deshalb wird man Mutter, wird Tochter oder Sohn. Und durch diese Verbindungen hilft das Gebet manchmal, obwohl jemand nicht weiß, dass jemand betet. Es gibt noch viele andere Arten. Es ist ziemlich komplex. Es kann helfen, wenn es eine starke innere Verbindung gibt. Gibt es diese starke innere Verbindung nicht, wird das Gebet nicht helfen, selbst wenn Buddha für jemanden betet.

Die Tibetische Medizin ist eine sehr alte Medizin. Hat sie sich im Laufe der Jahre verändert oder ist sie noch dieselbe wie vor 1000 Jahren?

Das grundlegende Lehrbuch wurde über sechs Jahrhunderte hinweg entwickelt, seit der Zeit des Königs Songtsen Gampo. Während dieser Zeit wurde es immer weiterentwickelt. Vor allem im 7., 8., 9. und nochmals im 10. und 12. Jahrhundert gab es viele Neuerungen. Dieser Grundlagentext ist seit dem 12. Jahrhundert erhalten geblieben. Danach gibt es viele Kommentare von verschiedenen Experten. Jeder schreibt seine eigene Erfahrung, seine eigenen Ergebnisse auf. Diese Kommentare schließen die moderne Zeit mit ein. Es ist nicht wie in der modernen Naturwissenschaft, wo alles akribisch aufgezeichnet und jede Neuerung genau geprüft wird. Die Traditionelle Tibetische Medizin ist aber auch eine Wissenschaft, weil wir das Potenzial in der Natur verwenden. Dieses Wissen wurden über Generationen hinweg von einem Arzt zum nächsten weitergegeben und durch ihr Erfahrungswissen angereichert und weiterentwickelt. Wir haben nicht den westlichen wissenschaftlichen Weg entwickelt. In der tibetischen medizinischen Tradition gibt es nicht die gleichen wissenschaftlichen Methoden oder verschiedene Forscher und Gruppen, die sich gebildet haben. Es gibt auch nicht so viel Geld für die Forschung, wie es einige der größeren Unternehmen haben, wenn sie neue Medikamente entwickeln wollen, wie im Westen. In dieser Hinsicht ist es natürlich anders. Aber es gibt eine wissenschaftliche Herangehensweise an die zugrundeliegenden Ursachen und Bedingungen. So gesehen ist es auch wissenschaftlich.

Aber in der Tibetischen Medizin verwendet man nur Kräuter für die Behandlung? Nur die Natur, keine andere Medizin?

Prinzipiell sagen die Tantras der Tibetischen Medizin, dass alle natürlichen Substanzen Heilkraft besitzen. Das sind neben pflanzlichen Substanzen, auch Mineralien, Erden und tierische Produkte. Aber alles basiert auf der Natur oder kommt aus der Natur.

Sie verwenden also keine chemischen Substanzen?

Nein.

Ein Beispiel: Wenn ein Patient eine bestimmte Krankheit, z. B. Prostatakrebs, hat, wie diagnostizieren Sie diese dann?

In der Tibetischen Medizin wird eine Krankheit wie Prostatabeschwerden oder Krebs nicht auf westliche Art und Weise festgestellt, sondern es geht mehr um die grundlegenden Ursachen und Bedingungen. Wenn Sie Prostataprobleme haben, fragen wir, was wirklich in Ihrem Körper los ist und was es verursacht hat. Es geht sehr stark um die Grundursache und die Bedingungen. Und wenn man die Ursache und die Bedingungen än-

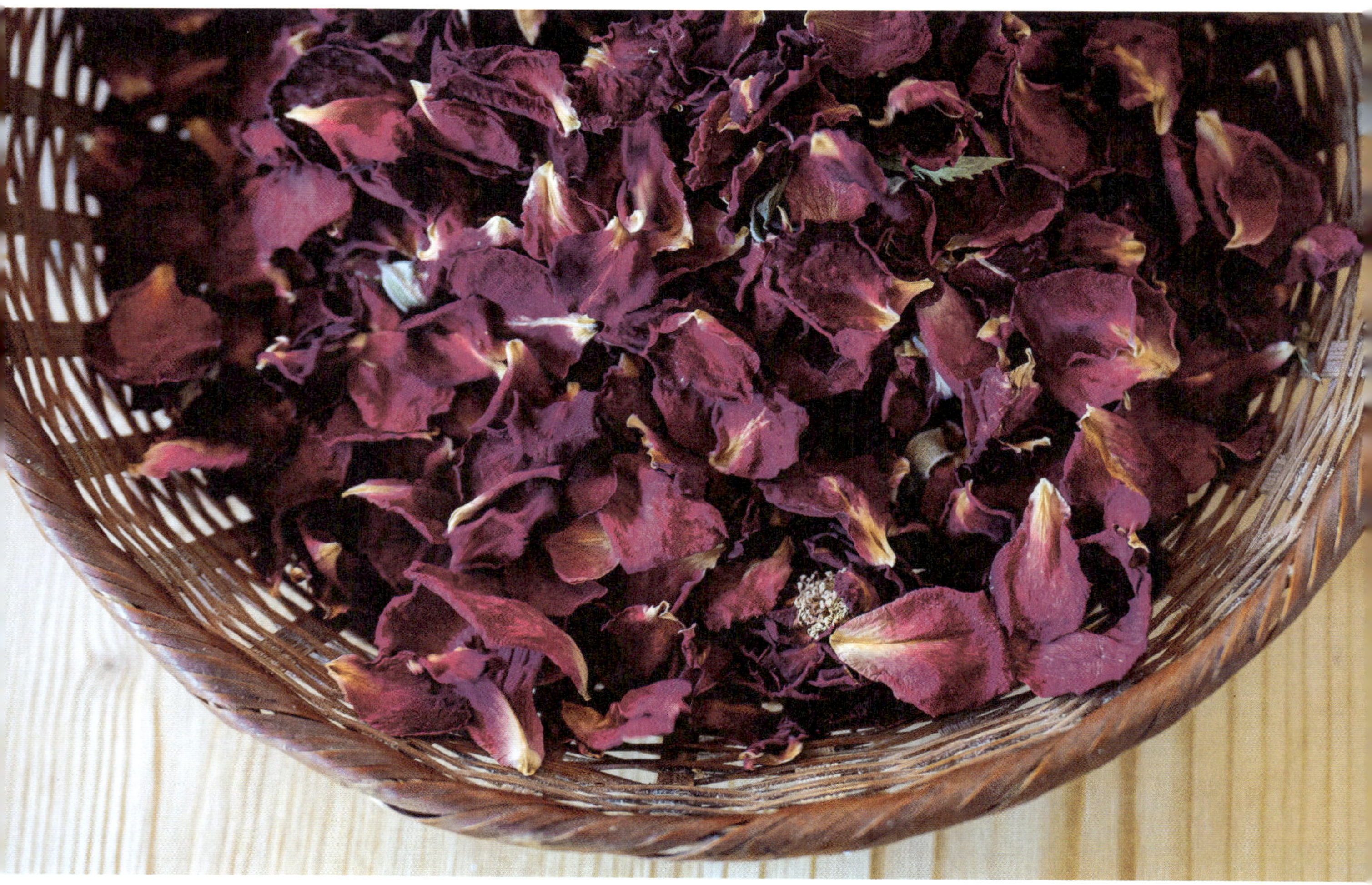

Rosenblätter aus dem Paradiesgarten

dern kann, hilft das bei der Heilung. Aber die Heilung ist nicht nur vorübergehend, sie kann auch dauerhaft sein. Und deshalb besteht die Heilungsmethode nicht nur aus der Einnahme von Medikamenten, sondern auch aus der Ernährung, dem Verhalten und dem Lebensstil, die sehr wichtig sind.

Was meinen Sie mit Ernährung?
Diät.

Welche Art von Diät zum Beispiel?
Jeder unserer Gesundheitszustände entsteht durch die Ursache und den Zustand dessen, was Sie essen und trinken, was in Ihren Körper gelangt. Auch mit dem Geistigen und Spirituellen gibt es einige Zusammenhänge und auch die Jahreszeiten oder das Wetter spielen eine Rolle. Aber das Essen ist das Wichtigste.

Wenn der Patient – bleiben wir beim Beispiel Prostatakrebs – leidet, können wir in der westlichen Medizin den Patienten auch operieren. Spielt die Chirurgie in Ihrer Tibetischen Medizin eine Rolle?
Wir haben in der Vergangenheit Operationen durchgeführt, aber das waren sehr harte, schmerzhafte Operationen, weil es keine Anästhesie gab. Wir haben es nie geschafft, das Herz, die Leber, die Prostata oder was auch immer zu operieren. Ich denke auch, dass wir etwas von der westlichen Methode brauchen, weil nicht wirklich alles von unserer Medizin abgedeckt wird. Aber wenn Sie sich im ersten Stadium des Prostatakrebses befinden, die Ursache und die Umstände kennen und beginnen, etwas zu ändern, könnte es auch möglich sein, Sie dadurch zu heilen.

Bedeutet das, dass ihr, wenn der Patient sich in einem späteren Stadium von Prostatakrebs befindet, ihm dennoch eine Operation durch die westliche Medizin empfehlt?
Ja.

Heißt das, es gibt eine Kooperation zwischen der Tibetischen und der westlichen Medizin?
Kooperation in der Hinsicht, dass wir es dem Patienten empfehlen. Die Patienten können wählen, ob sie es in Anspruch nehmen möchten. In Indien haben wir große Krankenhäuser, da können Sie überall hingehen. Bei manchen Krebsarten, vor allem im ersten Stadium, geben wir Medikamente, die helfen könnten, sie könnten eine Veränderung bringen. Aber wir haben keine vergleichbare Medizin. Wir können nicht sagen, dieses Medikament ist für Prostataprobleme, dieses ist für Herzprobleme – so eine Differenzierung haben wir nicht. Und es hängt ganz von den Fähigkeiten des Arztes ab, ob er die Ursache und die Umstände wirklich herausfinden kann, und wenn er das schafft, kommt es definitiv zu einer Heilung.

Wir haben sozusagen nicht das eine Mittel gegen Kopfschmerzen. Daher können wir es auch nicht geben, sondern wir empfehlen die Kombinationen verschiedener Kräuter oder manchmal auch Diät und Bewegung, einschließlich Mineralwasser, sowie den Besuch von Thermalbädern, Heilbädern. Wenn man all das kombiniert, ergibt sich eine gute Möglichkeit zur Heilung.

Wenn die Patienten diese Empfehlungen konsequent jeden Tag umsetzen, können sie geheilt werden und aus der schlimmen Krankheit herauskommen. Wenn zum Beispiel jemand *bad kan smug po* hat, man könnte es als Magenkrebs übersetzen, besteht die Behandlung aus dem Trinken bestimmter Mineralwässer und der Einnahme bestimmter Kräutermedikamente, die dabei helfen, diesen Krebs zu beseitigen, wenn er früh genug entdeckt wurde.

Wenn der Patient an Krebs leidet, können in der westlichen Medizin mittlerweile viele Krebsarten geheilt werden, denn wir haben dieses neue Medikament, mit dem man viele Krebsarten heilen kann. Wie behandeln Sie den Patienten, wenn er sich in einem späteren Stadium der Krebserkrankung befindet oder wenn Sie keinen Erfolg haben? Empfehlen Sie dann eine Chemotherapie oder eine neue Art der Therapie, die Ihnen zur Verfügung steht?

Es kommt auf den Einzelfall an. Wenn es keine Heilung in der Tibetischen Medizin gibt, empfehlen wir, zu einem anderen System zu wechseln und es dort zu versuchen. Und manchmal wissen die Patienten, dass es Hoffnung und eine Möglichkeit zur Heilung gibt, und versuchen es mit der Traditionellen Tibetischen Medizin

Wenn ein Patient nicht glaubt, keinen Glauben hat, kann er dann nicht geheilt werden?

Nein, das bedeutet es nicht. Die Tibetische Medizin basiert auf der Kausalität.

Grundsätzlich muss die Krankheit im Körper mit dem Potenzial geheilt werden, das die Natur gegen diese Krankheit bietet. Das ist die Hauptsache. Sofern eine Krankheit nicht vollständig auf einem bösen Geist beruht, was in der westlichen Medizin abgelehnt wird.

Wir haben viel Erfahrung mit solchen Fällen und verwenden hier ausschließlich spirituelle Methoden. Aber im Allgemeinen basiert die Heilung der Störung des Körpers auf der Medizin, der Ernährung und in manchen Fällen spiritueller Praxis. Es kommt auf den Einzellfall an. Wenn jemand spirituell nicht glaubt, er beispielsweise eine Wunde hat und wir haben eine Substanz, die das Potenzial hat, sie zu heilen, dann heilt sie und es wird keinen spirituellen Glauben oder Gebete brauchen.

Wir sagen also nicht, dass man ohne Glauben niemals heilen kann. Es gibt Fälle, bei denen man spirituellen Glauben braucht, und andere, bei denen man ihn nicht braucht. Wenn Sie sich einer Operation unterzogen haben, hängt die Zeitspanne für den Heilungsprozess zwar von Ihrem Alter ab. Wenn Sie aber glücklich sind, mehr soziale Kontakte und spirituelle Gebete haben, können Sie viel schneller und besser geheilt werden.

Wer bereitet die Kräuter oder Stoffe zu? Sie haben keine Industrie, oder?

Wir haben keine große Industrie. Wir haben nichts, was die Medikamente dominiert. Aber wir haben das Tibetische Medizinische Institut, das über eine eigene Fabrik verfügt, in der die Medikamente hergestellt werden. Es gibt auch private Ärzte, die Medikamente herstellen. Davon gibt es in Tibet viele. Aber in Tibet versucht China, sie alle zu kontrollieren. Das ist der große Unterschied zwischen der Chinesischen Medizin und der Tibetischen Medizin, den ich vergessen habe zu erwähnen: Die Chinesische Medizin basiert mehr auf den einzelnen Kräutern. Hier verkauft die Pharmaindustrie die einzelnen Kräuter und empfiehlt, ein Dekokt zuzubereiten und zu trinken. In der tibetischen Medizin gibt es Medikamente mit 10, 20, 35 Substanzen, die hergestellt werden. Ein weiterer Unterschied liegt somit in den Präparaten selbst. Ein pharmakologisches Unternehmen, das sich auf die TCM spezialisiert hat, könnte in diesem Sinn keine Tibetische Medizin herstellen.

Wenn ein Patient beispielsweise starke Schmerzen hat, greifen wir auf Opioide zurück. Welche Substanz verwenden Sie zur Schmerzlinderung?

Wir haben diese Schmerzmittel nicht.

Was empfehlen Sie den Patienten bei starken Schmerzen?

Dann sagen wir ihnen, sie sollen westliche Schmerzmittel nehmen. Ich selbst nehme, wenn ich Kopfschmerzen habe, nicht gern Schmerzmittel. Ich mache Sport. Ich meditiere und dann gehen die Schmerzen vielleicht weg oder ich wende andere natürliche Methoden an. Und wenn das alles nicht hilft, nehme ich das Schmerzmittel, das Risiken auf Nebenwirkungen birgt. Tibetische Methoden haben nur sehr wenige Nebenwirkungen, mehr oder weniger kann man sagen, dass unsere Medikamente gar keine Nebenwirkungen haben. Natürlich hat jedes Material, jede Substanz ihre eigene Kraft und kann manchmal bestimmte Wirkungen hervorrufen. Kleine Nebenwirkungen können schon auftreten, die stellen aber kein großes Problem dar.

Ist Ihrer persönlichen Meinung nach die Tibetische Medizin weltweit anerkannt oder gilt sie nur für eine kleine Gruppe?
In China wird sie gut angenommen. Die chinesische Regierung unterstützt die TTM wirklich. In Indien ist es frei. Wir machen, was wir wollen. Tibetische Medizin ist bekannt, nicht nur in der Gruppe der Exil-Tibeter, sondern auch darüber hinaus. Wenn Inder von der westlichen Medizin und den Ärzten keine Hoffnung mehr haben, kommen sie zu uns. Dann können wir einige von ihnen auch heilen. Der Westen – Europa und Amerika – wird von der westlichen Medizinindustrie dominiert, aber vielen Menschen im Westen ist die Tibetische Medizin recht gut bekannt. Offiziell ist es jedoch sehr eingeschränkt und wir dürfen in Österreich keine Tibetische Medizin verwenden. In der Vergangenheit konnten einige Medikamente aus Indien als Nahrungsergänzungsmittel importiert und verkauft werden. Diese Nahrungsergänzungsmittel konnten legal in einige europäische Länder importiert werden.

Wenn ein Patient zu Ihnen kommt und Sie ihn mit Ihrem Medikament heilen können, können Sie es dann anbieten?
Offiziell ist es in Europa schwierig. Nur um klarzustellen: Das Tibetzentrum ist eine Bildungseinrichtung, wir behandeln die Patienten nicht wirklich. Wir bringen unseren Teilnehmern tibetische Therapien wie Moxabustion, Kunye Massage u. ä. bei. Wir hatten auch viele westliche Ärzte als Studenten, sodass viele Kliniken in Österreich unsere Methoden anwenden, eben ohne die tibetischen Medikamente. Tibetische Medikamente sind derzeit nach europäischem Recht nicht erlaubt. Manches davon können wir verstehen, weil es gereinigtes Quecksilber enthält. Das gereinigte Quecksilber ist zwar nicht mehr giftig, aber bei wissenschaftlichen Untersuchungen werden immer noch Spuren von Quecksilber gefunden. Deshalb ist es nicht er-

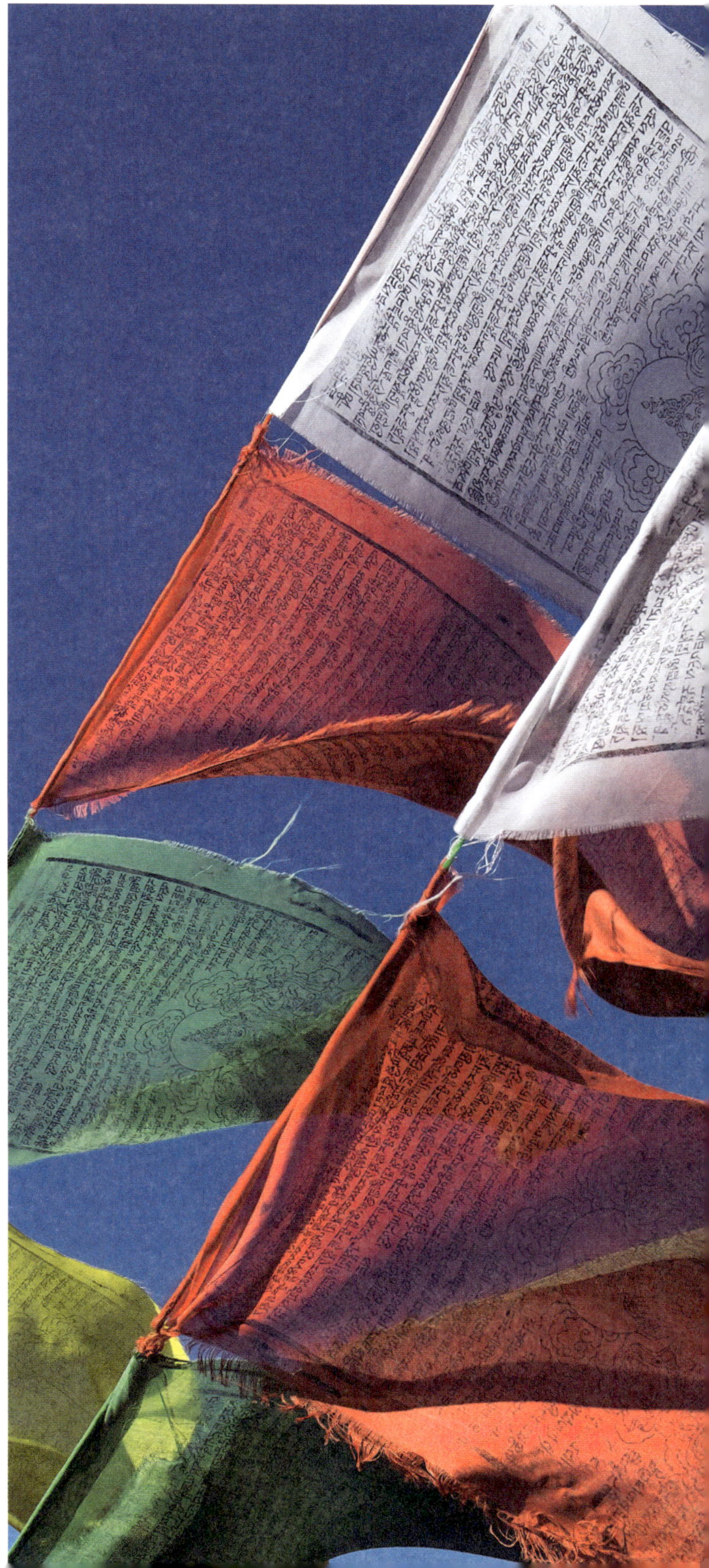

laubt. Ich nehme dieses gereinigte Quecksilber mein ganzes Leben lang, ich habe kein Problem. Ich darf mir etwas davon besorgen und es für mich selbst verwenden, aber öffentlich darf man es nicht verkaufen. Ich denke, dass die Traditionelle Chinesische Medizin zum Beispiel in Österreich besser etabliert ist. Für die TCM ist es leichter, da es sich um einzelne Kräuter handelt und nicht um ein Medikament. Es werden nur die Kräuter verkauft. Solange diese Kräuter importiert und verwendet werden dürfen, gibt es keine Probleme. Ein Arzt, der das tibetische Wissen hat, kann die Empfehlung geben, die chinesischen Kräuter zu kaufen und zu trinken. Denn es gibt einige Gemeinsamkeiten und mit einzelnen Kräutern ist es viel einfacher.

In der tibetischen Medizin enthält eine Pille, wie ich schon sagte, zum Beispiel 10, 20, 35 Substanzen, und wenn eine Substanz enthalten ist, die hier nicht erlaubt ist, kann man nichts weiter machen. In der Chinesischen Medizin kann man die Medikamente ganz einfach unter dem Namen »Kräuter« importieren.

Aber ich glaube, es gibt zum Beispiel eine Apotheke, die ...

... ja, es gibt einen Hersteller in der Schweiz mit dem Namen Padma. Und die stellen die verschiedenen tibetischen Arzneimittel her, aber nicht alle. Wir haben Hunderte Medikamente. Sie können nur wenige davon produzieren, etwa eine Handvoll verschiedener Sorten. Ich war schon dort, ich kenne den Manager dieser Fabrik. Sie müssen alle Präparate ohne das vorgesehene gereinigte Quecksilber herstellen. Es gibt einige europäische Gesetze, die das, was wir als gereinigte Substanz verwenden, nicht erlauben. Daher sind diese Medikamente ohne all das, damit man diese auch in Österreich verkaufen darf. Wir verwenden es auch, aber es gibt nur sehr wenige davon. Die Firma heißt Padma und produziert etwa zehn Medikamente und sie sind immer noch sehr wirksam. Sie könnten sogar noch effektiver sein, wenn sie genau das verwenden dürften, was wir als Substanzen verwenden, aber das ist nicht erlaubt.

Derzeit gibt es einige Forschungsarbeiten zu gereinigtem Quecksilber. Es gibt Wissenschaftler, insbesondere aus Israel, die mit dem »Men Tsee Khang Institut« zusammenarbeiten. Es gibt wissenschaftliche Untersuchungen, die sich auf die Forschung zu Vollkonzentraten stützen und denen zufolge dieses gereinigte Quecksilber dem Körper überhaupt nicht schadet, aber das kann trotzdem nicht in die europäische Gesetzgebung integriert werden. Meiner Meinung nach handelt es sich hier um ein von der Wirtschaft dominiertes System. Sie wollen es einfach nicht. Das ist der Grund. Aber um auf den Punkt zurückzukommen: Ja, es gibt einige tibetische Medikamente, die in mancher Apotheke in Österreich erhältlich sind. Diese werden aber nicht als »Medikamente« geführt, sondern als »Nahrungsergänzungsmittel«. Wir können sie in mehreren europäischen Ländern, einschließlich Österreich, verwenden. Sie können es in Apotheken kaufen. Es ist sehr hilfreich.

Spielt Cannabis in Ihrer Medizin eine Rolle?

Nein. Deshalb haben wir vielleicht auch keine Schmerzmittel. Wir haben diese Substanz wahrscheinlich noch nie verwendet. Es gibt Hunderte anderer Substanzen, aber wir haben Cannabis, soweit ich weiß, nie verwendet.

Was empfehlen Sie jungen Menschen, wie sollten sie leben, um lange gesund zu bleiben?

Natürlich sind aus Sicht der Tibetischen Medizin und der tibetischen Kultur Ernährung und Lebensweise sehr wichtig, wenn es darum geht, die Ursachen von Krankheiten zu unterbinden. Außerdem ist es sehr wichtig, den Geist zu trainieren, einschließlich regelmäßiger Meditation. Was man Geistestraining nennt, ist die Entwicklung der sogenannten Ethischen Disziplin. Diese Ethik hilft uns, unsere Impulse zu kontrollieren. Mithilfe ethischer Disziplin können wir das Heilsame kultivie-

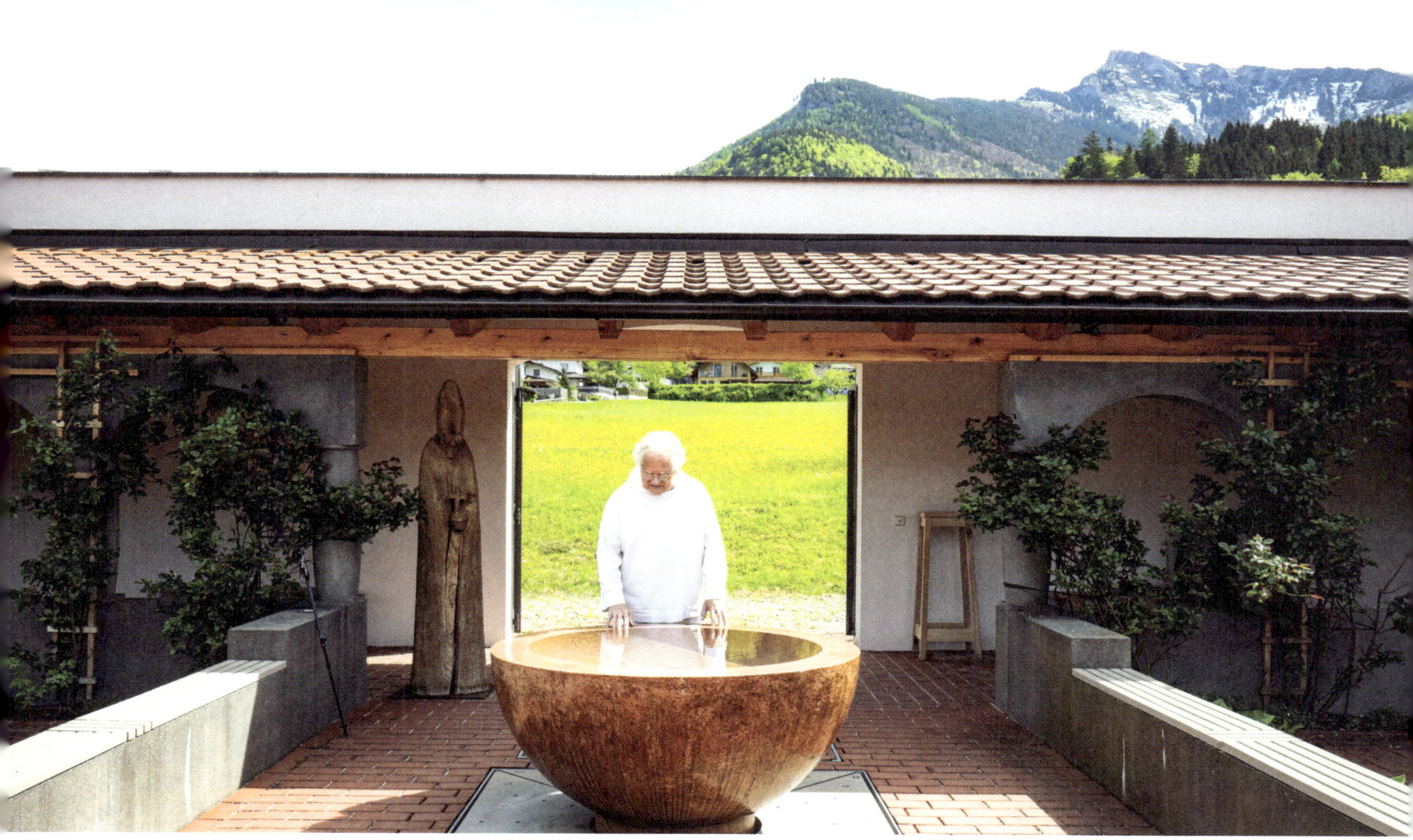

Paradiesgarten mit Brunnen im Europakloster Gut Aich

ren und das Unheilsame überwinden. Einfacher gesagt, wir können das in uns stärken, was uns selbst und anderen nützt und das verringern, was uns selbst und anderen schadet. Das hilft auch dabei, gesund zu bleiben und die Ursachen und den Zustand der Krankheit zu beseitigen. Deshalb würde ich Geistestraining und Ethik empfehlen. Dazu können auch Achtsamkeit, Vergegenwärtigung und Introspektion gehören, damit man immer weiß, was man tut. Achtsamkeit hilft auch, wenn man mit anderen zusammen ist. Selbst wenn Sie Alkohol trinken wollen, wissen Sie, dass Sie ihn in Maßen trinken sollten, sodass er nicht schädlich für Ihre Gesundheit ist – Sie sind achtsam und ethisch und werden sich dementsprechend verhalten. Wenn man etwas tut, ohne die Folgen zu bedenken, wäre das niemals eine wirklich gesunde Handlung.

TIPPS FÜR DEN ALLTAG

- Achten wir auf die Beziehung zu uns selbst und zu anderen. Auch darauf, wie wir unsere Beziehungen pflegen. Und fragen wir uns immer wieder: Was kann ich tun, um mir oder meinen Mitmenschen zu helfen? Je mehr man in die Beziehung zu sich selbst findet, desto gesünder kann man leben.

- Wenn jemand in unserem unmittelbaren Umfeld erkrankt, ist er deswegen kein Aussätziger. Wir dürfen ihn nicht beiseiteschieben und unserem gewohnten Alltag nachgehen. Der Kranke braucht Hilfe. Genauso wie wir es erwarten, wenn wir erkranken, sollten wir ihm helfen und zur Seite stehen, damit er merkt: Hey, da ist jemand, der mir hilft, um wieder gesund zu werden. Das hilft dem Kranken wirklich, seine Selbstheilungskräfte werden dadurch gestärkt.

❦ Früher – auch wenn früher nicht immer alles besser war – erbaten viele Menschen einen Segen oder ließen Dinge segnen. Heute ist dieses alte Ritual so gut wie in Vergessenheit geraten. Aber im Segen wirkt die Kraft Gottes. Eine zusätzliche Kraft, die uns bei unseren Unternehmungen schützen kann. Wer zu den wenigen gehört, die auf den Segen vertrauen, wird oft belächelt. Wir sollten diese Haltung aber trotzdem in unser Leben wieder aufnehmen.

❦ Manchmal ist schon ein Lächeln oder ein Gruß ein großer Segen. Ich sage das als Benediktiner. *Benedicere* heißt »segnen«, etwas Gutes sagen, mit Worten, durch Gesten und Blicke sogar in Gedanken. Und ich wünsche sogar, dass dieses Buch ein Segen ist.

❦ Wir sind nicht das Maß aller Dinge. Unser Werk ist nicht perfekt. Es ist nicht so, dass wir alles richtig machen und die anderen alles falsch. Wir machen auch Fehler. Demut bewahrt uns davor, in Selbstgefälligkeit unterzugehen. Sie macht uns menschlich. Und manchmal hilft uns dabei so eine kleine, wunderbare Pflanze wie das Gänseblümchen.

❦ Bauen wir einen Fasttag in unseren Alltag ein. Oder einen Tag in der Woche, an dem wir nur eine Suppe essen. Das reinigt von innen heraus und gibt unserem Verdauungssystem einmal Zeit sich zu erholen. Fasten muss aber nicht nur auf Essen reduziert werden. Wenn wir etwa in der Fastenzeit nicht rauchen, keinen Alkohol trinken oder weniger mit dem Smartphone spielen, schaffen wir neue Freiräume, die wir mit neuem Leben füllen können.

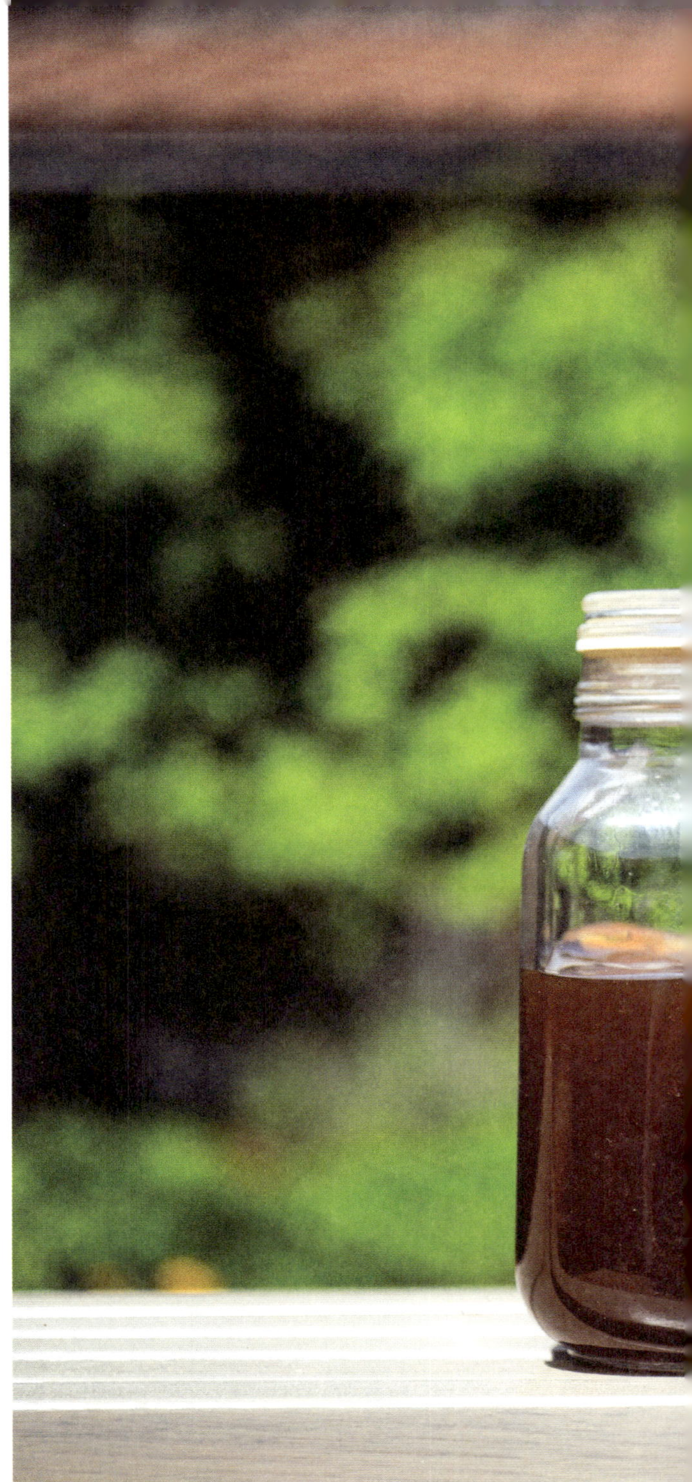

Kräuteransätze in der Manufaktur des Europaklosters Gut Aich

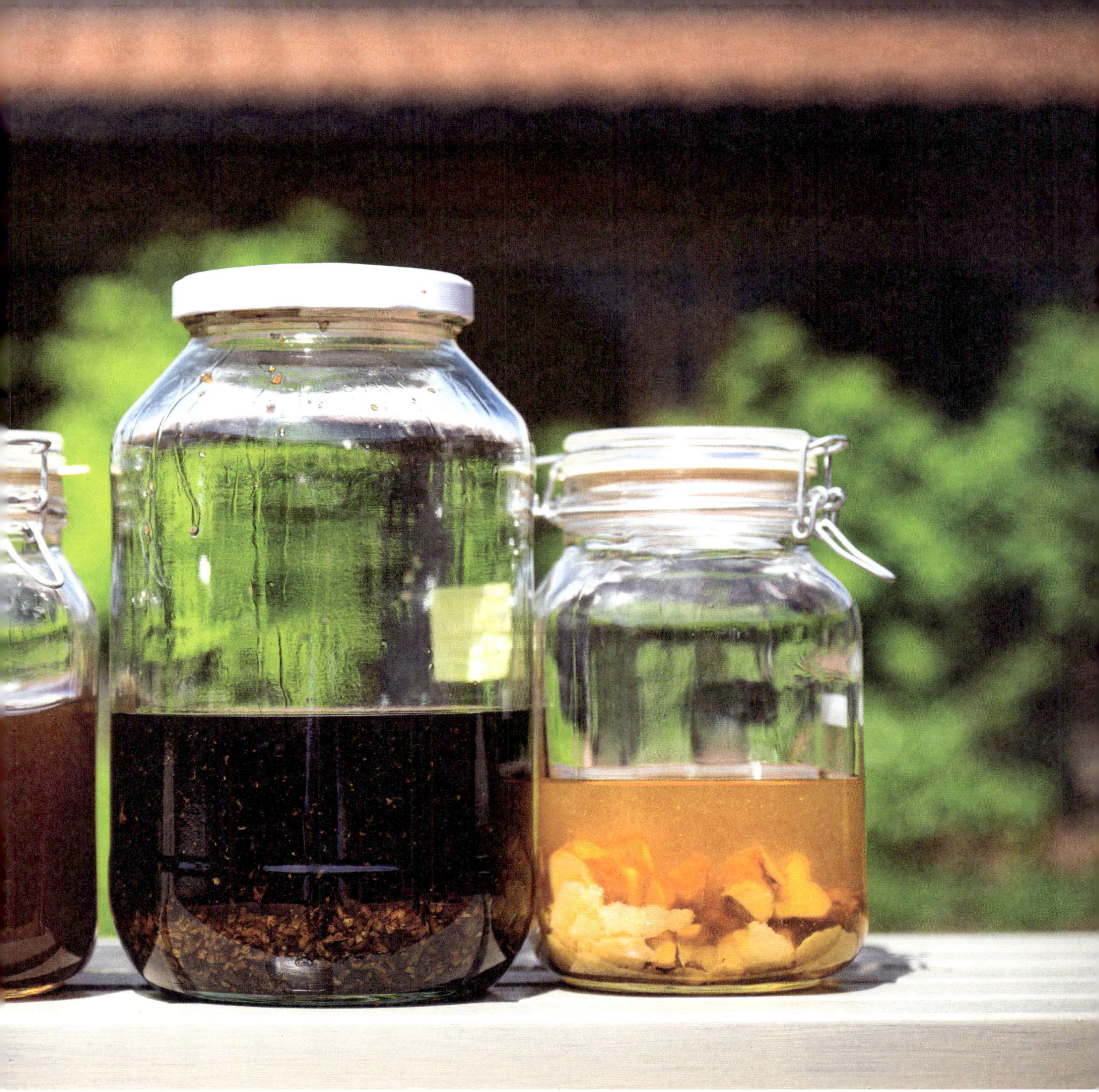

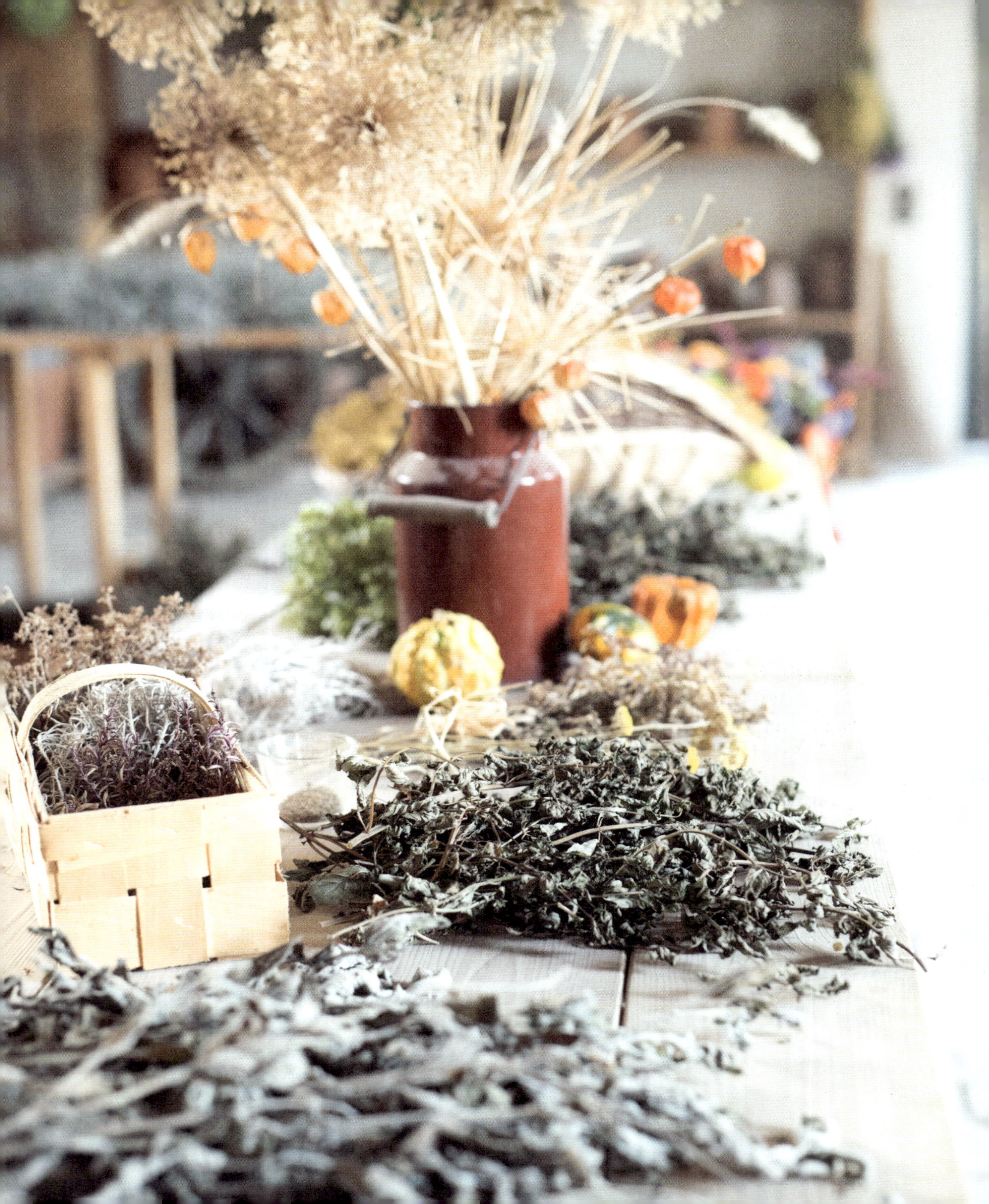

7

Behandlung und Kräuter

Holistik als Heilkonzept, der Mensch ein Gesamtkunstwerk. Klosterheilkunde ist eine umfassende, ganzheitliche Behandlung von Leib und Seele. Die Kräuter sind ein wichtiger, aber eigentlich nur ein kleiner Ausschnitt der Kosterheilkunde. Wir müssen erst den Menschen erkennen. Warum kommt er gerade jetzt zu uns? Welche Schmerzen hat er? Wie tief hat sich der Schmerz schon in ihn hineingefressen? Gibt es eventuell irgendeinen Zusammenhang mit seiner Lebensgeschichte? Macht er genug Bewegung? Haben seine Schmerzen vielleicht etwas mit seinen Ernährungsgewohnheiten oder seiner Wohnsituation zu tun?

All diese Fragen – und noch viele mehr – müssen wir einem neuen Patienten stellen, um ihn erst einschätzen und dann behandeln zu können. Genauso wie wir darauf die verschiedensten Antworten bekommen, ist auch unsere Therapiemethode immer eine andere. Sehr, sehr selten wenden wir bei zwei Patienten die gleichen Mittel an, um sie zu heilen. Jeder Mensch ist anders und die Behandlung wird immer individuell auf den Patienten zugeschnitten.

Die Wahrnehmung, Achtsamkeit und Aufmerksamkeit, die wir einem Patienten entgegenbringen, wenn wir ihn erst einmal über seine Schmerzen, über sich, sein Leben befragen – in der modernen Medizin würde man knapp von Anamnese sprechen –, sind der erste Schritt in der Behandlung, das Entrée, wenn man so will.

Die Klosterheilkunde umfasst sieben Schritte. Jeder ist wichtig, auslassen darf man keinen, aber entscheidend ist dieser erste. Die Regel des heiligen Benedikt lautet: *Asculta!* Das bedeutet: Höre! Das ist das Um und Auf. Und das heißt, einen Menschen in seinem gesamten Wesen wahr- und ernst nehmen. Mit seiner ganzen Geschichte. Die meisten Fehler passieren, wenn die Wahrnehmung nicht differenziert genug und genau ist und auf diese Weise wichtige Dinge übersehen werden. Es gibt auch Patienten, die nach zwanzig Jahren wiederkommen. Sie werden dann genau nach dem gleichen Schema mit den sieben Schritten unserer Analyse behandelt. Aber es kann vorkommen, dass beim zweiten Ersttermin vielleicht etwas ans Tageslicht kommt, das wir damals übersehen haben. Je tiefer die Wunden, desto verborgener sind sie. Dann sagt der Patient: »Ich kann ja nicht gleich alles hergeben.« Mit persönlichen Defiziten geht man auch nicht unbedingt hausieren. Die Kunst des Behandelnden ist es, erst einmal Vertrauen aufzubauen, damit der Patient ihm im Gespräch alles Relevante zu sagen bereit ist, verbal und nonverbal, auch in seinem Schweigen mitzuteilen bereit ist.

Der zweite Schritt ist die Feststellung, dass wir sehr viele Dinge wahrgenommen haben und sie benennen müssen. Das Ding bekommt einen Namen. Beispielsweise die Symptome: Der Mensch hat Fieber. Und zwar nicht nur im medizinischen, sondern auch im psychologischen Bereich. Das machen wir unter anderem deswegen, damit sich auch der Patient mit etwas auseinandersetzen muss, das er zuvor vielleicht nur unterbewusst gespürt oder immer wieder verdrängt hat. Wenn wir jetzt diese Fakten haben, müssen sie auch geordnet werden. Das ist der dritte Schritt. Das sind eigentlich schon die ersten Schritte der Behandlung. Wenn wir jemandem achtsam begegnen, wird er ja schon behandelt.

Im vierten Schritt geht es bereits um die erste Anwendung. Gerade die erste Anwendung muss immer sehr konkret sein. Also nur ein bisschen herumfantasieren wäre zu wenig. Das muss praktisch sein. Da kommt bereits ein Heilmittel zum Einsatz; das können Massagen, Moorbäder, eine Physiotherapie oder eine Trinkkur mit Lindenblütentee sein. Die Behandlung wird, wie gesagt, auf jeden Patienten zugeschnitten. Sie ist wie ein Maßanzug, nur klösterlicher. Man könnte auch sagen spiritueller, ganzheitlicher.

Nach der ersten Anwendung kommt Schritt fünf, wir nennen ihn Reflexion. Es ist eine Überprüfung. Was hat sich getan, was hat sich nicht getan, ist es erfolgreich gewesen oder nicht oder hat sich gar nichts getan? Wir müssen auch damit rechnen, dass unsere Anwendung einmal nicht funktioniert hat. Das Behandeln muss hinterfragt werden: Was haben wir übersehen, was haben wir nicht wahrgenommen?

Aus dieser Reflexion ergibt sich die zweite Anwendung, sie ist Schritt sechs. Danach kommt wieder die Reflexion, die erneute Überprüfung. Das ist dann Schritt Nummer sieben der Klosterheilkunde.

Es kann vorkommen, dass bei der zweiten Behandlung noch nicht der erwünschte Erfolg eingetreten ist. Aber wenn man spätestens bei der dritten Behandlung noch keinen Erfolg sieht, wenigstens einen kleiner Schritt in Richtung Besserung, dann macht man etwas falsch oder hat etwas übersehen, war bei den Reflexionen nicht genau genug. Das ist die Demutsübung für den Behandelnden. Wer etwa zehn verschiedene Anwendungen macht, hat dem Patienten nicht die richtigen Fragen gestellt oder bei seinen Antworten nicht gut aufgepasst.

Denn irgendwann kommt der Punkt des Weitergebens. Man darf die Leute nicht ewig hinhalten, so nach der Methode: Jetzt schauen wir einmal, dann sehen wir schon. Das ist keine gute Methode.

Dann müssen wir dem Patienten aufrichtig sagen: »Tut mir leid, da müssen andere ran.«

Wenn die Behandlung gelungen ist, kommt die Dankbarkeit. Wenn Patienten kommen und sagen: »Ich bin so dankbar, dass das so geht.«

Es sind noch nicht alle Symptome weg, aber wenn die Dankbarkeit auftaucht, dann ist der Patient auf dem Weg der Heilung.

Eine Behandlung muss zeitlich überschaubar und anwendbar sein. Die Heilungswege sollen auch plausibel sein, eine gewisse Nachvollziehbarkeit haben. Beispielsweise wenn wir jemandem einen speziellen Tee mitgeben und ihm sagen, dass er diesen jetzt acht Wochen lang trinken soll, damit dann vielleicht irgendeine Wirkung eintritt – das ist der falsche Weg. Die Behandlung muss ganz praktisch sein.

In der Drogerie, im Supermarkt oder in der Apotheke gibt es so viele Nahrungsergänzungsmittel., die als alternative Heilmittel angepriesen werden. Gesunde Menschen, die sich ausgewogen ernähren, benötigen keine zusätzliche Zufuhr von etwa Omega-3-Fettsäuren oder weiteren Vitaminen. Letztere sind übrigens oft zu hoch dosiert und können auch der Gesundheit schaden.

Je einfacher die Behandlung, desto glaubwürdiger, je billiger, desto glaubwürdiger. Wir haben die Kräuter, dann brauchen wir keine Nahrungsergänzungsmittel um vielleicht 100 Euro.

Uns Klosterheilern ist es lieber, die Menschen finden wieder einen Weg zur Natur, zu den Pflanzen, statt zu irgendwelchen industrialisierten Wundermitteln zu greifen.

Unsere Nachbarin ist, wie schon gesagt, 104 Jahre alt geworden. Sie hat täglich einen Tee mit Ringelblumen und Schafgarbe getrunken. Und sie hat immer früh zu Abend gegessen. Mit 104 Jahren ist sie dann gesund gestorben. Ihre Tochter ist mittlerweile 86. Sie hatte unlängst einen Schlaganfall; wir haben sie besucht und gefragt: »Was hätte jetzt deine Mama gesagt?« – »Sie hätte mir wahrscheinlich ein Salbeiblatt zum Kauen gegeben.«

Wer täglich ein Salbeiblatt kaut, wird hundert Jahre alt. Nur kauen, nicht schlucken. Das hat die Tochter nach ihrem Schlaganfall gemacht und ist jetzt wieder auf den Beinen.

In unserem Hildegardzentrum werden alle Patienten sanft behandelt. Wir machen verschiedenste Massagen, wie die Fußreflexzonenmassage, auch fernöstliche Techniken wenden wir an, wie etwa die Shiatsu- oder die Akupunkturmassage. Dazu haben wir noch mit Physio-, Psycho- und psychosomatischer Kombinationstherapie alles unter einem Dach, um einen ganzheitlichen Behandlungsansatz zu ermöglichen. Auch Moorpackungen stehen auf dem Programm sowie Darmreinigungen mit der Colon-Hydro-Therapie oder Johanniskrautölpackungen mit dem klostereigenen Johanniskrautöl.

Klostergarten

Karl der Große war für seine Zeit – er lebte von 747 bis 814 – ein sehr gebildeter Mann. Im Mittelalter war das, selbst für die damaligen Herrscher, keine Selbstverständlichkeit. Er sprach mehrere Sprachen, konnte lesen und schreiben. In seinen *Capitulare de villis*, einer Landgüterverordnung mit einer detaillierten Vorschrift für die Verwaltung der Krongüter, übertrug er den Klöstern u.a. den Aufbau von Schreibstuben, in denen die Mönche antike Literatur kopieren sollten, um das Wissen alter Zeiten zu erhalten. Auch ordnete er in seinen *Capitularen* an, dass in den Klöstern Kräutergärten angelegt werden sollten. Klöster gab es zu seiner Zeit überall im Reich. Mit den Kräutergärten sollten allerorten Heilpflanzen angesiedelt werden, vor allem um Kenntnisse über deren heilsame Wirkungen zu erwerben und zu verbreiten.

Einer der ersten historisch nachgewiesenen Gartenpläne in einem Kloster stammt übrigens aus

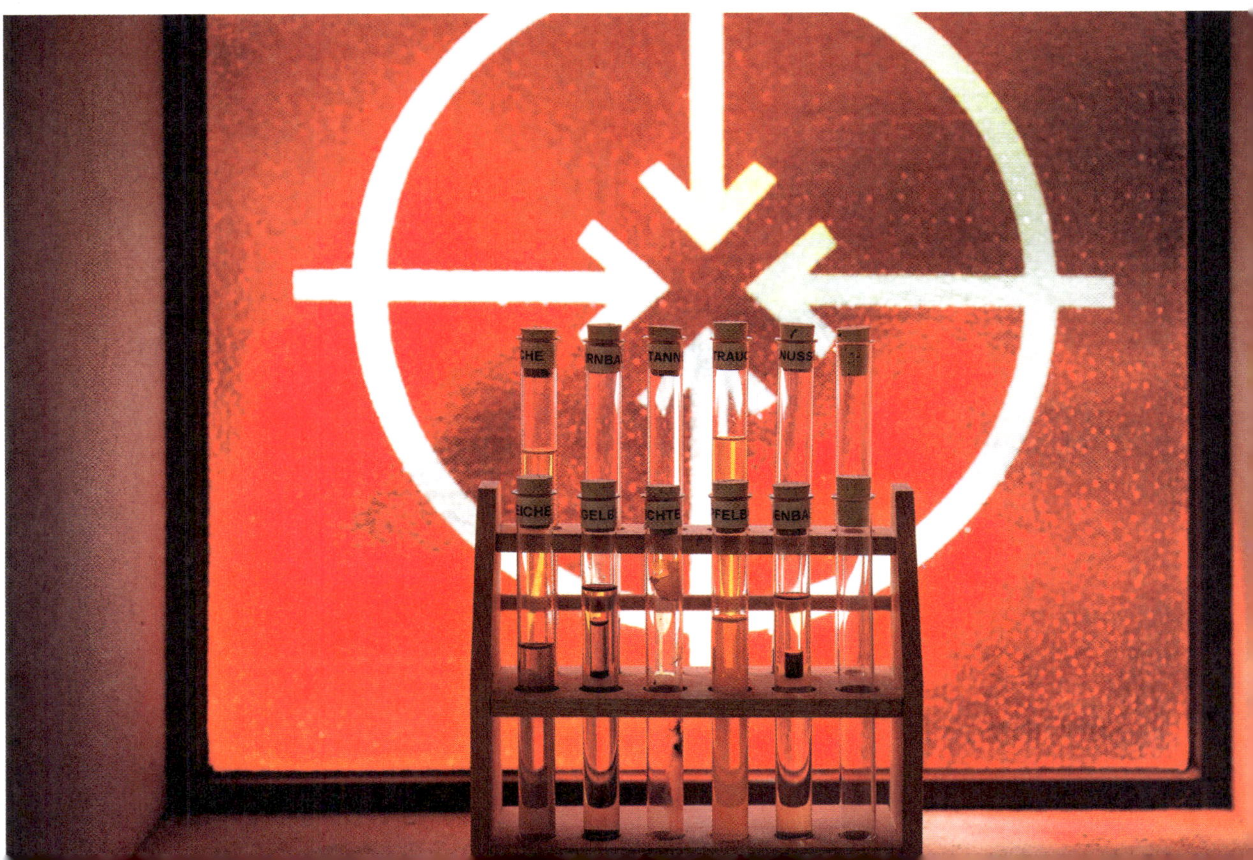

Fenster mit dem Rosmarin-Mandala und Reagenzgläser mit Baumtinkturen

St. Gallen im gleichnamigen Kanton in der Schweiz aus dem 9. Jahrhundert.

Über die Jahrhunderte hinweg entwickelte sich eine echte Klostergärtenkultur. Die Gärten wurden kunstvoll nach einer bestimmten Grundordnung angelegt. Es gab geometrisch gestaltete Gärten mit quadratischen oder kreisförmigen Strukturen, in anderen Klöstern wuchsen die Kräuter in Spiralform. Bei der Aufteilung, welche Nachbarn die verschiedenen Heilkräuter gern hätten, hatten die Pflanzen ein Wörtchen mitzureden, denn nicht jedes Kraut verträgt sich mit den anderen. Beispielsweise darf Dill nicht zu nahe an anderen Kräutern gepflanzt werden, weil er ein ätherisches Öl produziert, das andere Pflanzen im Wachstum hemmen kann. Pfefferminze breitet sich schnell aus und kann andere Pflanzen richtig ersticken. Petersilie hingegen ist weniger dominant und kann unter der Ausbreitung der Pfefferminze leiden. Auch die im Garten vorhandenen Erd- und Wasserstrahlen beeinflussten die Anordnung der Kräuter.

Die Klöster tauschten ihre Erfahrungen untereinander aus. So sammelte sich über die Jahrhunderte ein umfangreiches Wissen über den Anbau und die Wechselwirkung der Pflanzen an. Doch es gibt auch eine besondere Wechselwirkung, nämlich dann, wenn sich Heilkräuter gegenseitig positiv beeinflussen. Rosmarin und Salbei etwa wachsen wunderbar gemeinsam an einem sonnigen Standort. Basilikum und Ringelblume sind ebenfalls ein gutes Kräuterpaar. Diese Beobachtungen mussten die Mönche erst einmal machen, denn im Mittelalter gab es noch keine Tabellen über die Verträglichkeit der Pflanzen.

Ist ein bestimmtes Kraut in einem Jahr nicht so gut gewachsen, haben sie es umgepflanzt. Eine *trial-and-error*-Methode, die über Jahrhunderte hinweg gedauert hat. Erst mit der Zeit ergab sich eine natürliche Harmonie, die sich dann auch auf die Heilkraft der Pflanzen übertrug.

Auch heute noch vertreten viele erfahrene Naturheilkundige und Gärtner die Meinung, dass Demut die wichtigste Voraussetzung für den Umgang mit Pflanzen ist. Nur wenn jemand demütig über die Natur und die Schöpfung staunen kann, kann er ein ehrliches Verhältnis zu sich selbst und zu den Dingen finden. Jede einzelne Pflanze beeindruckt uns durch ihre jeweilige Eigenart und Kostbarkeit und keine einzige Pflanze, auch derselben Art, gleicht der anderen. Demut ist hier eine Lehrerin des Respekts und der Ehrfurcht.

Der Gärtner, der Mönch oder eben der Mensch, der den Garten pflegt, muss immer Ehrfurcht vor den Pflanzen haben. Sie sind lebendige Wesen. Wir, die wir sie pflegen, damit sie gut gedeihen, andere, die sie verarbeiten, ihre Heilkräfte an den Tag brin-

»Nur wenn jemand demütig über die Natur und die Schöpfung staunen kann, kann er ein ehrliches Verhältnis zu sich selbst und zu den Dingen finden.«

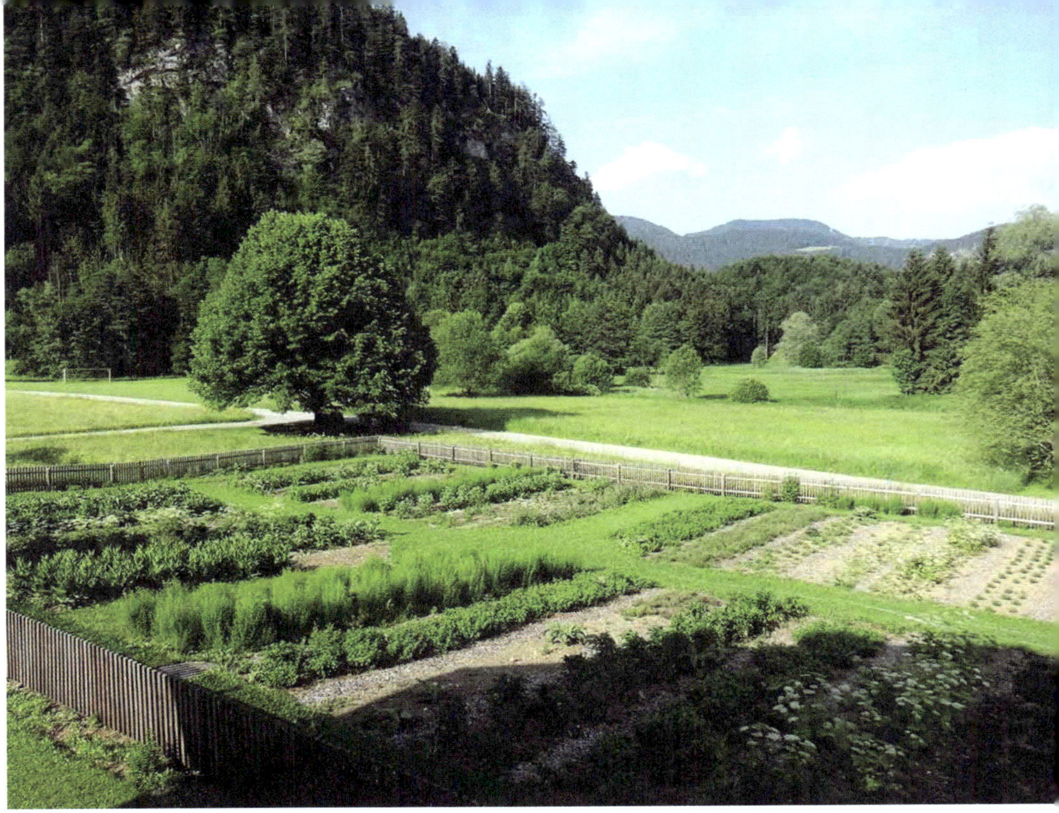

Kräutergarten des Europaklosters
Gut Aich

gen, und die Menschen, die letztlich damit behandelt werden, die durch die Kräfte der Natur wieder gesund werden, stehen alle in Beziehung mit der Pflanze. Das müssen wir nicht nur erkennen, sondern wertschätzen und lieben. Erkennen einer Pflanze und ihrer Wirkungsweise heißt, mit ihr vertraut zu sein und eine Beziehung zu ihr zu haben. Das können wir, wenn wir diese Pflanze als lebendiges Wesen der Schöpfung wertschätzen. Diese Wertschätzung zeigt sich in der Zuneigung und auch in der Verneigung vor dem Leben. Es ist der Respekt vor dem großen Ganzen.

Klöster wurden oft mit einem Heilkräutergarten verglichen, in dem die verschiedenen Pflanzen, wie die Mönche, mit ihren Eigenarten, Begabungen, Schwächen und Stärken und ihren Bedürfnissen leben. Sie tun das nicht zum Selbstzweck, vielmehr zum Heil und zur Heilung der Menschen. Das kleine Modell des Heilkräutergartens wird so zum Vorbild der Gemeinschaft eines Klosters und zum Modell für menschliches Zusammenleben.

Die Bedeutung der grünen Pracht

Klostergärten sind spirituelle Kunstwerke, jeder Kräutergarten ist ein verdichteter Kosmos.

Aufgrund ihres Erfahrungswissens verstanden die Mönche es, die Pflanzen so anzubauen, dass sie miteinander harmonierten. Dieser bewusste Umgang mit der Natur führte in den Klostergärten zu einer sehr guten biologischen Entfaltung der Pflanzen und zu hervorragenden Ernteergebnissen. Eine alte Weisheit der Mönche lautet: »Wenn der Bau eines Klosters vollendet ist, beginnt es zu verfallen. Aber wenn der Bau des Gartens vollendet ist, beginnt er zu blühen und wird immer schöner.«

Für die Mönche war aber nicht nur bedeutsam, dass sie einen schönen Garten in ihrem Kloster hatten. Wenn sie das ganze Jahr über das Wachstum der Pflanzen beobachteten, die Erde, in der diese wuchsen, den Regen und die Sonne, die ihr Wachstum förderten, und dann die Heilkraft der

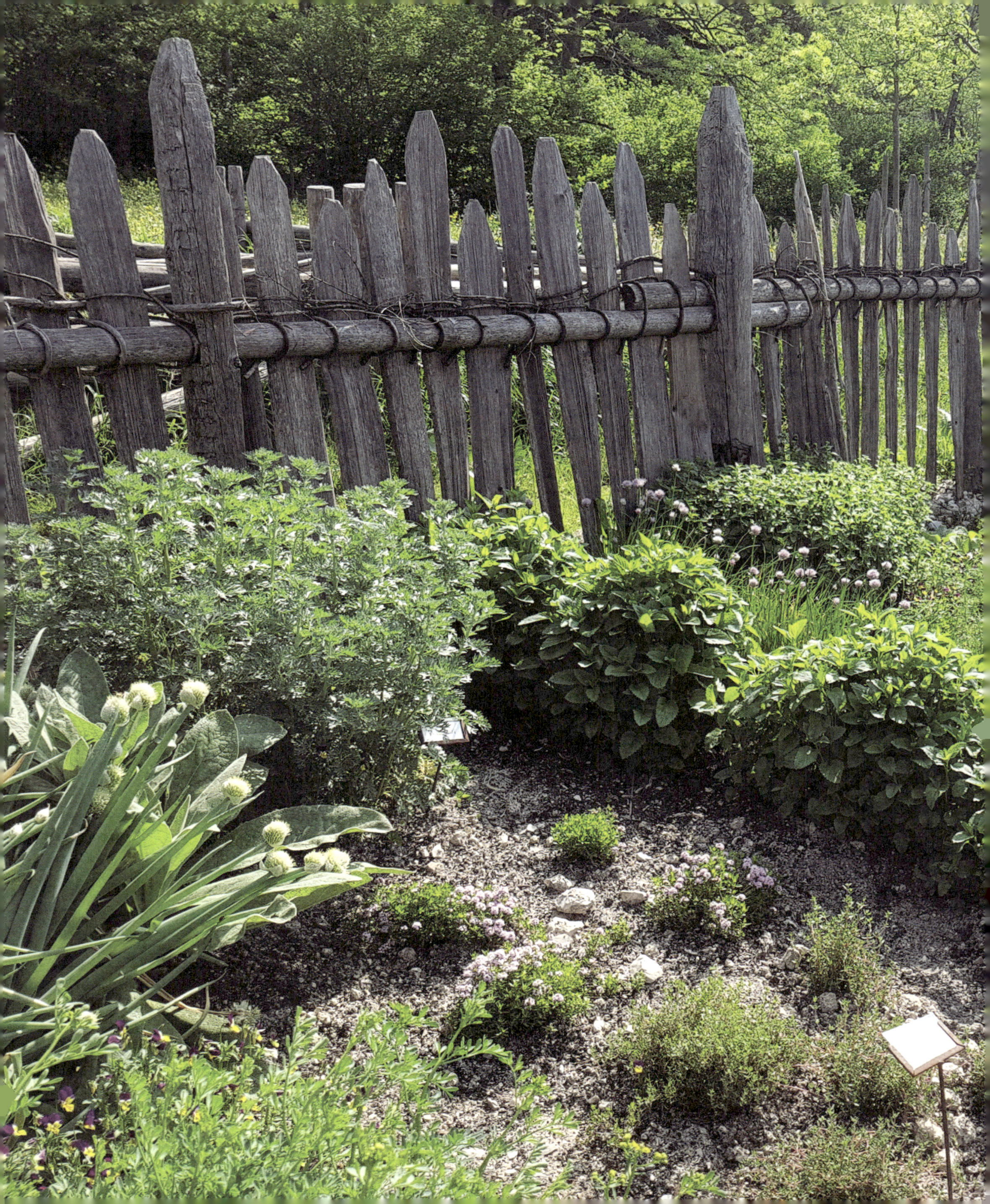

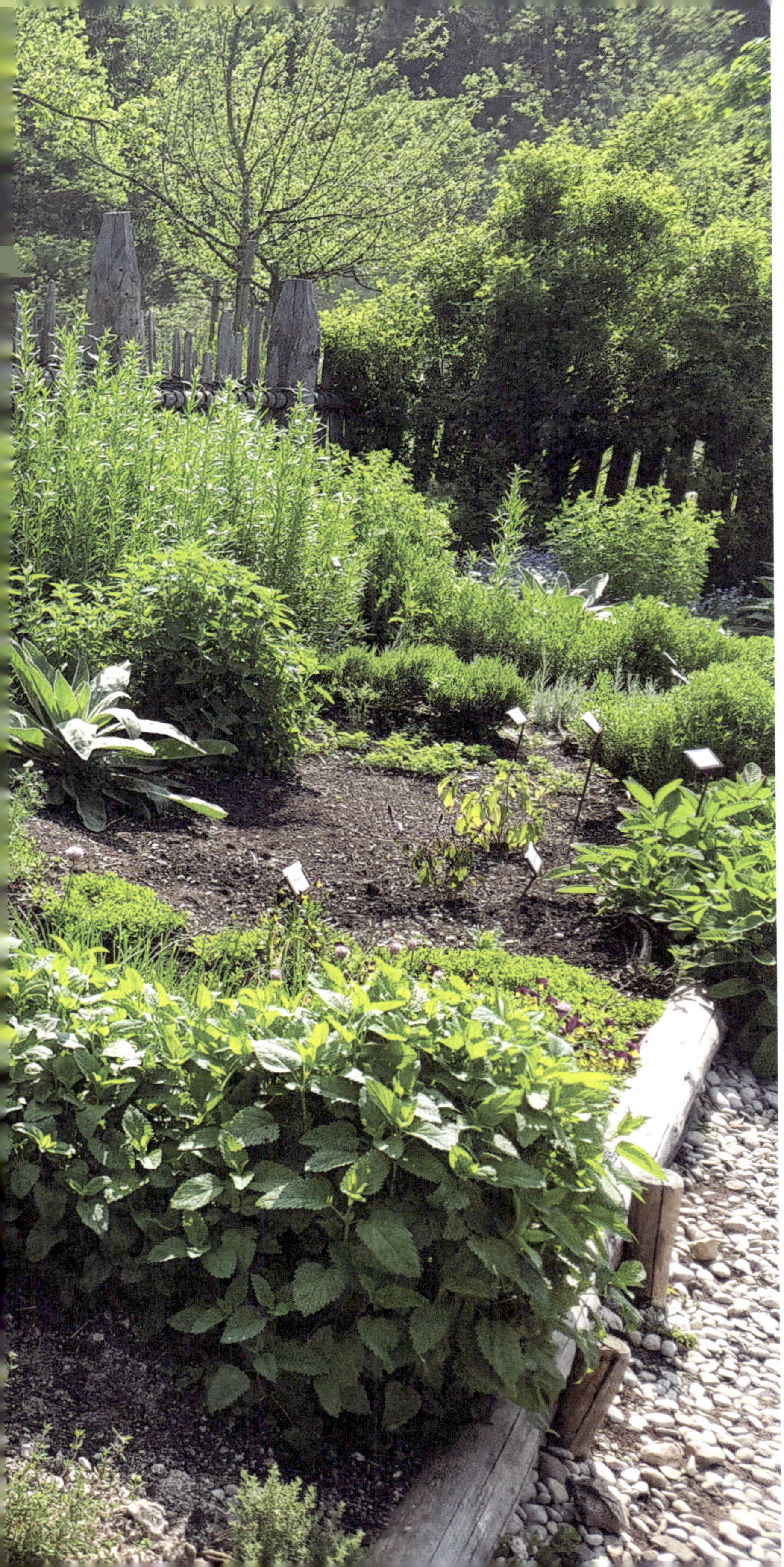

Kräuter anwendeten, hatte das alles zusammen eine Wirkkraft. Sie empfanden die Kräutergärten als Geschenk Gottes, als Abbild des Paradieses, wo der Mensch einmal ursprünglich war. In der Bibel ist es der Garten Eden, den Bibelforscher heute in Mesopotamien verorten. Vorstellungen vom Paradies als Garten und Fülle des Lebens sind in vielen Religionen zu finden. Die Kelten hatten ihren Avalon, den Apfelgarten, die Germanen Walhall, die Wohnung der Gefallenen, die Griechen suchten den Garten der Hesperiden mit seinen goldenen Äpfeln. Der Paradiesgarten wird so zu einer Verbindung zwischen Himmel und Erde. In dieser Heilwirkung liegt die spirituelle Bedeutung der klösterlichen Kräutergärten. Sie sind Kraftquellen, die sich aus der Schöpfung erneuern und den Menschen an Leib und Seele gesund machen.

Der Garten wird für viele ein Ort der Gotteserfahrung, weil er ganz praktisch die Möglichkeit bietet, zu lernen, Kranke zu heilen, das Fremde zu achten und zu pflegen, Leben zu teilen, achtsamer und glücklicher zu sein.

Die vier Ur-Elemente

In den Klostergärten nutzten die Mönche die vier Ur-Elemente Erde, Wasser, Feuer und Luft auf optimale Weise. Zu viel Wasser erzeugt Sumpf, zu wenig Wasser macht den Boden zur Wüste, bei zu viel Wind verdorrt der Garten und auch bei zu viel Feuer – eben Sonnenwärme – verdorrt er. Das ausgewogene Verhältnis der Elemente untereinander hingegen lässt die Pflanzen prächtig gedeihen. Es entsteht ein lebendiger Organismus und die Pflanzen nehmen die gut ausbalancierten Kräfte der Ur-Elemente in sich auf und geben sie als Heilmittel an die Menschen weiter.

Die Ur-Elemente sind wichtig für den Heilungsprozess. Wir müssen uns immer fragen: Was braucht der Mensch? Braucht er mehr Wasser, braucht er mehr Erde, mehr Luft oder Feuer? Ganz rein sind die Elemente nicht heilsam, nur in der Kombination. Ein banales Beispiel ist der Tee: Darin stecken Wasser und Erde – die Heilpflanzen und das warme Wasser – als Kombination dieser beiden Ur-Elemente. Die Idealkombination aber ist für jeden Menschen immer individuell, das kann man nicht verallgemeinern, da gehört schon ein beträchtliches Quantum an Wissen dazu. Beispielsweise kann die Lindenblüte auf zweifache Weise genutzt werden: Wir können einen Tee kochen und die Lindenblüten einfach ins Wasser geben. Der Tee muss dann aber mindestens eine Stunde lang ziehen. Dann wird der Tee feuerrot. Wer einen Liter davon trinkt, braucht keine Sauna mehr, der schwitzt alles heraus. Bei einer aufkeimenden Erkältung ist das eine Wohltat.

Lindenblüten können aber auch kalt angewendet werden, ebenfalls mit Wasser. Dann sind sie besonders wirksam für Frauen mit Wechselbeschwerden.

Wie das die Mönche herausgefunden haben, wissen wir nicht. In den Heilkräutern steckt Erfahrungswissen von Jahrhunderten, sogar von Jahrtausenden.

Übrigens: Wer einen Kräutertee auskocht, damit er eine kräftige Farbe bekommt, tut meist zu viel des Guten. Besser wäre es, die Wurzeln, Blätter oder Blüten nur kurz aufzubrühen, um die darin enthaltenen Wirksubstanzen herauszuholen. Als einfaches Richtmaß reicht für eine ganze Kanne Tee die Menge an Kräutern, die man zwischen Daumen, Zeige- und Mittelfinger greifen kann.

Häufig werden Heilkräuter für Tees verwendet. Aber das ist nur eine Weise, sie zu nutzen. Heilsam sind auch Kräuterbäder. Kräuter aus dem eigenen Garten, aus dem Wald und von Wiesen oder vielleicht auch im Laden eingekauft, können abgekocht oder in Wasser eingelegt werden. Die so gewonnenen Essenzen schüttet man einfach ins Badewasser. Wen herumschwimmendes Grünzeug nicht stört, der kann die Kräuter auch direkt in die Badewanne werfen. Aus dem Bad wird damit sofort eine erfrischende und beruhigende Wohltat für Gesunde und Kranke.

Auch in Kräuterkissen entfaltet sich die Wirkung der Heilpflanzen. Und jeder kann sein Kräuterkissen nach seinem persönlichen Geschmack zusammenstellen, etwa mit Lavendel, Rosmarin oder Salbei. Das Aroma der Kräuter verbreitet sich im Zimmer und es duftet wunderbar im ganzen Haus oder in der Wohnung.

Kräuter können aber auch zu Salben oder Tinkturen verarbeitet werden. Die Ringelblumensalbe oder Arnikatinkturen gelten seit uralter Zeit als wirksame Mittel bei Verletzungen der Haut.

Beim Umgang mit Heilkräutern ist es wichtig, sie am Beginn einer Heilanwendung sensibel einzusetzen: Erst einmal kleine Mengen verwenden und sorgfältig beobachten, welche Wirkung sich einstellt.

Die Heilkräuter, die in den Klöstern angebaut und gegen Krankheiten eingesetzt wurden, kamen nicht nur den kranken Mönchen und Nonnen, sondern auch den Menschen außerhalb der Klostermauern zugute. Denn Mönche und Nonnen empfanden es immer als ihren Auftrag, sich auch um Kranke in der Welt zu kümmern. Für die Gesundheit der Mönche selbst war es gut, wenn sie kranken Mitmenschen helfen konnten. Die Krankenpflege war für die Mönche demnach ein Mittel zum eigenen Heilwerden. Man könnte diese Therapie ganz einfach Nächstenliebe nennen.

Klostergärten im Gut Aich

In unserem Kloster haben wir fünf Kräutergärten. Der schönste ist der Paradiesgarten. Dort wachsen zwischen 80 und 90 verschiedene Heilpflanzen. Wenn die Pflanzen erblühen, finden sich alle Farben der Natur. Ganz nahe beim Hildegardzentrum liegt der große Hildegardgarten. Im Zentrum unseres Klosters Gut Aich liegt der sogenannte große Kräutergarten. Wir brauchen viele Kräuter zum Verarbeiten für unsere Produkte, wie etwa verschiedene Elixiere, Tinkturen, Öle, Liköre oder Tees. Alle Menschen, die ins Hildegardzentrum zu einer Behandlung gehen, müssen daran vorbei und können die Vielfalt der Natur genießen.

Unser wirkungsvollster Garten liegt nicht direkt im Kloster, sondern am Zwölferhorn bei der Illinger-Bergalm. Auf 1000 Meter Seehöhe muss man nichts pflegen, das macht alles der liebe Gott, wir müssen nur ernten. Diesen »Kräutergarten« haben nicht wir angelegt. Er war schon immer da. Wir pflanzen nur manchmal Meisterwurz nach, die zum Gedeihen eine Seehöhe von 1000 Metern braucht, unser Kloster im Tal aber nur auf ca. 600 Metern liegt

Viele Leute kommen in unser Kloster, besichtigen die Kräutergärten und sind begeistert. Aber dann werden sie immer leicht trübselig, und wenn man sie dann fragt, sagen sie immer: »Mein Gott. Ich mit meinem kleinen Balkon, ich hab keinen Kräutergarten.«

Aber sie bräuchten eigentlich nur den »Blumenkistlblick«. Sie könnten sich auf ihrem kleinen Balkon einen Mini-Kräutergarten in einem Blumenkistchen anlegen, mit Schnittlauch, Petersilie, Salbei und vielleicht noch einer Ringelblume. Dann hätten sie schon vier Heilkräuter, mit denen sie ihr Leben gestalten könnten. Schnittlauch kann man immer brauchen, etwa für die Suppe; Petersilie ist sehr gut fürs Herz; die Ringelblume ist eine der sanftesten Heilpflanzen überhaupt – sie kann alles; und zum Salbei gibt es sogar eine alte Klosterweisheit: »Wer täglich ein Salbeiblatt kaut, wird 100 Jahre alt.«

Auch wenn wir mit strahlendem und frohem Herzen durch den Paradiesgarten gehen, sollten wir immer bedenken, dass es in jedem Paradies die Schlange gibt, den Wurm, den Gegenpol. Sonst ist das Leben nicht ganz. In allen Paradiesschilderungen der Weltreligionen hat sie ihren Platz und ihre Bedeutung. Sie stört und behindert und gleichzeitig fördert sie das Leben. Ein alter Gärtnermönch hat mir einmal gesagt: »Sogar für die Schlange, den Wurm und die Schnecken muss ich dankbar sein in meinem Leben, denn sie zeigen mir meinen Stolz und Dünkel und lehren mich die Demut.«

Die Bitterstoffe der Heilkräuter

Wir haben uns mit unserem Geschmack an Süßes, Saures und Salziges gewöhnt. Die Geschmacksrichtung *umami* nehmen wir ebenfalls wahr, wenn wir etwas Fleischiges essen. Und auch in Käse oder Pilzen steckt dieser runde Geschmack. Aber die meisten von uns verziehen ihr Gesicht, wenn etwas ein bisschen bitter daherkommt. Selbst der Begriff »bitter« ist nicht unbedingt positiv besetzt. Wenn jemand beispielsweise etwas tun muss, was er nicht will, dann muss derjenige eben die bittere Pille schlucken. Den wenigsten ist bekannt, dass gerade Bitterstoffe für unser Leben ungemein wichtig sind. Bei den Pflanzen können Bitterstoffe gleich mehrfach wirken. Als Erstes nehmen wir sie mit der Zunge wahr und denken uns in diesem Moment wahrscheinlich: Brr, bitter! Aber im Magen führen die Bitterstoffe etwa bei Blähungen oder Völlegefühl zu einer wahren Erleichterung. Im Darm, wo sie dann auch noch durchmüssen, sorgen sie dafür, dass mehr Verdauungssekret ausgeschüttet wird, was gut für die Darmbeweglichkeit ist. Die Bitterstoffe geben unserem Geschmack, aber auch dem Leben – Tiefe. Und es ist nachgewiesen, dass Bitterstoffe mehrfach in unserem Körper die Serotoninproduktion – das Glückshormon – produzieren. Zuerst einmal, wenn sie auf der Zunge und am Gaumen wahrgenommen werden. Dann fördern sie im Magen auch noch die Verdauung. Und sogar im Darm regen sie den Serotoninausstoß an. In meiner alten Heimat in Bayern sagen die Menschen: »Wenn's Arscherl brummt, is Herzerl g'sund!«

Heilkräuter: eine Auswahl

Kräuter sind Heilmittel gegen Krankheiten. Sie können der Erhaltung der Gesundheit dienen, als Likör oder aromatische Gewürze, die nicht nur dem Essen einen Pep verleihen, sondern nebenbei unserer Verdauung helfen. Die Kräuter, die wir nachstehend vorstellen, sollten in keiner Hausapotheke fehlen. Auf ganz natürliche Weise können damit alltägliche Wehwehchen, Infekte oder Verwundungen behandelt werden: vom Schnupfen bis zur Hautverletzung, vom Husten bis zur Prellung, von Kopfschmerzen bis zu verschiedenen Entzündungen.

❦ Johanniskraut

Johanniskrauttee gilt als echter Stress-Killer. Die bekannteste Anwendung von Johanniskraut ist aber, dass es als pflanzliches Antidepressivum bei leichten Verstimmungen bis hin zu mittelschweren Depressionen eingesetzt wird. Vor allem als Tinktur. Sie lässt sich einfach herstellen. Dazu wird auf Johanniskrautblüten 40%-iger Weingeist gegossen. Nach ungefähr vier Wochen verfärbt sich die Flüssigkeit rot. Die Tinktur wird tröpfchenweise eingenommen. Am häufigsten wird Johanniskraut zum Herstellen von heilendem Öl verwendet. Dazu werden die Blüten mit Olivenöl oder Sonnenblumenöl übergossen. Das Glas wird vier Wochen lang an einen Platz ins Sonnenlicht gestellt, wobei wieder eine rote Flüssigkeit entsteht. Danach werden die Blüten abgeseiht. Das rote Öl kann auf schmerzende Körperstellen aufgetragen werden. Bei Wunden im Bereich von Magen und Darm kann Johanniskrautöl auch löffelweise eingenommen werden. Die Wundheilungswirkung von Johanniskraut wird noch verstärkt, wenn dieses durch Arnika und Ringelblumen ergänzt wird.

Johanniskraut wächst am Waldrand, an Wegrainen oder auf Waldlichtungen. Leicht erkennbar ist es an seinen gelben Blättern. Die beste Erntezeit ist Ende Juni, um das Johannisfest; der Name kommt nicht von ungefähr.

❦ Arnika

Die gelbe Blume ist ein richtiges Wund-Wundermittel. Sie kann bei Verletzungen jeglicher Art wie z.B. Prellungen, Quetschungen, Stürzen oder durch Schläge verursachten Wunden eingesetzt werden. Muskelschmerzen oder Muskelkater, Blutergüsse, Nervenschmerzen und Krampfadern kann eine Arnika-Salbe ebenfalls lindern und heilen. Manche Heilkundebücher empfehlen Arnika auch bei Benommenheit, Schwächezuständen und Krämpfen.

Allerdings gehört die Arnika bei uns zu den geschützten Pflanzen und darf nicht wild gepflückt werden. In Naturläden gibt es getrocknete Arnikablüten, in Apotheken fertige Tinkturen.

❦ Melisse

Die Melisse wirkt belebend und erfrischend, durch ihre an Zitrone erinnernde Frische anregend und aufmunternd und kann Zustände wie Ängstlichkeit, Unruhe oder Nervosität aufhellen, andererseits aber auch beruhigend und Schlaf fördernd. Auch bei Kopfschmerzen, Migräne oder Einschlafstörungen kann ein Melissentee helfen. Gegen Magenbeschwerden und Blähungen ist Melisse ebenfalls ein bewährtes Hausmittel.

Die Melisse stellt die Balance im Körper wieder her, löst Spannungen, schenkt innere Ruhe und kann ein gutes Mittel sein, wenn jemand das Gleichgewicht zwischen Leib und Seele verloren hat.

Beheimatet ist die Melisse im östlichen Mittelmeerraum sowie in Westasien. Wir können sie in einem Blumenstock zu Hause anbauen und die Blätter dann das ganze Jahr über ernten.

❦ Ringelblume

Besonders bei äußeren Wunden ist die Ringelblume ein bewährtes Heilmittel. Ihre Blüten enthalten entzündungshemmende und blutreinigende Substanzen. Diese Wirkung bei der äußeren Anwendung ist wissenschaftlich bestätigt. In der Klosterheilkunde wird die Ringelblume in Form von Tinkturen auch innerlich angewandt. Die Wirkstoffe sollen Galle und Nieren anregen und Verdauungsbeschwerden lösen.

Als uralte Kultur- und Heilpflanze hat die Ringelblume in keinem Klostergarten gefehlt. In Mitteleuropa wächst sie gern auf Schutt und lockeren Böden und sollte mit ihren orangen, dichten Blütenblättern bei einem Spaziergang in der Natur leicht zu finden sein.

❦ Salbei

Salbei enthält ätherische Öle mit antibakterieller und entzündungshemmender Wirkung. Ein Tee aus Blüten und Blättern hilft vor allem gegen Entzündungen im Mund- und Rachenraum, aber auch bei Husten, Zahnfleischproblemen und anderen Entzündungen der Schleimhäute. Allein der Duft von Salbei oder einem Salbeitee wirkt befreiend für die Atemwege. Außerdem wirkt Salbei schweißtreibend. Salbeiblätter können getrocknet als Gewürz verwendet werden.

Das Kraut wächst bei uns nur noch selten wild, wird aber in vielen Gärten gezogen. Salbei kann ganz einfach in einem Blumenkistchen anbaut werden, die Blätter gibt es frisch im Supermarkt.

❦ Brennnessel

Als Unkraut werden Brennnessel oft gejätet und auf den Komposthaufen geworfen. Eigentlich schade darum, denn die Blätter der Pflanze sind sehr wirksam. Sie regen den gesamten Körperstoffwechsel an. Ein Tee aus Brennnesselblättern hilft gegen Gicht oder Rheuma und kann Beschwerden mit der Galle oder der Leber lindern. Auch besitzen Brennnessel durchblutungsfördernde Eigenschaften und können Haarausfall auf natürliche Weise entgegenwirken. So kann die Kopfhaut auch gleich die in der Brennnessel enthaltenen Nährstoffe wie Vitamin A, Eisen oder Kalzium besser aufnehmen. Um Haarwasser selbst herzustellen, muss man nur frische Brennnessel in Apfelessigwasser aufkochen, abkühlen lassen und die Flüssigkeit abseihen. Nach dem Haarewaschen den Kopf mit dem Haarwasser spülen und die Kopfhaut damit massieren. Brennnesselblätter entfalten ihre wohltuende Wirkung, wenn sie ganz klein in einen Salat hineingeschnitten werden.

Wenn Sie das nächste Mal in ihrem Garten jäten, erfreuen Sie sich daran, welches Heilkraut bei ihnen einfach so gedeiht. Nutzen Sie die Wirkungskräfte, die Natur hat sie Ihnen geschenkt! Es gibt kein »Unkraut«. Es gibt nur Pflanzen, die wir nicht kennen.

❦ Lindenblüten

Lindenbäume sind Symbole des Friedens und in fast jedem Dorf, vor allem in Vorhöfen von Kirchen, zu finden.

Lindenblüten wirken günstig auf die Abwehrkräfte im Körper. Sie stärken das Immunsystem, reduzieren Schmerzen, können Fieber senken oder Husten- und Halsschmerzen lindern. Gern werden die Blüten als Tee zubereitet; alten Anweisungen zufolge muss der Tee nach dem Aufkochen mindestens eine Stunde lang ziehen, bis sich die Flüssigkeit dunkelrot färbt. Erst dann sind alle Wirkstoffe im Wasser aufgelöst. Wenn Erkältungen im Anmarsch sind, macht so ein schweißtreibender Tee wieder gesund. Lindenblüten können auch dem Badewasser beigegeben werden. Menschen mit Herzproblemen sollten auf eine derartige Schwitzkur allerdings verzichten.

Am besten werden Lindenblüten zwischen Juni und August geerntet.

❦ Holunder

Von der Holunderstaude ist alles für heilsame Anwendungen verwertbar: die Wurzeln, die Rinde, die Blätter, die Blüten und die Beeren. Der Holunder besitzt eine entzündungshemmende, schmerzlindernde und fiebersenkende Wirkung. Als Hausmittel wird er gegen Erkältung sowie Nieren- und Blasenleiden verwendet. Ein Tee aus der Holunderrinde wirkt gegen Magenbeschwerden, zerquetschte Holunderbeeren lassen sich gut auf eitrige Wunden auflegen.

Den Holunder findet man häufig als Schutzpflanze bei Bauernhäusern und Gartenzäunen, in lichten Wäldern sowie in Hecken oder Gebüschen an Waldrändern.

»Lindenbäume sind Symbole des Friedens und in fast jedem Dorf, vor allem in Vorhöfen von Kirchen, zu finden.«

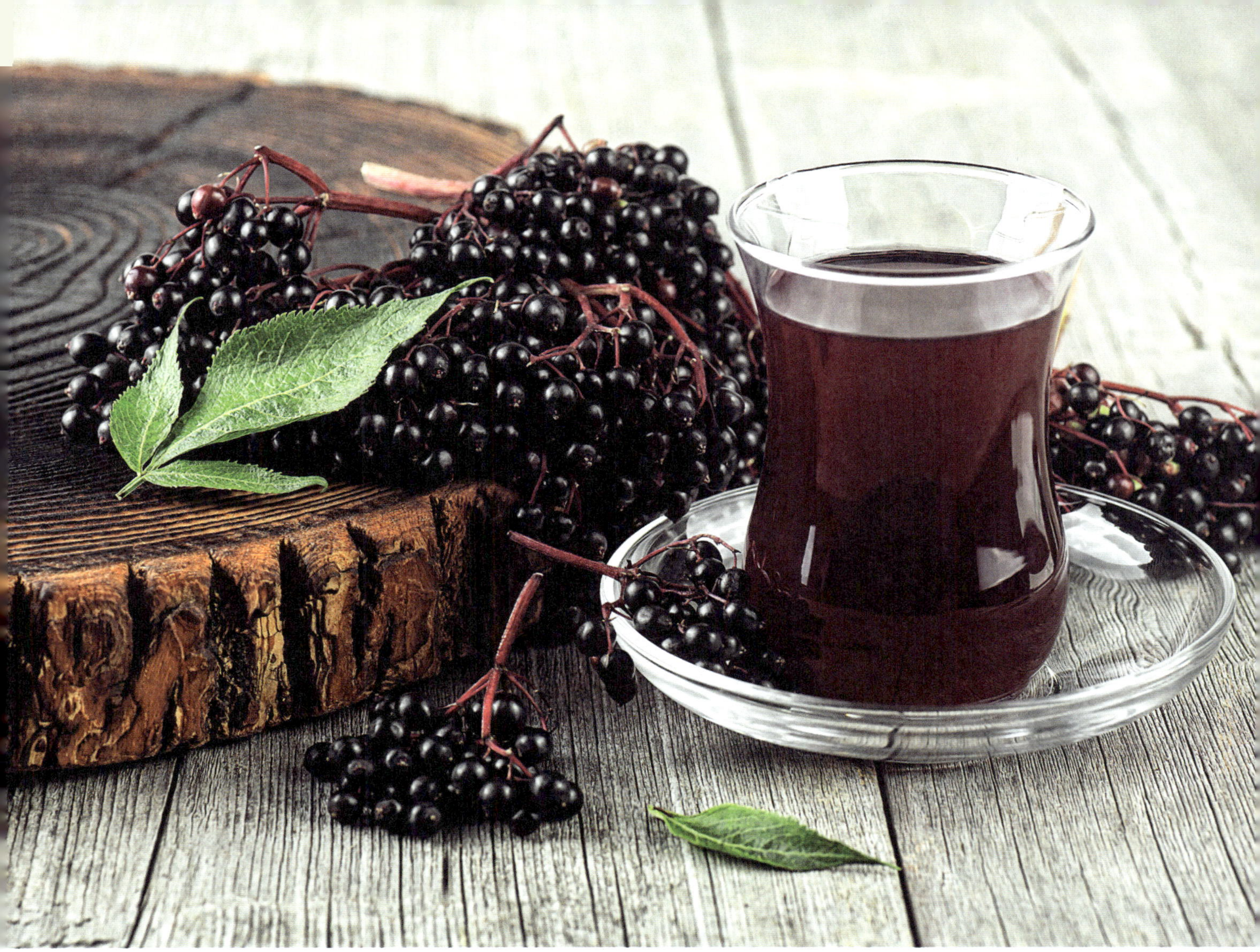

Holunderbeeren

❦ Wermut

Bereits im Mund regen die ätherischen Öle und Bitterstoffe des Wermut die Speichelproduktion an, im Magen-Darm-Trakt kommt es zu einer Ausschüttung von Verdauungssekreten und Gallensäure. Das hilft bei Blähungen und Völlegefühl.

Wermutwein – den die hl. Hildegard im Frühjahr sehr empfiehlt – wirkt sich in kleinen Dosen segensreich auf den gesamten Organismus und auch auf die Verdauung aus.

Der Wermut wächst an warmen, trockenen Plätzen – in Österreich vorwiegend in Wien, Niederösterreich und dem Burgenland, denn dort findet er die für ihn besten klimatischen Bedingungen – sowie auf Trockenrasen oder Sandsteppen. Wermutstropfen gibt es dabei keinen.

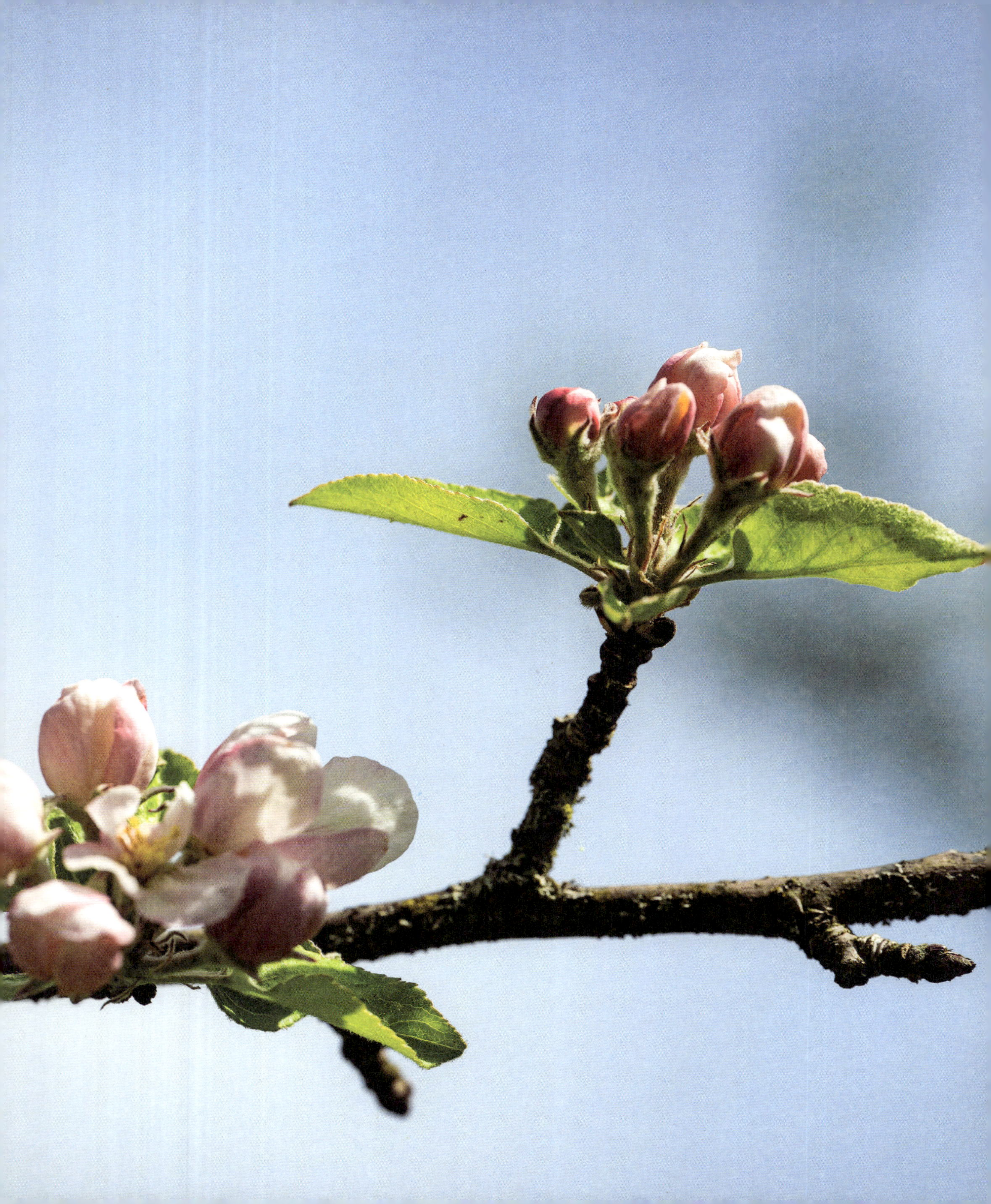

8

Der Praxistest: Schulmedizin trifft Kräuterheilkunde

Das Wort »Schulmedizin« klingt fast so, als hätten wir die Medizin in der Schule gelernt. Neben Sachunterricht, Deutsch oder Mathematik gibt es in unseren Schulen aber leider kein Fach für die Gesundheit. Was wir gelernt haben, ist, dass es eine Frau oder einen Herrn Doktor gibt, zu dem man gehen soll, wenn irgendetwas nicht in Ordnung ist. Dazu Tabletten nehmen und hoffen, dass alles besser wird. Alternative Heilmethoden, zu denen die Kräuterheilkunde gehört, lernen wir meist erst später im Leben kennen. Anscheinend hat es mit dem Glauben zu tun, dass auch andere Kräfte auf uns einwirken, die heilen können, besondere Energien, die auf keiner Skala aufscheinen. Feinstoffliche Mysterien.

Was aber ist der Unterschied in der Praxis? Wie schlägt sich die auf empirischer Erfahrung basierende Kräuterheilkunde gegen die wissenschaftliche Medizin? Beide können dem Menschen helfen, doch wie sieht es im Vergleich aus? Oder wenn man sie kombiniert?

Am Klinikum Klagenfurt haben wir einen Praxistest an zehn Patientinnen und Patienten durchgeführt, weitere Studien folgen, während Sie dieses Buch lesen.

Hier zwei Beispiele von zwei Frauen, die über chronische Schmerzen klagten. Wir haben den Arztbriefen, den Mitschriften der Behandlung und den recht kurz gehaltenen Notizen einige Erklärungen hinzugefügt.

Beginnen wir mit der Schulmedizin:

Arztbrief vom Mai 2009

Patientin | weiblich
geboren 1960

Diagnosen

- Chronisches Schmerzsyndrom
- zervikal neuropathischer Schmerz (*ein Schmerz im Bereich des Halses, der durch eine Schädigung oder Funktionsstörung des peripheren oder zentralen Nervensystems entsteht*)
- St. p. mehrfache Schulteroperationen links (*St. p. steht für Status post, was übersetzt »nach dem Zustand« bedeutet*)
- St. p. Scalenotomie links (*Entfernung der 1. Rippe*)
- St. p. SCS Sonde (*Rückenmarksstimulation*)
- St. p. intrathekaler Schmerzkatheter 2007 (*über den Katheter werden Medikamente injiziert, die Gewebe schrumpfen lassen, das gereizte Nerven bedrängt*)

Therapie/Operationen

- Fentanylpflaster in höherer Dosierung, nächster Wechsel am 12.05.2009 (*Schmerzpflaster*)
- Amitriptylin 50 mg 0-0-1 (*Amitriptylin ist ein Antidepressivum, das häufig zu Behandlung von neuropathischen Schmerzen eingesetzt wird*)
- Metamizol-Natrium-1-H2O-Tropfen bis 4 x 20 Tropfen (*Schmerzmittel*)

ofelblüten

- Kalzium und Vitamin D 1-0-1 (*Kalzium ist wichtig für die Knochen, Vitamin D fördert den Knochenstoffwechsel und hilft bei der Aufnahme von Kalzium*)
- Tetrahydrocannabidiol L 2,5 % Tropfen 3-3-3 Tropfen (*THC ist schmerzlindernd, appetitanregend und dämpft den Brechreiz*)

Anamnese

Wieder zunehmende starke, brennende Schmerzen im Bereich der linken Schulter sowie Schmerzen im Bereich der rechten Schulter. Chronische Obstipation (*Verstopfung*), Appetitlosigkeit.

Vegetative Anamnese

- Keine Allergie bekannt. Appetit deutlich reduziert.
- Chronische Obstipation

Schmerzanamnese

Chronische Schmerzpatientin, wiederum starke, brennende Schmerzen im Bereich der linken Schulter sowie zunehmende Schmerzen im Bereich der rechten Schulter.

Status Präsens/Physicus

(*Der Status präsens beschreibt den momentanen psychischen und physischen Zustand eines Patienten.*)

Die Pat. cardiorespiratorisch kompensiert, acyanotisch, anikterisch, afebril. (*das Herz-Kreislauf- und Atmungssystem ausgeglichen, azynotisch: die Haut ist nicht bläulich verfärbt, was ein Symptom für eine schlechte Durchblutung wäre, anikterisch bedeutet: ohne Gelbsucht und afebril. fieberfrei*)

Cor/Pulmo: auskultatorisch unauffällig (*Cor ist das lateinische Wort für Herz, Pulmo für Lunge, auskultatorisch bedeutet: durch Abhören feststellbar*)

Abdomen: Bauchdecke weich, kein Druckschmerz, normale Peristaltik auskultierbar. Mehrere blande Narben (*Abdomen ist der Bauch, Peristaltik ein Bewegungsmuster von Hohlorganen wie etwa dem Darm, auskultierbar ist das Abhören des Körpers, blande Narben sind nicht entzündliche Narben*)

Extremitäten: periphere Pulse palpabel, keine Ödeme (*Peripher bedeutet in der Medizin: nicht der Körperstamm, sondern Arme und Beine; palpabel steht für tastbar.*)

Die Pat. grob neurologisch unauffällig. (*Bei der Untersuchung des Nervensystems konnten keine auffälligen oder ungewöhnlichen Befunde festgestellt werden.*)

Verlauf

Die Pat. wurde multimodal betreut (*unterschiedliche Behandlungsansätze werden miteinander kombiniert*), es wurden Lidocain-Infusionen (*Betäubungsmittel, das Schmerzen lindert*) verabreicht, die Pat. war responder (*hat positiv angesprochen*) auf Lidocain.

Die weitere medikamentöse Therapie zum Zeitpunkt der Entlassung ist oben angegeben. Wegen der Appetitlosigkeit wurde mit Tetrahydrocannabidiol 2,5% Tropfen 3 x 3 gtt begonnen (*THC wirkt schmerzlindernd, appetitanregend und dämpft den Brechreiz*).

Insgesamt konnte bei der Pat. eine Stabilisierung der Lebensqualität erreicht werden.

Vereinbarte Termine: Am 18.05.2009 um 13.00 Uhr Lidocain-Infusion in der Schmerzambulanz.

Von dieser Patientin haben wir noch einen zweiten Arztbrief, mehr als zwanzig Jahre nach ihrer ersten Schmerztherapie.

Arztbrief vom Februar 2022

Diagnosen

- Chronisches Schmerzsyndrom
- St. p. Multiplen HWS-OP (*mehrere Halswirbelsäulen-Operationen)*
- Cervicobrachialgie (*vielschichtiges Beschwerdebild mit Schmerzen im Nacken-, Schulter- und Armbereich*)
- Neuropathischer Schmerz (*brennender oder stechender Schmerz)*

Entlassmedikation

- Bisoprolol (Concor COR 2,5 mg Ftbl.) – oral (*Medikament senkt den Blutdruck und die Herzfrequenz*)
  Bedarfsmedikation: bei Tachycardie (*Herzrasen*)
  1 Stück je Einnahme | Maximum je 24 h: 2 Mal

- Acetylcystein (Fluimucil 600 mg lösl. Tbl.) – oral flüssig (*ACC ist ein schleimlösender Wirkstoff*)
  1 Stück je Einnahme | Maximum je 24 h: 2 Mal
- Natriumpicosulfat (Guttalax Tropfen 15 ml) – oral flüssig (*Medikament hilft gegen Verstopfung*)
  Bedarfsmedikation: bei Obstipation
  20 Tropfen je Einnahme | Maximum je 24 h: 1 Mal
- Andere Hypnotika und Sedativa (*Passedan Tropfen 30 ml*) – oral flüssig
  Bedarfsmedikation: bei Unruhe/Insomnie (*Schlaflosigkeit*)
  20 Tropfen je Einnahme | Maximum je 24 h: 3 Mal
- Phenylephrin (VIBROCIL – Nasenspray) – nasal (*Wirkung des Medikaments führt zum Abschwellen der Schleimhäute in der Nase und zu einer Erweiterung der Atemwege*)
  1 Dosis je Einnahme | Maximum je 24 h: 2 Mal | Mindestabstand zwischen zwei Verabreichungen: 6 h
- Morphin (Vendal 5 mg/ml Saft) – oral flüssig (*unterdrückt den Schmerz*)

Allgemeine Diaetetika

- Resource 2.0 Faser Multifr. 200 ml – oral flüssig
- Fentanyl in höherer Dosierung, intermittierend kontinuierlich, alle 3 Tage (*Fentanyl ist ein synthetisches Opioid, das zu Linderung starker chronischer Schmerzen eingesetzt wird; transdermal bedeutet: durch die Haut, intermittierend: mit Unterbrechungen erfolgend, und kontinuierlich: gleichförmig*)

Grund der aktuellen Aufnahme

Die uns bekannte Patientin kommt zur geplanten stationären Aufnahme bei therapieresistenten (*Patientin spricht nicht auf die Therapie an*) Schmerzen.
Geplant die Durchführung einer Lidocain-Infusionsserie.

Status Präsens/Physicus

Patientin in reduziertem EZ (*Ernährungszustand*), normalem AZ (*Allgemeinzustand*), afebril, anikterisch, azyanotisch, kardiorespiratorisch kompensiert.
Vitalparameter bei Aufnahme: RR 140 zu 70 mmHg, (*Blutruck*), etwas tachykard mit 111 pro Minute (*diesbezüglich nimmt die Patientin intermittierend Concor 2,5 bis 5mg*)
Gewicht: 43 kg (*- 2 kg in den letzten Wochen*). Ausgeprägte schmerzbedingte Ein- und Durchschlafstörung

Verlauf

Die stationäre Aufnahme erfolgte zur wiederholten geplanten Lidocain-Infusionsserie – 10 Infusionen.

Die Patientin konnte von den Lidocain-Infusionen wieder sehr gut profitieren, sie berichtet eine Schmerzlinderung von VAS 8 auf VAS 5. (*VAS bedeutet Visuelle Analogskala, reicht von 0 bis 10 und dient zur subjektiven Schmerzwahrnehmung.*)
Im Rahmen des stationären Aufenthalts wurde ebenso die Suprascapularis-Blockade durchgeführt, damit die Patientin nicht binnen kürzester Zeit wieder ins Krankenhaus kommen muss. (*Der Suprascapularis ist ein motorischer Nerv, der für die Außenrotation des Oberarmes im Schultergelenk dient.*)

Im Rahmen des stationären Aufenthalts wurde die Patientin intensiv ergo- und physiotherapeutisch betreut, weiters erhielt sie psychologische Betreuung.

Wir entlassen die Patientin in kardiorespiratorisch kompensiertem und stabilem Zustand nach Hause.

Wir bedanken uns für die weitere Betreuung unserer gemeinsamen Patientin.

Weitere empfohlene Maßnahmen

Fortführen der bei uns erlernten ergo- und physiotherapeutischen Maßnahmen.

Allergien

nicht bekannt.

So viel zu unserer ersten Patientin und den Arztbriefen. Danach suchte sie Hilfe in der Klosterheilkunde.

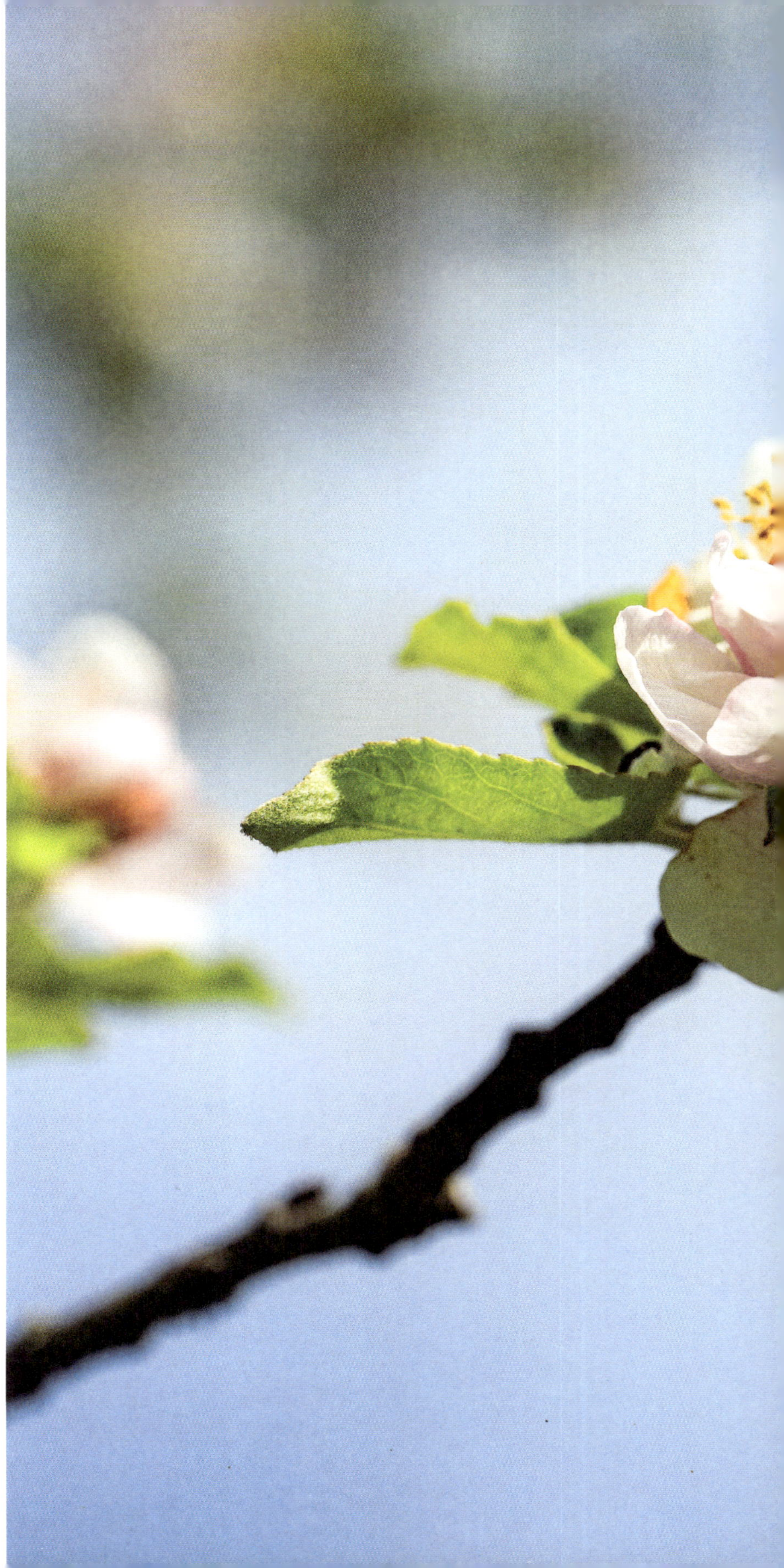

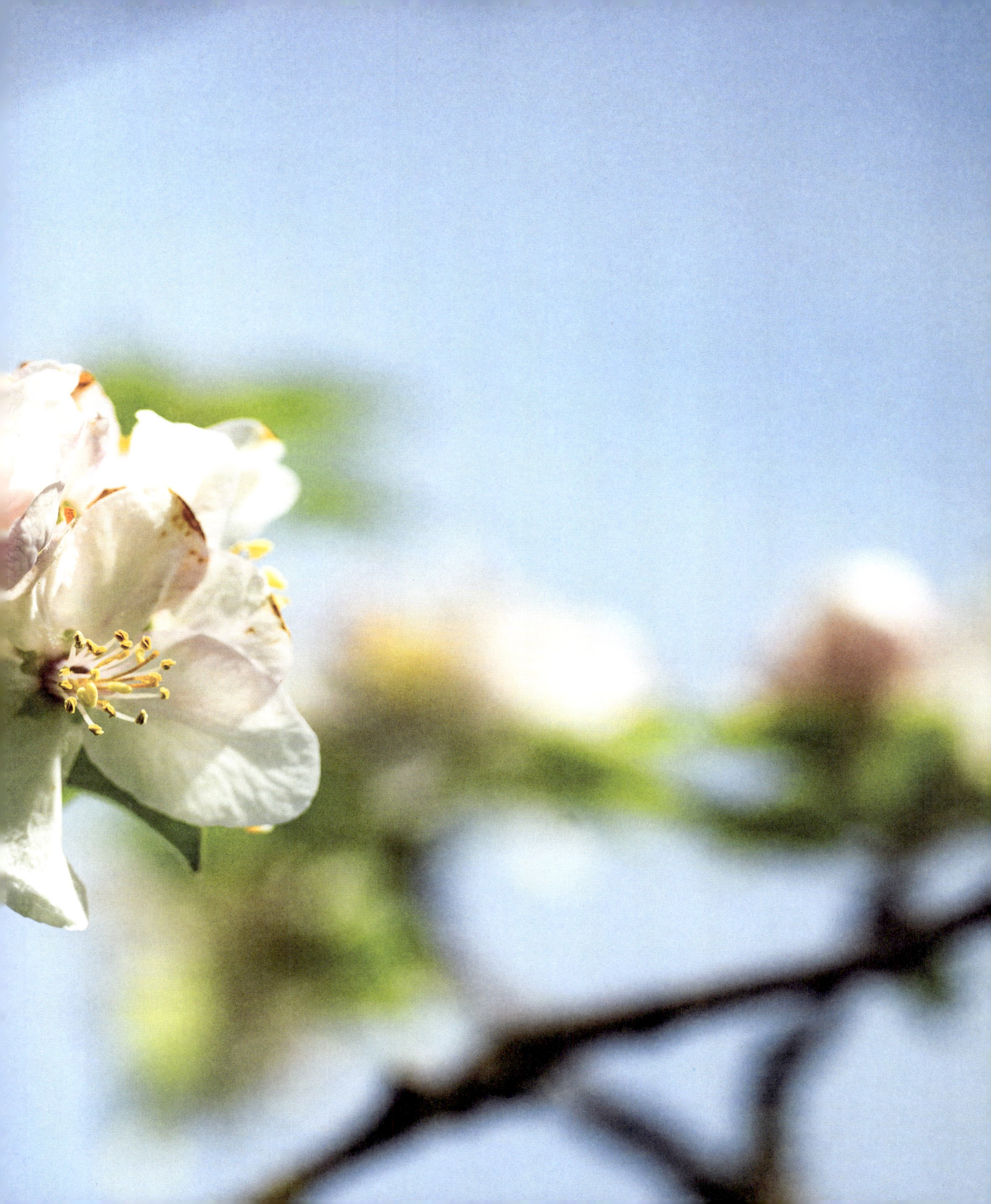

Verlauf durch Behandlung mit Klosterheilkunde

09.06.1960 – 62 Jahre alt | Seit 1995 Krankheitsleiden

OP-Halsrippenentfernung 1996, dann bis 1999 immer wieder Operationen nach einem Sehnenriss in der Schulter.
2015 machte ihr wieder die Halswirbelsäule zu schaffen – permanente Verschlechterung ganze linke Seite
Sie hat sechs Geschwister, aber seit 30 Jahren keinen Kontakt; eine Schwester hatte eine Schilddrüsen-OP.

- Konstante Schmerzen. Verwendet viel Eis – wird schon schwierig wegen Blasenbildung – gereizte Haut!
- Isst nichts – nur Frühstück, allein Gerüche lösen schon Brechreiz aus.
- Aber das ganze Leben macht ihr Freude. Hat Kinder und sieben Enkelkinder: »Viele glauben nicht, dass ich große Schmerzen habe.«
- Vater war Alkoholiker, starb an Varize (*Krampfadern*) in der Speiseröhre mit 44.
- Kein Kontakt zur Mutter.
- Es müsste sich nichts ändern, nur Schmerzen weggehen.
- Vor ein paar Jahren Psychotherapie.

- Sympathiepflanze: immer schon Lavendel
- Unsympathische Pflanze: Kaktus
- Lieblingsfarbe: Schwarz

- Mandala sympathisch: Feige/Zistrose und Vogelbeere/Johanniskraut
- Mandala unsympathisch: Kastanie/Hafer

Pflanzliche Medikation

- Feige und Zistrose jeweils 21 Tropfen (3 x 7) in 250 ml Wasser und den ganzen Tag über schluckweise trinken. *(Die Feige wirkt antibakteriell, regt den Stoffwechsel an und hilft gegen Müdigkeit. Die Zistrose wirkt entzündungshemmend und antioxidativ und gilt auch als Heilmittel gegen Magenprobleme.)*

Juli 2022 Verlaufsgespräch

- Am Anfang leichte Wirkung, leichte Minderung – nach 14 Tagen hat es nichts mehr gebracht. Vermutung, dass sie zu viel vom Schmerzpflaster hat.
- Hatte am Anfang das Gefühl, dass sie ausgeglichener und ausbalancierter ist. Dachte, dass sie weniger von den Schmerzmitteln braucht. Gefühl, als ob sie Psychopharmaka nehmen würde. War sehr angenehm. Wäre ausreichend gewesen, innere Ruhe zu haben.
- Puls ist hoch. Hat sie seit der letzten Impfung, bekommt das nicht in den Griff.
- Hat guten Mann, der alles zu Hause macht, zwei Töchter die ihr helfen, sieben Enkel.
- Viel baden mit den Enkelkindern.
- Staubsaugen macht sie nicht mehr, weil das nicht mehr geht. Abstauben oben geht auch nicht mehr. Alles, was anstrengend ist für die Hände, macht sie nicht mehr.
- Möchte keine Operationen mehr.
- Hat sich mit der Situation arrangiert.
- Was wäre als Ziel anzustreben? – Dass der Schmerz weniger wird.
- Bezüglich Appetit hat sich nichts geändert. Sie geht weg, wenn gekocht wird. Es macht zu und geht nicht. Gerüche ekeln sie an. Weckerl mit Schoko, Frucht und Käse kann sie essen: »Das esse ich mit Appetit.«
- Toilettengeruch ist auch schrecklich. Das ist immer extremer geworden.
- Gab es Dinge in Kindheit, die sie gar nicht gemocht hat? Darauf fällt ihr auf Anhieb nichts ein. Vater war Alkoholiker und ist früh gestorben. Den Kindern gegenüber war er nicht aggressiv, der Mutter gegenüber schon. Musste Mutter verteidigen. War aber Vaters Liebling. In der Geschwisterreihe ist sie die Dritte.
- Gab es in der Kindheit Auseinandersetzungen, an die sie sich erinnert? Nach Gasthausbesuchen Vaters Beschimpfungen und Handgreiflichkeiten gegenüber der Mutter.
- Mit 16 von zu Hause ausgezogen und den Kontakt komplett abgebrochen. Um Ruhe zu haben von allen und ein eigenes Leben zu leben. Mit 18 lernte sie ihren Mann kennen. Der hat das jetzt über 40 Jahre ausgehalten. Sie will nur keinen Mann, der trinkt. Hat mit ei-

ner Tante guten Kontakt. Vier von den fünf Brüdern haben Alkoholprobleme.

- Sie hat wenig Schlaf – nur bis zu drei Stunden nachts. Schaut bis Mitternacht fern. Schläft eine Stunde, dann wieder wach. Rauchen, lesen, dann wieder Versuch zu schlafen. Diese drei Stunden reichen aber, sie fühlt sich wohl, ist nicht müde.
- Ihr Leben läuft normal, wie jedes andere auch. Im Monat gibt es zwei oder drei Tage, an denen es gar nicht geht, dann zieht sie sich zurück.
- Ende des Jahres steht der Umzug bevor.
- Große Abneigung gegen Gewalt. Vermutlich von zu Hause geblieben. Früheste Gewalterfahrung: Selbst nicht, als sie sechs oder sieben war in der Familie, in der Schule auch, Lehrer haben vor allem einen Burschen vom Bauernhof malträtiert und geschlagen. Die Lehrer haben ein Mädchen nicht aufs Klo gehen lassen. Sie musste sich in die Ecke stellen, machte in die Hose und wurde nach Hause geschickt – auch im tiefsten Winter. Das hat sie bis jetzt niemandem erzählt.

Neue Medikation

- 3 x 7 Tropfen Johanniskraut und Hafer
  1 x Johanniskraut (*ist vor allem als natürliches Antidepressivum bekannt*)
  1 x Hafer (*Hafer senkt den Blutzucker- und Cholesterinspiegel*)

Verlaufsgespräch Oktober 2022

- Ihr wurde von den Tinkturen schlecht. Beim ersten Mal angenehm, jetzt Übelkeit nach Einnahme.
- Gerüche sind nach wie vor schwierig – Übelkeit. Beim Geschmack nicht.
- Suchte sich Vogelbeere und Linde aus. 14 Tropfen an einem Tag von der einen, dann von der anderen in 250ml Wasser über den Tag hinweg trinken. (*Linde wirkt gegen Infekte, aber auch schleimlösend. Vogelbeere hilft bei Magenbeschwerden und bei Rheuma oder Gicht.*)
- Übelkeit kommt am späten Nachmittag – Einnahme erfolgt morgens.
- Nimmt folgende Medikation: Durogesic, Vendal, Saroten, Concor (*Durogesic ist ein Schmerzpflaster, Vendal ein Schmerzmittel, Saroten gegen Depression, Concor wirkt stressabschirmend für das Herz*)
- Mittendrin im Umzug.

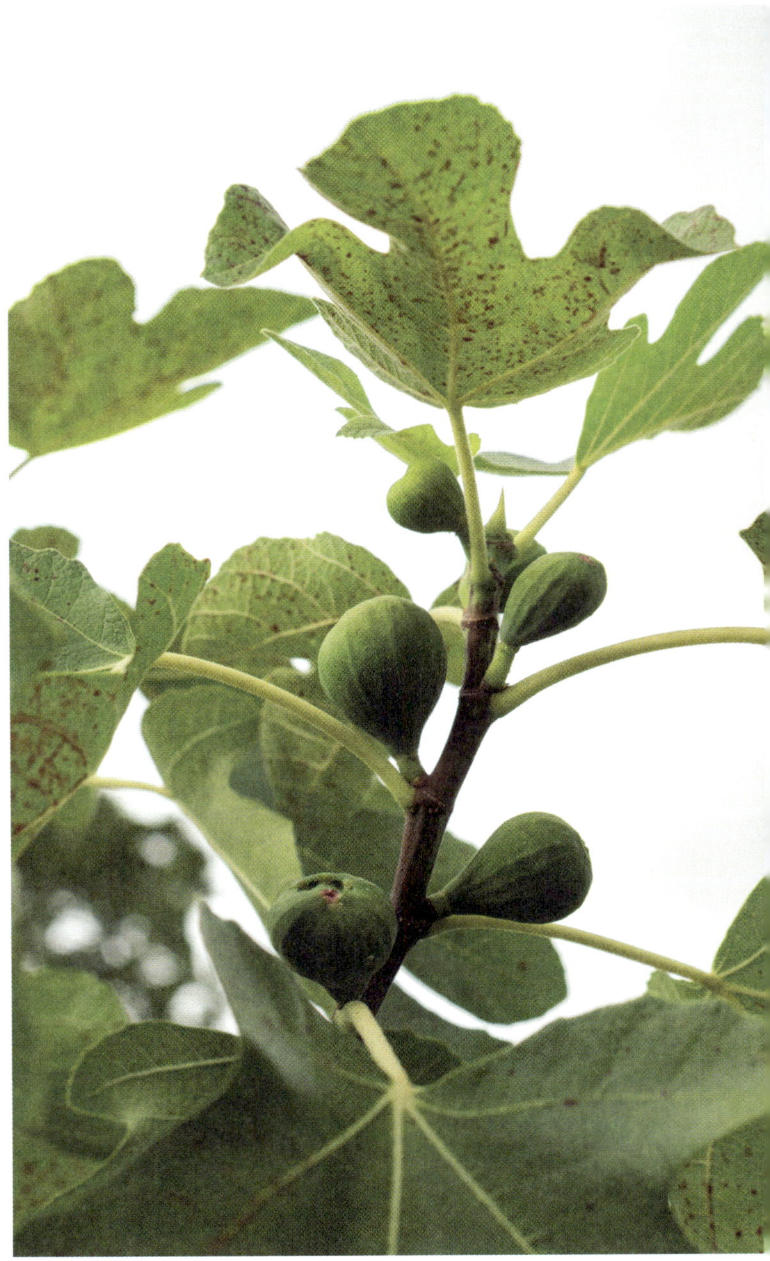

Feigenbaum

Verlaufsgespräch Dezember 2022

- Linde hat anscheinend die Übelkeit verringert. Appetit ist größer geworden. War sogar einmal zum Essen (!!), was schon Jahre nicht möglich war; hat Lachsnudeln gegessen (!!!).
- Kann sich zu Menschen beim Essen dazusetzen, was vorher auch nicht möglich war.
- Toilettengeruch ist der schlimmste Geruch.
- Knoblauch und Zwiebel beim Kochen zu riechen, geht gar nicht. Als fertige Speise dann wieder ok.
- Nimmt 21 Tropfen von der Linde in 250ml Wasser über den Vormittag hinweg.
- Vogelbeere hat einmal beim Durchatmen geholfen, nimmt sonst die Vogelbeere nicht regelmäßig.
- Von den Schmerzen her ist es gleich – ist sogar bei der rechten Hand noch etwas dazugekommen – nach einem Sehnenriss??
- Nimmt nach wie vor Fentanylpflaster
- Schlaf: Drei bis vier Stunden in der Nacht, nimmt keine Schlafmittel, möchte es auch nicht, weil sie so viel Morphium bekommt.
- Heute sehr gut drauf. Freut sich über den Umzug, ist jetzt näher bei ihren Töchtern.
- Farngeist zum Einreiben, täglich (*Farngeist gilt als Schmerzmittel.*)

Sehen wir uns einmal den Arztbrief unserer zweiten Patientin an.

Arztbrief vom April 2013

Weibliche Patientin | geboren 1973

Diagnosen

- R52.1 Chronischer unbeeinflussbarer Schmerz (*R52.1 ist der medizinische Code für chronischen unbeeinflussbaren Schmerz, F45.4 und F33.2 sind ebenfalls die Codes für die daneben stehende Diagnose*)
- F45.4 Anhaltende somatoforme Schmerzstörung
- F33.2 Rezidivierende depressive Störung, gegenwärtig schwere Episode ohne psychotische Symptome
- z. n. ventraler und dorsaler WS-Stabilisierungs-OP (*z n. ist der »Zustand nach«, ventral steht für: den Bauch betreffend, dorsal ist das Gegenteil und bedeutet: rückseitig oder den Rücken betreffend*)

Verlauf

Die Patienten wurde zur geplanten SCS (*Rückenmarksstimulation*)-Sondenimplantation an unsere Station übernommen, welche am 26.06.2013 komplikationslos durchgeführt wurde.

Die postoperative Betreuung war unauffällig.

Therapieempfehlung ergänzend zur vorbestehenden Medikation

- Neodolpase 250 ml i.v. bis 2 x 1 pro Tag (*zur Behandlung von akuten Schmerz- und Entzündungszuständen, wie etwa nach Operationen*)
- Cefuroxim 500 mg p. o 3 x 1 bis zum Ende der Austestphase (*Antibiotikum gegen bakterielle Infektionen*)

Vereinbarte Termine

- Kontrolltermin am 30.04. 12.00 Uhr ZISOP-Ambulanz (*Schmerzambulanz*)
- Verbandswechsel + KO (*Körperoberfläche*)

Entlassungsbrief vom Mai 2018

Eingriffe

- 18.05.2018: SCS 1 quadropolare Sonde epidural (*Sonde mit vier Polen, eingesetzt im Epiduralraum, zwischen Knochenhaut und Wirbelkörper*)

Diagnose

- Defekte SCS-Sonde epidural
- Chronisches lumboischiales Schmerzsyndrom (*Schmerzen in der Lendenwirbelsäule*)
- Z. n. Stabilisierung LWK 5 /SWK 1 ALIF mit dorsaler Spondylodese (*LWK ist der Lendenwirbelkörper, SWK der Sakralwirbelkörper; bei einem ALIF wird eine Bandscheibe entfernt und ein Platzhalter aus Kunststoff eingesetzt; eine Spondylodese ist eine Wirbelsäulenversteifung*)

- Im KH Stolzalpe 2004 und Zustand nach Implantation epiduraler Stimulationssonden 26.4.2013-
- Depressio-Panikstörung

Therapie/Operationen

- Sondenrevision der defekten SCS-Sonde am 18.05.2018 (*eine Revision ist in der Medizin eine erneute Behandlung*)

Anamnese

Pat. klagt seit Jahren über chronische Lumbalgien (*Rückenschmerzen*) mit Ausstrahlung in beide Oberschenkel und Unterschenkel. Im Jahr 2004 wurde eine Stabilisierungsoperation im Krankenhaus Stolzalpe durchgeführt (*ALIF LWK 5 /SWK 1 mit dorsaler Spondylodese*). Die Schmerzen haben sich dadurch aber nicht deutlich gebessert. 2013 ist an unserer Abteilung die Implantation epiduraler Stimulationssonden sowie des Impulsgebers erfolgt, darunter zeigte sich eine Besserung der Schmerzsymptomatik.
Aktuell ist der Pat. nun eine erneute Schmerzzunahme aufgefallen. Bei Überprüfung zeigt sich eine der beiden Sonden defekt. Es wird die Indikation zur Sondenrevision gestellt.

Bei Aufnahme die Pat. mit Krücken mobil; es sind keine höhergrad. Paresen objektivierbar. (*Als Paresen werden die unvollständigen Lähmungserscheinungen der Skelettmuskulatur zusammengefasst.*)
Keine Blasen-/Mastdarmstörung, keine Reithosenhypästhesie (*eine verminderte Sensibilität der Haut*).
Stechende Schmerzen lumbal mit Ausstrahlung Richtung inguinal und gluteal (*zur Leistengegend und zum Gesäß*) sowie nach dorsal am ehesten Dermatom S1 bds. (*Dermatom ist ein Hautbereich, der von sensiblen Fasern einer Nervenwurzel versorgt wird, S1 ist der 1. Kreuzbeinwirbel, bds steht für beidseits.*)

Entlassungsstatus

Gebesserte Schmerzintensität blande Wundverhältnisse (*Falls Sie vergessen haben, was »blande« bedeutet: Das sind nicht entzündliche Wundverhältnisse.*)

Weitere empfohlene Maßnahmen

- Körperliche Schonung
- Wundkontrolle und Nahtentfernung am 28.05.2018 beim Hausarzt. Kontrolle bzw. Adaptierung der Einstellung über Techniker bzw. Schmerzambulanz nach Vereinbarung.

Empfohlene Medikation

- Fentanyl 100µg-Pflaster alle 72 Stunden (*Schmerzpflaster*)
- Quetiapin XR 400 0-0-0-1 (*Antipsychotikum, wird gegen Depressionen eingesetzt*)
- Quetiapin 25 1-0-0-2 (*hat auch eine sedierende Wirkung und verringert Spannungen, Wahn oder Halluzinationen*)
- Prothipendylhydrochlorid forte 80 0-0-0-1 (*wirkt schlafanstoßend*)
- Hydroxyzindihydrochlorid 25 mg?? 1-1-1-1 (*soll Angst und Spannungszustände auflösen*)
- Duloxetin 60 mg 1-1-0-0 (*wirkt stimmungsaufhellend*)
- Mirtazapin 30 mg 0-0-1 (*Tetrazyklikum wirkt gegen depressive Erkrankungen und Insomnie*)
- Pregabalin 150 mg 1-1-2 (*gegen periphere und zentrale neuropathische Schmerzen*)
- Hydromorphon 2,6 mg bei Schmerzen (*starkes Schmerzmittel*)
- Metamizol-Natrium 1 H2O 500 mg 1-1-1-1 (*ebenfalls ein Schmerzmittel*)
- Pantoprazol 40 mg 1-0-0 (*wirkt gegen Magen- und Sodbrennen*)
- Diclofenac 50 mg bei Bed. (*Schmerzmittel*)
- Bisacodyl Drg. 0-0-0-2 (*gegen Verstopfung*)
- Tetrahydrocannabidiol 3 Tropfen-3 Tropfen-3 Tropfen
- Metoclopramid 10 mg bei Übelkeit (*Mittel gegen Erbrechen*)
- Colecalciferol (*Vitamin D3*) 5 Tropfen 1-0-0 (*zur Vorbeugung bei einem Risiko eines Vitamin-D-Mangels*)

Ggf. Reduktion der Schmerzmedikation über Schmerzambulanz/Hausarzt

ZISOP Ambulanzbericht vom April 2023

Diagnosen

Zustand nach Stabilisierung LWK 5/SWK 1 im Jahre 2004

Verlauf

Die Patientin kommt geplant zur Kontrolle nach einem Jahr bei bekannten Diagnosen.
Sie berichtet, dass es ihr gut geht, sie ist sehr zufrieden.
Den NRS (*numerische Rating-Skala für Schmerzen*) gibt sie durchschnittlich mit 4 an; damit ist sie zufrieden.

- Hydromorphon wurde von ihr von 2,6 mg auf 1,3 mg reduziert.
- Truxal 15 mg abgesetzt (*wirkt gegen Angstzustände und Schlaflosigkeit*)
- Temesta abgesetzt (*Beruhigungsmittel*)
- Matamizol-Natrium-1-H2O-Tabletten nimmt sie nur noch bei Bedarf ein.

Auf ihren Wunsch wird mit ihr vereinbart, Fentanyl auf 87,5 μg pro Stunde TTS (*Transdermales therapeutisches System*), Wechsel alle drei Tage zu reduzieren.
Zusätzlich Catapresan-Tabletten (*senken den Blutdruck*), eine ½ Tablette bis zu 4 x täglich bei Entzugssymptomatik.

Schmerzintensität/Schmerzlinderung in %

Durchschnittlich 4

Verlauf durch Klosterheilkunde

- Pensionistin, machte Hotelfachschule, arbeitete im Gastgewerbe.
- Hatte ein Leben lang zwei Baustellen: Schlimme Kindheit mit Gewalt und Sexualtraumata und Geburtsfehler (Lendenwirbel nicht ganz gewachsen), hat Angst- und Panikattacken.
- Ist seit 20 Jahren Schmerzpatientin. Möchte wegkommen von den Opiaten. Hat Angst, dass Körper diese nicht mehr aushält. Sie sei abhängig von Fentanyl und Opiaten. Bei Depression ist alles schwer. Keine Kraft für Positives. Spürt Druck auf der Brust. Schließt sich dann ein. Telefonieren geht dann gar nicht. Schämt sich, dass das nicht geht.
- Pat. ist seit 31 Jahren verheiratet, mit Höhen und Tiefen. Wohnt in St. Michael.
- 2004 hatte sie zwei Operationen in vier Tagen. Diese Form der Deformation (ihres Lendenwirbels) hätten die Ärzte noch nie gesehen.
- 2009 massive Selbstmordgedanken.
- Hat immer Schmerzen – Messerschmerzen, es sticht immer, und Nervenschmerzen, als ob das Bein zusammengedrückt würde.
- Hat zwei Kinder. Ihr Mann müsse viel aushalten. Sie hatten gemeinsame Phasen, die nicht leicht waren.
- Vor zwei Jahren wurde ihre Gebärmutter entfernt. Sie wurde jahrelang vom Vater und Ziehsohn der Großmutter missbraucht. Seitdem habe sie immer Unterleibschmerzen.
- Hat zwei jüngere Schwestern.
- Schwieriges Verhältnis zu Vater und Mutter.
- Hat das Gefühl, dass sie nie jemand beschützt hätte.

- Sympathiepflanze: Nadelbaum, Moos, Gänseblümchen, Leberblümchen, Krokusse
- Positive Mandalas: Kastanie und Feige, Storchenschnabel und Zistrose
- Mandala unsympathisch: Fichte und Mädesüß

Pflanzliche Medikation

- Gänseblümchen (*gilt als stoffwechselanregend, schleimlösend und entzündungshemmend*)
- Feige
- Storchenschnabel (*wird vor allem bei Magen-Darm-Entzündungen und Leber- oder Galleerkrankungen verwendet*)
- Zistrose 3 x 5

Verlaufsgespräch Oktober 2022

Kräutermedikation war sehr gut, hat ihr Stabilität gegeben. Bringt Erleichterung. Gänseblümchen, Feige, Storchenschnabel und Zistrose 3 x 5

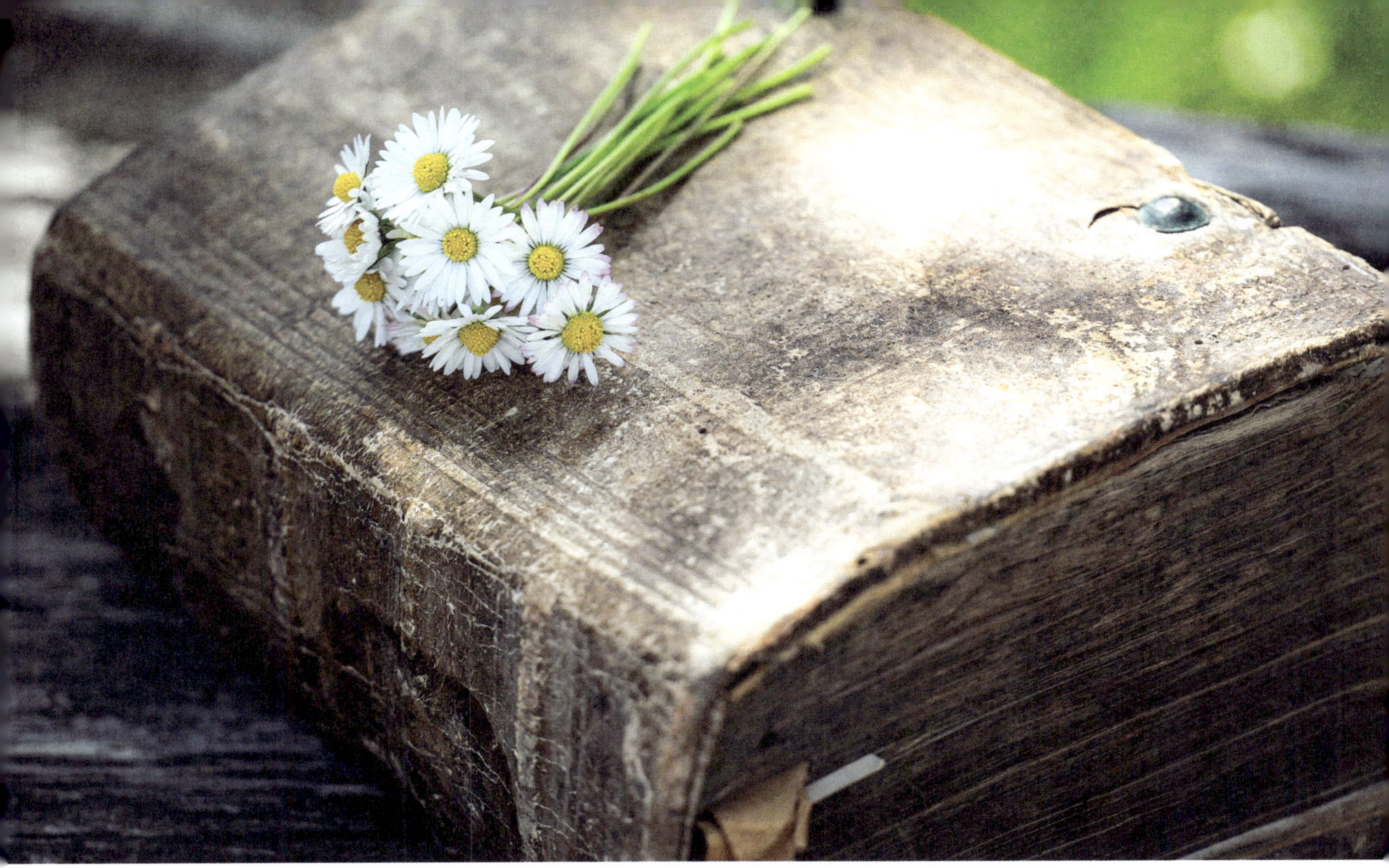

Gänseblümchen

Verlaufsgespräch Dezember 2022

»Danke, dass ich herkommen hab dürfen«, sagte sie beim Hereinkommen, aber auch, dass jeder Tag eine Herausforderung für sie sei.

Es war eine Phase der Stabilität. Jetzt ist es wieder etwas schwieriger. Habe eine Phase der Angst. Schmerzen sind auch fordernd. Das Psychische ist aber herausfordernder.

- Hat im Moment keine Psychotherapie. Therapeutin in Pension. Hätte zwar die Möglichkeit einer Gruppentherapie gehabt, wäre aber nichts gewesen. Ist auf der Suche und Warteliste.
- Welche Themen sind drückend und herausfordernd? Kindheitserlebnisse und die Lage in der Welt. Ist ein Harmoniemensch. Zuerst Corona, dann Ehemann arbeitslos, dann Krieg. All das zu den Altlasten ist sehr belastend.
- War immer schon sehr ängstlich. Kann sehr schwer schlechte Nachrichten lesen. Vor allem, wenn es über Gewalt und Missbrauch geht.
- Albträume sind wieder verstärkt da, zum größten Teil immer die gleichen Träume. Hat die Technik des Klarträumens gelernt. Der Missbrauch kommt immer wieder im Traum vor, der Ort, der Geruch. Sie spürt im Unterleib diese Schmerzen, gewürgt zu werden, bekommt wieder keine Luft.
- Durch Medikation kann sie einschlafen, durchschlafen geht nicht.

Neue Medikation

- Gänseblümchen, Storchenschnabel, Passiflora 3 x 7 (wirkt beruhigend und schlaffördernd)
- Gute-Nacht-Tropfen: 20 Tropfen vorm Zu-Bett-Gehen.
- Verdauung ist nicht gut, Fentanyl lähmt die Verdauung, hat Blähungen.

Das Ergebnis der Untersuchung wurde von Prim. Univ.-Prof. Dr. Rudolf Likar publiziert. Er ist Vorstand der Abteilung für Anästhesie und allgemeine Intensivmedizin am Zentrum für Interdisziplinäre Schmerztherapie, Onkologie und Palliativmedizin des LKH Klagenfurt:

»Wir führten eine Untersuchung bei Patienten durch, bei denen neben der wissenschaftsorientierten Medizin auch die Klosterheilkunde durchgeführt wurde, wie sie anhand zweier Fallberichte lesen können. Fünf Männer und fünf Frauen nahmen an dieser Untersuchung teil. Das mittlere Alter war 55,9 Jahre.

Patient/Patientin wurden mit folgenden Diagnosen eingeschlossen: Thoracic-outlet-Syndrom, Neuropathische Schmerzen, Persistent Spinal Pain Syndrome nach mehrfachen Wirbelsäulen-Operationen, Patienten nach Verkehrsunfall, massive neuropathische Schmerzen im Bereich der Hand, Sympathische Reflexdystrophie, Schmerzen im Thoraxbereich, Thorakodynie.

Folgender Fragebogen wurde ausgefüllt: Depression Score, HADS (*Hospital Anxiety and Depression Scale*), Schmerzempfindung affektiv, sensorisch, Lebensqualität.

Die Lebensqualität wurde auch im Hinblick auf Bewegung untersucht.

Man sieht nach 6 Monaten eine Veränderung im HADS hinsichtlich Ängstlichkeit und Depressivität. Die Schmerzempfindung hat affektiv sensorisch eine signifikante Besserung nach 6 Monaten. Auch eine deutliche Verbesserung der Lebensqualität und eine deutliche Verbesserung der Beweglichkeit, wobei bei Inaktivität der Lebensqualität kein Unterschied ist.

Schlussfolgerung

Die Kombination der wissenschaftlich orientierten Medizin mit der ganzheitlichen Betrachtung durch Klosterheilkunde bringt dem Menschen eine Verbesserung der Lebensqualität, auch Reduktion der Angst und Depression. Bei chronischen Schmerzpatienten ist es sinnvoll, den Menschen nach dem biopsychosozialen Schmerzmodell zu betrachten, das heißt Eingehen auf den körperlichen, psychischen und sozialen Schmerz, und auch die Therapie mit komplementärmedizinischen Methoden zu erweitern.«

Kurzum: Die Wissenschaft und die Klosterheilkunde schließen einander nicht aus, im Gegenteil: Werden sie kombiniert, bündeln sich die Heilkräfte.

»Die Wissenschaft und die Klosterheilkunde schließen einander nicht aus, im Gegenteil: Werden sie kombiniert, bündeln sich die Heilkräfte.«

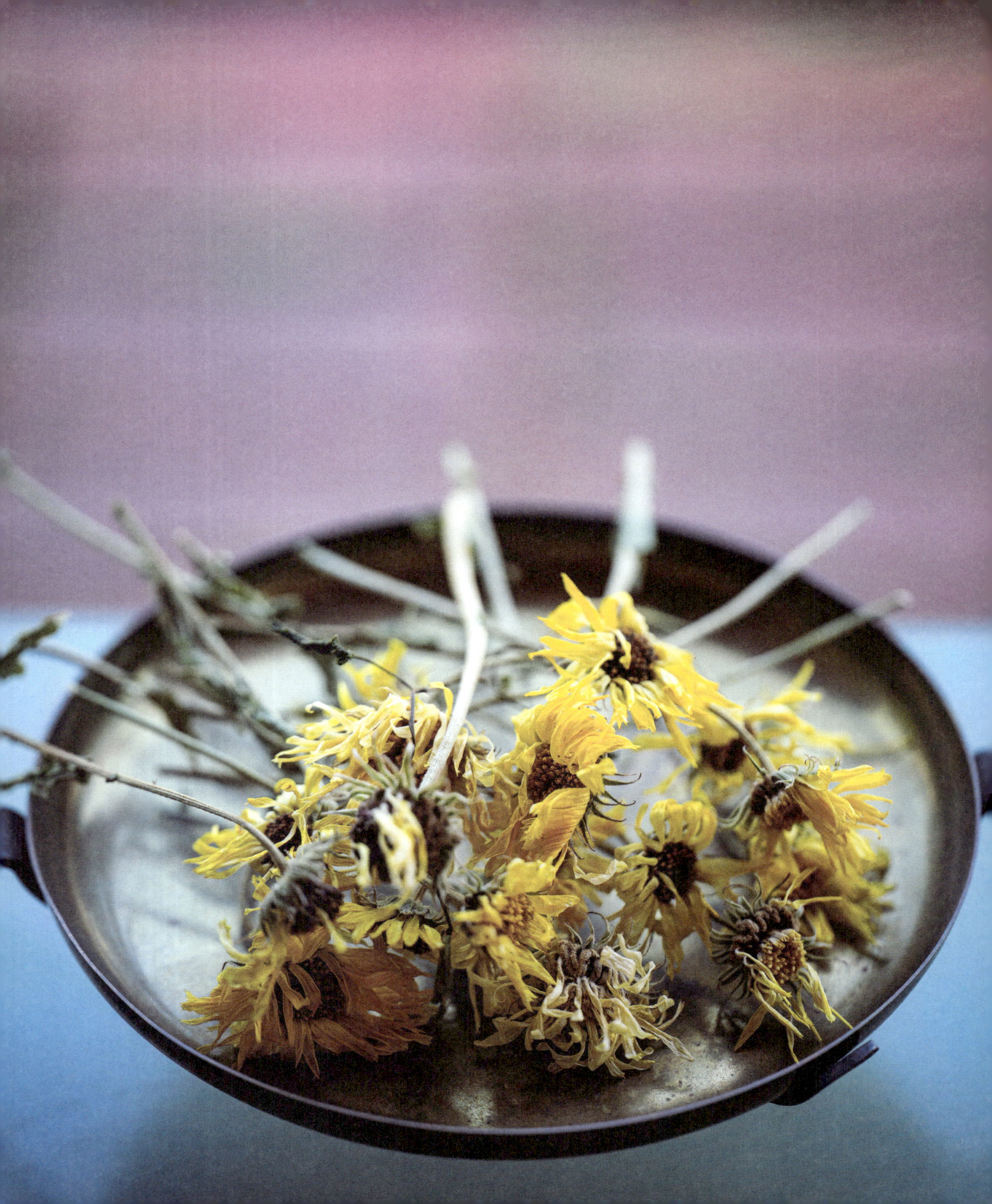

9

Krassimira ist da: Eine Kraft, die heilen kann

Blicken wir noch einmal über den Tellerrand der Mönche zum Zenit der Klosterheilkunde und darüber hinaus. Wir Autoren dürfen eine besondere Frau vorstellen: Krassimira Dimova. Sie war lange Zeit in Bulgarien als Journalistin tätig, bis ein Erlebnis ihr Leben vollkommen veränderte: Sie verspürte plötzlich eine Kraft, als hätte sie ein Stromschlag getroffen. Aber mit dieser Kraft konnte sie heilen. Als Heilerin arbeitete sie viele Jahre lang in Kärnten. Für manche Ärzte mag das Humbug sein, Voodoo-Kram. Für uns nicht. Aber lesen Sie selbst.

Krassimira ist da. Grellgelbe Bluse, kurze, lockige Haare, an den Seiten ergraut, sie trägt Perlenkette und eine Brille. Ihre Art zu sprechen hat etwas Unmittelbares, da schwingt eine Energie mit, spürbar. Sie erzählt ausführlich und eindringlich und genau das wirkt wohltuend.

Wie sind Sie zu den Kräutern gekommen?

Meine Uroma war eine große Hexe, auch Dorfrichterin. Meine Oma hat immer mit ihr Kräuter gesammelt. Im Keller oder in der Scheune hingen viele Sträußchen zum Trocknen. Wenn jemand vorbeikam und Magenschmerzen hatte, sagte die Oma sofort: »Warte, warte! Ich bringe dir Kräuter.«

Wenn wir zur Tante gingen – das waren ungefähr zehn Kilometer über die Berge –, erklärte mir Oma die Kräuter, die am Wegesrand wuchsen und wogegen sie gut sind. So lernte ich schon als Kind viele Kräuter kennen. Dann hat sie mich darauf aufmerksam gemacht, dass die Kühe, die dort auf der Alm weideten, die bitteren Kräuter wie beispielsweise Tausendgüldenkraut, Schafgarbe oder Johanniskraut nie mitgefressen haben. Und dann plötzlich, als wir einmal zurückgegangen sind, haben sie genau diese Kräuter gefressen. Oma sagte: »Wenn sie Durchfall haben, dann fressen sie diese Kräuter. Das Tier weiß, was es braucht. Aber wir werden jetzt einige Tage die Milch nicht trinken, weil sie bitter sein wird.« Ich lernte schon früh, dass Kräuter eine Wirkung haben.

Besonders dankbar bin ich meinen Großeltern für das Gottesbild, das sie mir tief ins Herz geprägt haben.

Wenn es geblitzt hat, lachte Oma und sagte: »Hast du gesehen, Opa Gott zündet seine Pfeife an.« Wenn es gedonnert hat: »Opa Gott fährt mit dem Pferdewagen über den steinigen Weg.« Wenn der Regenbogen kam, lachte sie und meinte: »Der Regen hat den Gürtel von Opa Gott nass gemacht und jetzt trocknet er ihn.«

Dieser Opa Gott war nie strafend oder drohend. Er konnte sich nur freuen, wenn wir alles richtig machten, oder traurig sein, wenn wir schlimm waren. Einmal saß ich mit Oma auf einer Bank vor dem Haus und eine Ameise kroch an meiner Hand vorbei. Ich zerdrückte sie. Die Oma schlug entsetzt die Hände zusammen und sagte: »Warum hast du die Ameise getötet? Sie hat dich nicht einmal gezwickt. Weißt du, wie ihre Mama weinen wird und ihre Geschwister und ihre Tanten? Und Opa Gott

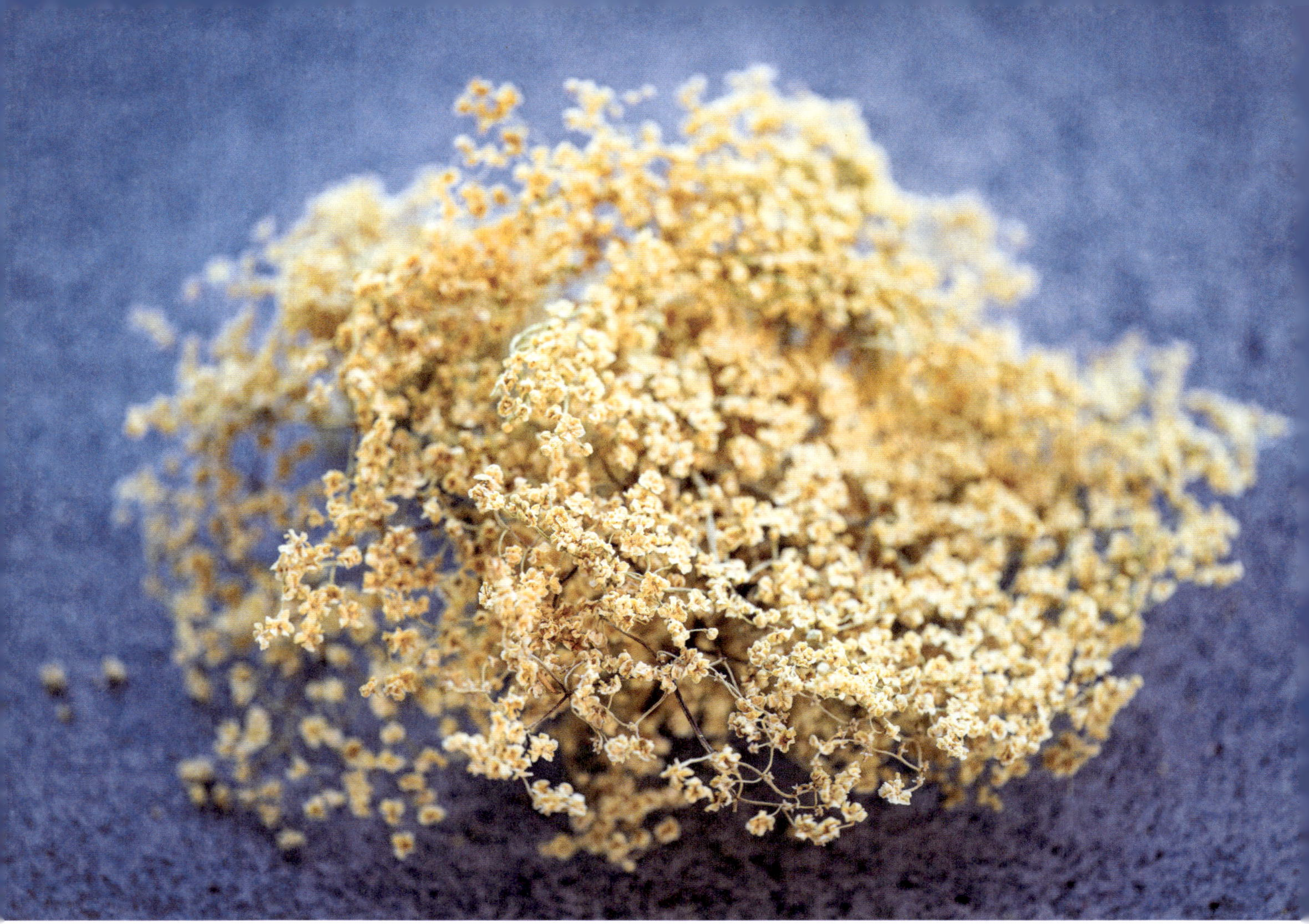

Getrocknete Holunderblüten

wird sehr traurig sein und er wird dich auch fragen, warum du diese Ameise getötet hast.«

Ich dachte mir: In einem Ameisenhaufen kann man annehmen, dass es eine große Verwandtschaft gibt. Aber dass Opa Gott sich für eine einzige Ameise interessiert? Damit hatte ich nicht gerechnet.

Ich war vier Jahre alt, aber ich habe für immer begriffen, dass alles miteinander, mit uns und mit Gott verbunden ist und dass ich nie etwas machen darf, das die Frage nach dem Warum nicht aushält. Gott war die Ameise genauso wichtig wie ich.

Am liebsten schlief ich bei Oma und Opa, weil ich mich dort sehr glücklich und beschützt fühlte. Am Abend legte Opa seine dunkelbraune Kleidung aus grober, handgewebter Wolle ab und setzte sich mit dem langen weißen Leinenhemd vor die alte Papierikone aus dem Rilakloster. Er begann mit Gott zu sprechen: »Gott, du siehst, ich gehe schlafen. Gott, ich bin zufrieden: Das Obst reift, die Ernte ist gut, das Vieh gedeiht und meine Leute sind gesund. Gott, schau, dass es morgen auch so ist.«

Er bekreuzigte sich und Oma auch, die danke sagte – ich wusste nie, ob für Gott oder für Opas Gebet –, und sie gingen schlafen, glücklich, zufrieden und dankbar. Bis heute ist das auch mein Gebet.

Wie haben Sie die Energie bekommen? Was ist da passiert?

Ich weiß bis heute nicht genau, was geschehen ist. Ich weiß nur, dass es ein ganz normaler Tag war, an dem ich das Bad gestrichen habe. Ich war ziemlich arm und hatte kein Geld für Fliesen im Bad. Das Bad mit WC war winzig. Ich wollte Sonnenblumen hineinmalen. Dann erinnere ich mich noch, dass ich einen Kaffee trinken wollte und in die Küche gegangen bin. Dann war da plötzlich ein grelles weißes Licht – so hell wie von einem Schweißgerät. Mehr weiß ich nicht. Allerdings muss ich es von der Küche bis ins Wohnzimmer geschafft haben, weil als meine Tochter um 14 Uhr nach Hause gekommen ist, hat sie mich bewusstlos im Wohnzimmer gefunden. Sie holte einen Arzt. Er sagte, es sei ein Herzinfarkt, rief sofort die Rettung, und während er mir den Puls gemessen hat – er hatte eine Sehnenscheidenentzündung –, ist ihm heiß geworden. Genau dort, wo es ihm weh getan hat. Dann war sein Schmerz verschwunden. Er sagte zu mir: »Es klingt unglaublich, aber ich denke, du hast einen biologischen Zusammenbruch, weil du irgendeine Energie bekommst, die der Körper einfach nicht aushält.«

Ich habe nicht an solche Sachen geglaubt, habe mich für so etwas nie interessiert. Da ich Journalistin war, war ich sehr sensibilisiert, was die Wahrheit betrifft. In einem kommunistischen Staat wirst du gezwungen, Dinge zu schreiben, die nicht stimmen. Ich habe es immer vermieden, Informationen zu schreiben, weil da absurde Dinge dabei waren. Deswegen habe ich Essays, Porträts, philosophische Überlegungen und Erzählungen geschrieben. Die Leute haben mir gesagt: »Wenn wir die Zeitung öffnen, schauen wir immer zuerst, wer die Autoren sind, und wenn wir deinen Namen sehen, lesen wir es, weil wir wissen, du lügst nicht.«

Und nun passierte mir plötzlich etwas und ich wusste nicht, wieso. Ich wusste auch nicht, woher diese Hitze kam, ich wusste nicht, wie sie wirkte – gar nichts. Ich hatte Angst, weil ich keine Ahnung hatte, ob ich mit dieser Gabe Schaden anrichten oder helfen konnte.

Deswegen suchte ich medizinische Zusammenarbeit. Ich war lange Zeit auf einer Militärklinik, dann in Sofia auf der Medizinischen Akademie. Es war ein so kompliziertes Gefühl: Einerseits hatte ich Angst vor dem, was passierte, und andererseits hatte ich Angst, ich könnte eine Chance verpassen, jemandem zu helfen.

Es ist sehr leicht, wenn du weißt, du kannst nicht helfen. Dann kannst du es eben nicht. Aber wenn du könntest und weißt aber nicht wie und verpasst diese Chance? Wenn hundert Leute vor deiner Tür stehen, wie entscheidest du, bei wem du es probierst und bei wem nicht?

Jede zweite, dritte Woche war ich im Krankenhaus. Nicht um zu heilen, sondern weil es mir selbst schlecht ging, weil ich diese Belastung nicht ausgehalten habe.

Und die Ärzte sind offen mit Ihren Kräften umgegangen?

Nein, am Anfang überhaupt nicht.

Ich hatte Glück. Ich habe einen Brief an den Präsidenten der bulgarischen medizinischen Akademie, Prof. Dr. Shablenski, geschrieben. Damals war er Mitglied einer internationalen Kommission für die Erforschung des menschlichen Gehirns. Ich habe ihm einen langen Brief geschrieben und bat ihn, mir zu helfen. Zu meinem Glück hat er mich ernst genommen und zu einem Gespräch eingeladen. Er sagte, er könne mir nur anbieten, eine Kommission aus Ärzten zu bilden und dass ich beginnen könne, dort zu arbeiten. Die Ärzte sollten die Diagnose stellen, dann die Leute zu mir schicken. Ich sollte schauen, ob ich spüre, wo ein Problem ist, und meine Eindrücke dann mit den vorhandenen Befunden vergleichen.

Ich konnte es mir finanziell nicht leisten, in Sofia zu bleiben, die Studie würde zwei Monate dauern. Es gab aber ein Militärkrankenhaus in Russe an der Donau, wo ich gelebt habe, eingerichtet mit den modernsten Geräten. Er meinte, dass er mit dem

Minister sprechen könnte, dass die Studie dort startete. Als ich mich dort vorstellen musste, haben die Ärzte begonnen mich zu fragen, ob ich grüne Männchen sehe, ob mich in der Nacht ein Schwan im Bett besucht, so wie Leda und Zeus, oder ob ich schon beim Psychiater war – es war alles andere als einfach.

»Helfen Sie mir«, sagte ich zu den Ärzten. »Ich wäre dankbar, wenn Sie mir sagen, dass ich nichts kann. Ich bin glücklich mit meinem Beruf und jetzt fühle ich mich, als wäre mein Leben zerstört.«

Sie haben mich weiter ausgelacht und verspottet. Alle waren Offiziere, eben eine Militärklinik. Dann hat der Chef der Klinik gesagt, es gäbe einen Befehl vom Minister, es werde nicht diskutiert. Die Studie beginnt.

Am nächsten Tag haben sie eine Quarantäne ausgerufen, da die Krätze ausgebrochen sei. Einige Tage ist das so gegangen. Dann sagte ich, ich brauche nicht einmal einen Raum, ich brauche nur zwei Stühle auf der Wiese, einen Stuhl für den Patienten und einen für mich, mehr nicht. Schließlich hat mir der Röntgenspezialist seinen Schlüssel gegeben und gesagt, wenn er mit seiner Arbeit fertig sei, dürfe ich in seinem Zimmer arbeiten. Falls man das, was ich mache, Arbeit nennen könne.

So langsam haben wir begonnen, uns gegenseitig zu zähmen. Ich hatte Verständnis für ihr Misstrauen und war nicht beleidigt. Ich war nur dankbar, dass doch die Möglichkeit bestand, mit dieser fünfköpfigen Ärztekommission zusammenzuarbeiten.

Zum Schluss haben sie ein Protokoll verfasst und unterschrieben und dann haben sie bestätigt, dass ich nur bei zwei Patienten keinen Erfolg hatte und dass ich zwar keine Diagnosen stellen kann, aber das Problem erkenne, wo es liegt. Das war wichtig. Beispielsweise hatte jemand Kreuzschmerzen und er hatte Nierenprobleme. Ein anderer jammerte ebenfalls über Kreuzschmerzen, hatte aber einen 18 Zentimeter großen Tumor in der Bauchhöhle, der von innen auf die Wirbelsäule drückte. So konnte ich nützlich sein und manchmal helfen, um keine Zeit zu verlieren. Man konnte sich schneller orientieren, wo und was zu suchen war.

Dann wurde ich noch drei Monate in Sofia weiter getestet. Es kamen sehr viele Leute. Ich war Tag und Nacht beschäftigt. Schließlich bekam ich selbst schwere gesundheitliche Probleme.

Einer meiner Freunde meinte, dass ich etwas falsch mache. »Das gibt es doch nicht, dass du den Menschen hilfst und ständig selbst im Krankenhaus bist.« Er hat die Protokolle von Sofia und Russe auf Deutsch übersetzt und an zwei Institute geschickt. Das eine war das Institut für Grenzgebiete der Wissenschaft in Innsbruck und das andere ein Institut für die Erforschung des menschlichen Gehirns in Freiburg.

Wurden diese Papiere publiziert?

Prof. Andreas Resch hat sie in der Zeitschrift *Grenzgebiete der Wissenschaft* veröffentlicht.

Was haben die Forscher in den Instituten gesagt?

Beide Institute haben geschrieben, dass sie Interesse hätten, weiter an mir zu forschen, aber ich müsste selber für die Spesen und Nächtigungen aufkommen. Das war für mich damals undenkbar. Bei einem Freund in Wien, einem Bulgaren, hätte ich aber wohnen können. Die Tests haben dann tatsächlich in Wien stattgefunden. So bin ich nach Wien gekommen. In der Klinik musste ich unterschreiben, dass alles, was dort passiert, intellektuelles Eigentum der Klinik ist und ich nichts ohne Genehmigung veröffentlichen darf. Ich habe nur ein einseitges Protokoll bekommen, in dem stand, dass ich bei psychiatrischen Erkrankungen keinen Erfolg habe, bei Bandscheibenvorfällen hingegen schon. Apropos Psyche: Viele sagen mir, dass sie nach der Behandlung das Gefühl hätten, als ob ein Stein von ihrem Herzen gefallen sei. Viele baten mich sogar, einige Male kommen zu dürfen.

Ich arbeite nicht mit psychisch Kranken, weil manche sagen, dass sie sich bei der Behandlung sehr wohl fühlen und danach aufhören, ihre Medikamente zu nehmen, die sie seit Jahren nehmen. Und dann bekommen sie Entzugserscheinungen. Ich kann das nicht kontrollieren. Wenn ich mich nicht auf den Patienten verlassen kann, dann lasse ich es lieber.

Durch Ihre Kräfte können Sie auch schauen, was den Menschen fehlt, was im Körper nicht richtig ist, oder?
Ich spüre, wo im Körper Energiedefizite sind. Dort wird es brennend heiß. Ich kann es über die Hände unterscheiden. Wenn ich einen gesunden Menschen beispielsweise am Rücken berühre, spürt dieser eine normale Hand, nichts anderes. Wenn ich aber einen kranken Menschen berühre, der spürt, dass es warm bis brennend heiß wird. Manchmal beginnen die Klienten richtig zu schwitzen.

Sie spüren die Hitze – wie entwickelt sich die Heilkraft? Übertragen Sie Energie oder wie läuft das?
Diese Kraft ist immer in mir, sie ist immer da. Es kann sein, dass ich selber krank bin und kaum aufstehen kann, aber wenn ich jemandem die Hände auflege, wird es heiß und kann den Schmerz reduzieren.

Also auch wenn Sie erschöpft oder energielos sind, können Sie aufgrund der Kraft trotzdem weitermachen?
Ja, es ist etwas, das durch mich fließt, aber nicht von mir kommt.

Können Sie ein paar Beispiele nennen, wo Sie geholfen haben? Sie haben ja viele Menschen betreut.
Ich kann sehr gut bei Verbrennungen helfen. Binnen fünf oder sechs Tagen ist dort keine Narbe mehr ersichtlich.

Bei Kindern auch?
Vor allem bei Kindern.

Kommen zu Ihnen auch Menschen, die krebskrank sind?
Ja, vorwiegend solche.

Wie können Sie diesen Patienten Energie geben?
Ich kann die Tumore in keiner Weise beeinflussen. Aber normalerweise ist nach einer langen Chemotherapie oder Strahlentherapie das ganze Immunsystem geschwächt und die Schleimhäute sind entzündet. Da kann ich Menschen gut helfen, damit das schnell heilt. So verbraucht der Mensch nicht die letzten Kräfte des Immunsystems zur Bewältigung der Heilung der Schleimhäute, sondern sammelt Kraft gegen seine Hauptfeinde. Ich sage immer, ein Sieg ist möglich, wenn du genau weißt, wer der Feind ist, wo er ist und wenn du nicht auf mehreren Fronten kämpfen musst. So probiere ich, die Fronten zu reduzieren. Es entsteht eine interessante Verbindung zwischen den kranken Menschen und mir. Oft gibt es Ärzte – das macht mich jedes Mal zornig –, die zu einem Patienten sagen: »Du hast noch drei Monate zu leben.«

»Ich spüre, wo im Körper Energiedefizite sind. Dort wird es brennend heiß.«

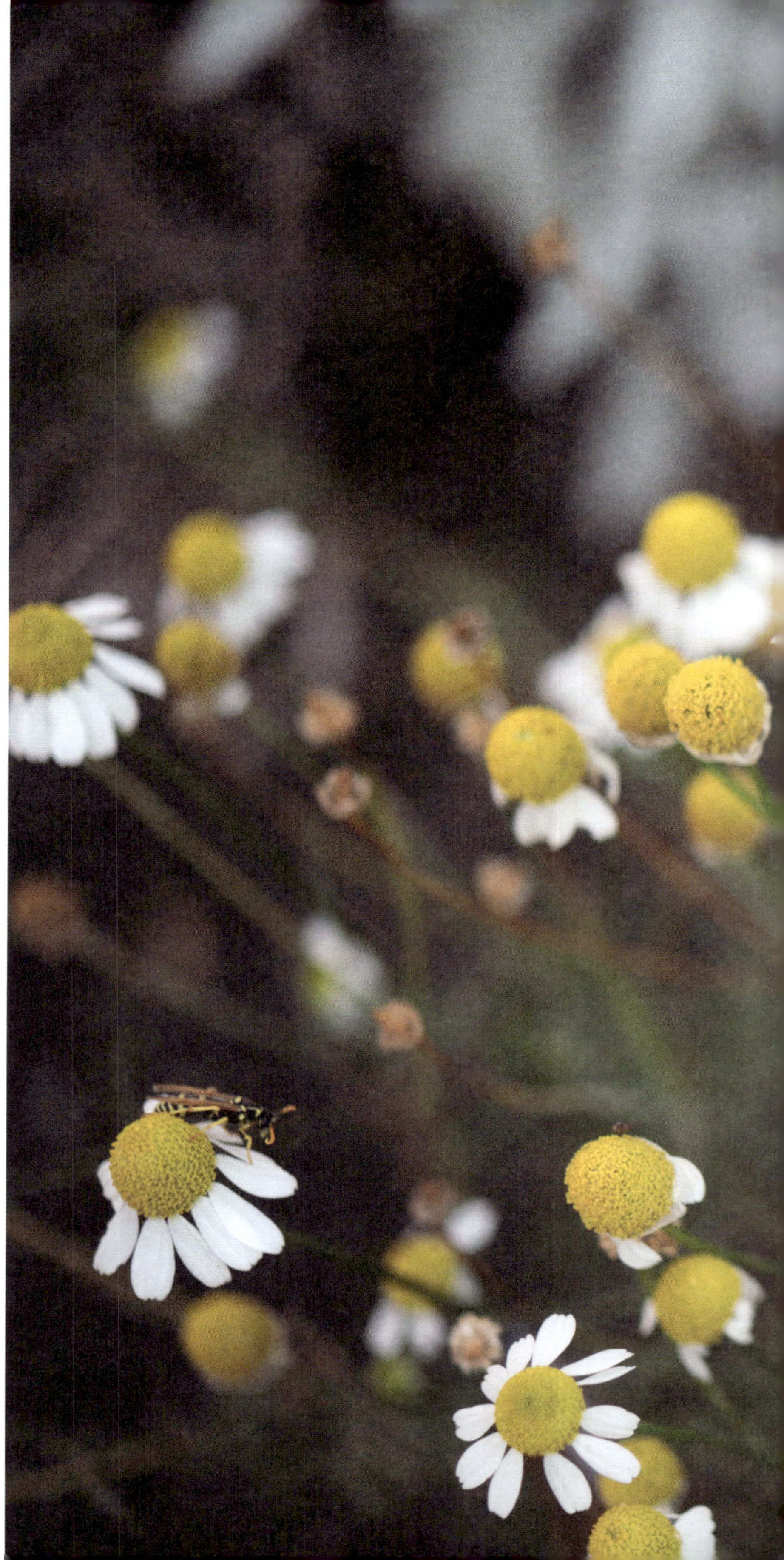

Kamillen

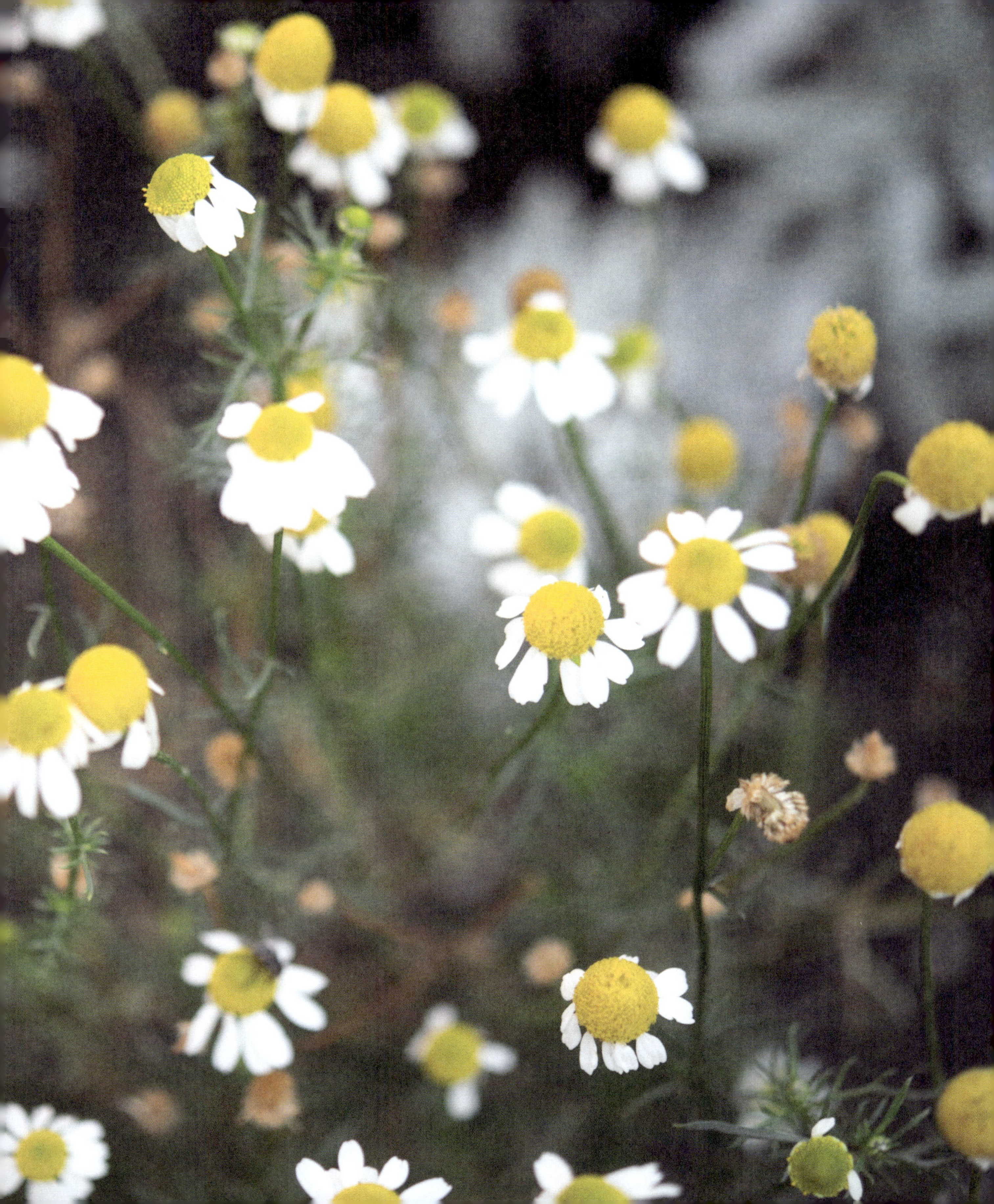

Wie lebt man mit dieser Prognose? Oder: »Man kann nichts mehr für Sie machen.«

Sogar ein Tee kann viel ausrichten. Erstens, weil der Mensch das Gefühl hat, jemand tut etwas für ihn. Deswegen habe ich begonnen, über die Kräuter zu erzählen. Als ich die ersten Krebspatienten hatte, habe ich gesagt: »Es geht Ihnen gut, Sie brauchen mich nicht mehr.« Die wollten aber weiterhin zu mir kommen. Dann scherzte ich: »Mit Simulanten arbeite ich nicht, Ihnen geht es gut, jetzt brauchen Sie mich nicht mehr.« Die Leute haben gesagt, wenn sie nicht kommen können und nichts tun, dann wird es ihnen wieder schlecht gehen. Dann fragten sie mich etwa nach einer Teemischung. Aber man fragte mich auch schon, wie der Tee zu trinken wäre. Vor dem Essen? Nach dem Essen? Am Vormittag oder am Nachmittag?

Der Mensch braucht Rituale. Und ich habe begonnen, jedes Ritual ganz strikt zu empfehlen: also, eine halbe Stunde vor dem Frühstück oder zwei Stunden nach dem Frühstück. Am Anfang bin ich mir ein bisschen wie ein Scharlatan vorgekommen, weil, ehrlich gesagt, wäre es egal, ob er den Tee jetzt trinkt oder zwei Stunden später. Aber sein Tag hat durch diesen einfachen Tee eine Struktur bekommen. Er hat eine Aufgabe. Die Angehörigen auch. Durch die Wärme und die Kräuter wurde natürlich auch die Durchblutung gefördert und die Schleimhäute heilten schneller.

Wenn die Kranken die Wärme der Hände spüren, weckt das in ihnen das Vertrauen, es gäbe noch etwas, das helfen könnte. Ich habe nie jemandem etwas versprochen. Das Wort »heilen« nehme ich nicht in den Mund.

Gibt es auch Skeptiker unter Ihren Klienten?

Ja, jede Menge.

Also kommt nicht jeder mit einer positiven Einstellung?

Nein.

In meinen Augen ist es wichtig, wenn man sagt, ich glaube an etwas. Oder ist es egal, wenn jemand nicht daran glaubt?

Es ist sogar besser, wenn jemand Skeptiker ist. Ich hatte einmal eine Klientin, die war austherapiert mit Eierstockkrebs. Sie war Juristin und hatte ihr Testament schon gemacht und mit allem abgeschlossen. Sie sagte mir, sie sei nur gekommen, weil ihr Mann, der sehr verzweifelt war, jemanden getroffen habe, der ihn gefragt hat, ob seine Frau schon bei Krassimira war.

So hat der Mann darauf bestanden, dass sie zu mir kommt. Und sie ist nur dem Mann zuliebe gekommen, hat sich nichts erwartet.

»Okay«, sagte ich, »aber jetzt habe ich diese Stunde für Sie reserviert, nutzen wir sie. Sie brauchen kein zweites Mal zu kommen, wenn Sie schon abgeschlossen haben. Und Sie haben auch die Ausrede für Ihren Mann, dass Sie schon bei mir waren.« Dann habe ich sie berührt und sie sagte: »So eine Hitze!« Danach fragte sie, ob sie noch einmal kommen dürfe. Und ist dann nach drei oder vier Tagen wiedergekommen.

Es war ein wunderschöner Wintertag.

»Wie stirbt man an so einem schönen Tag?«, fragte sie. Ich antwortete: »Man stirbt einfach nicht.«

Sie erzählte, dass ihre Tochter schwanger sei und sie die Geburt unbedingt noch erleben möchte. Da habe ich gelacht und gefragt: »Muss ihre Tochter das ganze Leben lang schwanger herumlaufen, damit Sie einen Anlass haben, zu leben? Können Sie nicht leben wollen für sich selbst?« Dann hat sie mich lange angeschaut und gesagt: »Sie haben recht.« Seit dem Tag sind zwölf Jahre vergangen. Und die Dame lebt noch immer. Es passieren viele Dinge, wodurch Menschen einen anderen Zugang zu ihrer Krankheit bekommen.

Oder Strimi. Er hatte Lungenkrebs im Endstadium. Er kam zu mir, weil er von einem Mann gehört hatte, dem ich geholfen hatte. Er kam mit seiner Partnerin. Ich behandelte ihn, er fragte, was es kostete, und ich sagte es ihm; er bezahlte und ging. Nach ihm kam die nächste Klientin, die ganz aufgeregt sagte: »Oh, Sie behandeln Strimi!« Ich wusste nicht, wer er war. »Sie kennen Strimi nicht? Alle kennen Strimi!« Es stellte sich heraus, dass er ein bekannter Musiker in Kärnten war, ein sehr talentierter Künstler. Allerdings hat ihm das Schicksal arg mitgespielt. Er wollte mit seinem besten Freund eine Werkstätte eröffnen. Dafür nahm er einen großen Kredit auf. Das Geld gab er dem Freund, um alles zu bezahlen. Aber der ist mit dem Geld verschwunden. Daraufhin pfändete die Bank sein Haus, seine Frau verließ ihn, nahm die Kinder gleich mit und er hat begonnen, unter der Brücke zu schlafen wie ein Sandler. Da lernte er eine Frau kennen, die ihn zu sich aufnahm.

Als er das nächste Mal bei mir war und zahlen wollte, sagte ich, dass ich ihn gratis behandeln würde. Warum? Ich sagte: »Ich habe Ihre Geschichte gehört und denke, ein bisschen Gerechtigkeit muss der Mensch im Leben auch erfahren.« Er begann wie ein kleines Kind zu weinen und sagte zu seiner Partnerin: »Du wirst sehen, ich werde nicht sterben. Wenn mir so etwas passiert, werde ich nicht sterben. Wenn mir so etwas passiert ...« Das wiederholte er einige Male und von da an hat es begonnen, bergauf zu gehen. Einmal hat er gefragt, wie er sich bei mir revanchieren könne. »Wenn du mir erzählst, dass du jeden Tag im Wald herumgeisterst, bring mir einmal ein Sträußchen Walderdbeeren«, sagte ich. Die nächsten Male kam er immer mit einem Trichter aus Farnblättern, einmal mit Erdbeeren, ein andermal mit Steinpilzen.

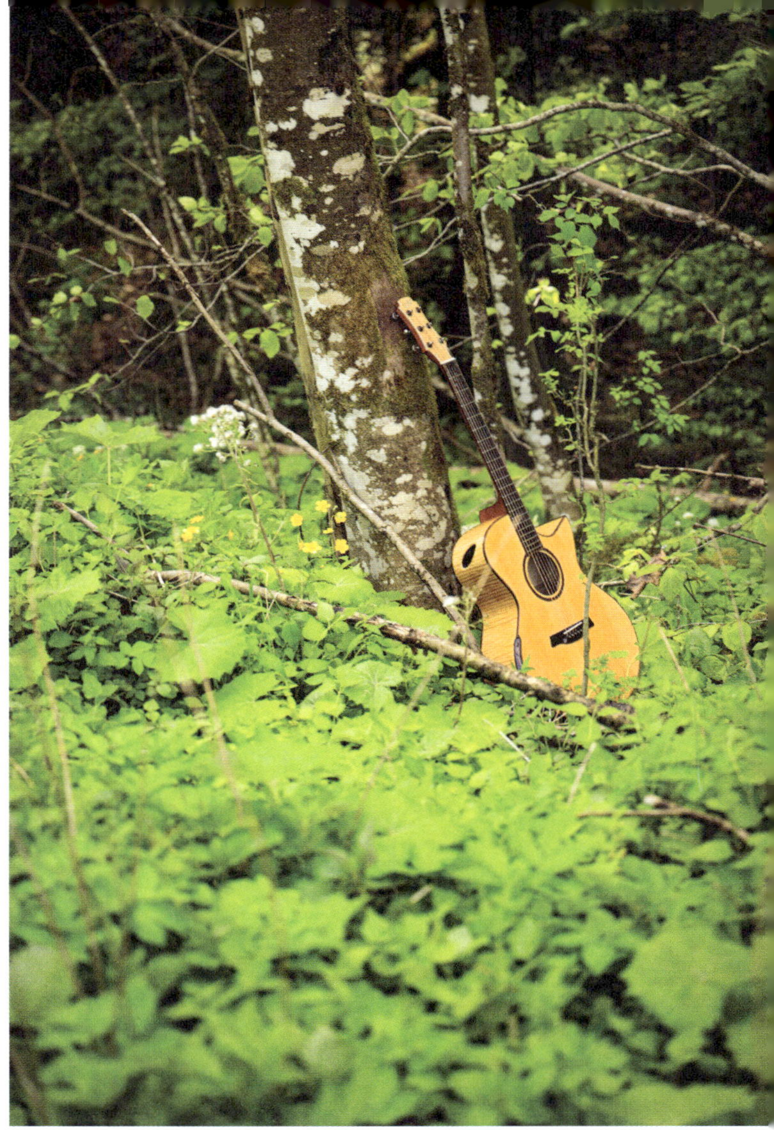

Und der lebt auch noch?

Nein. Er hat aber noch fünf Jahre gelebt.

Eines Tages rief mich seine Partnerin an und sagte, dass er im Sterben liege, sich aber noch von mir verabschieden möchte. Das war so um zehn Uhr Vormittag. Ich war ganz verzweifelt, weil ich bis 17 Uhr Klienten hatte und nicht früher kommen konnte. Sie sagte ihm das. Und ich hörte, wie er sagte, dass er warten werde. Als ich zu ihm kam, war er schon in einer Art Delirium. Er erkannte niemanden mehr. Alle seine Geschwister waren da, seine Söhne, die Eltern auch. Er hat um sich geschlagen: »Weg mit der Spritze, du wirst mich vergiften, weg mit der Spritze!« Niemanden ließ an sich heran. Er lag da, mit weit geöffneten Augen, schweißgebadet. Ich redete ihn an, probierte, ob er mich hörte und erkannte. Aber er reagierte auch mir gegenüber aggressiv. Dann habe ich seine Füße gepackt und meine Hände auf seine Fußsohlen gelegt. Er hat begonnen zu horchen und plötzlich hat er gegrinst und gesagt: »Jetzt ist sie da, jetzt kann mir niemand mehr etwas antun.« Nach einigen Minuten hat er sich umgeschaut, hat alle erkannt und begonnen, ganz normal zu sprechen. Mit leiser Stimme, aber bei vollem Bewusstsein. Ich habe seinen Fuß gestreichelt und zu der Frau gesagt: »Ich glaube, jetzt ist die Stunde, in der nur die Angehörigen hierher gehören.« Und bin gegangen.

Seine Partnerin schrieb mir einen langen Brief. Sie hätte nicht gewusst, wie sie mit diesem schlimmen Bild des Protests und der Angst hätte weiterleben können. Er ist mit einem Lächeln auf dem Gesicht eingeschlafen und hat sich noch bei allen bedankt. Und es ist ihm bewusst gewesen, dass er in seiner letzten Stunde nicht allein gewesen ist. Gerade dafür bedankte sie sich sehr. Deswegen ist für mich auch das Thema Palliativ- und Sterbebegleitung sehr wichtig.

Spielt Spiritualität eine Rolle, der Glaube an Gott?
Nein.

Können Sie Ihre Kräfte entfalten, egal ob der Klient an Gott glaubt?
Ja, das ist egal.

Glauben Sie, dass der, der an Gott glaubt oder spirituell positiv denkt, selbst mehr zur Heilung beitragen kann?
Ja. Ich habe mehrere Ordensfrauen als Klientinnen. Einige sind schon ganz gesund geworden. Aber ich merke, durch das viele Beten und Sich-Öffnen etwas gegenüber, das eigentlich nicht sichtbar und greifbar ist, durch diese Innigkeit sind sie wie aus einem anderen Material gemacht. Sie können mehr aufnehmen, können die Energie, die ich ihnen gebe, viel effektiver verwenden.

Bei einer Frau war es sogar möglich, dass ich Energie aus der Ferne schicken konnte. Sie hatte eine Knochenmarkstransplantation in Wien. Ich

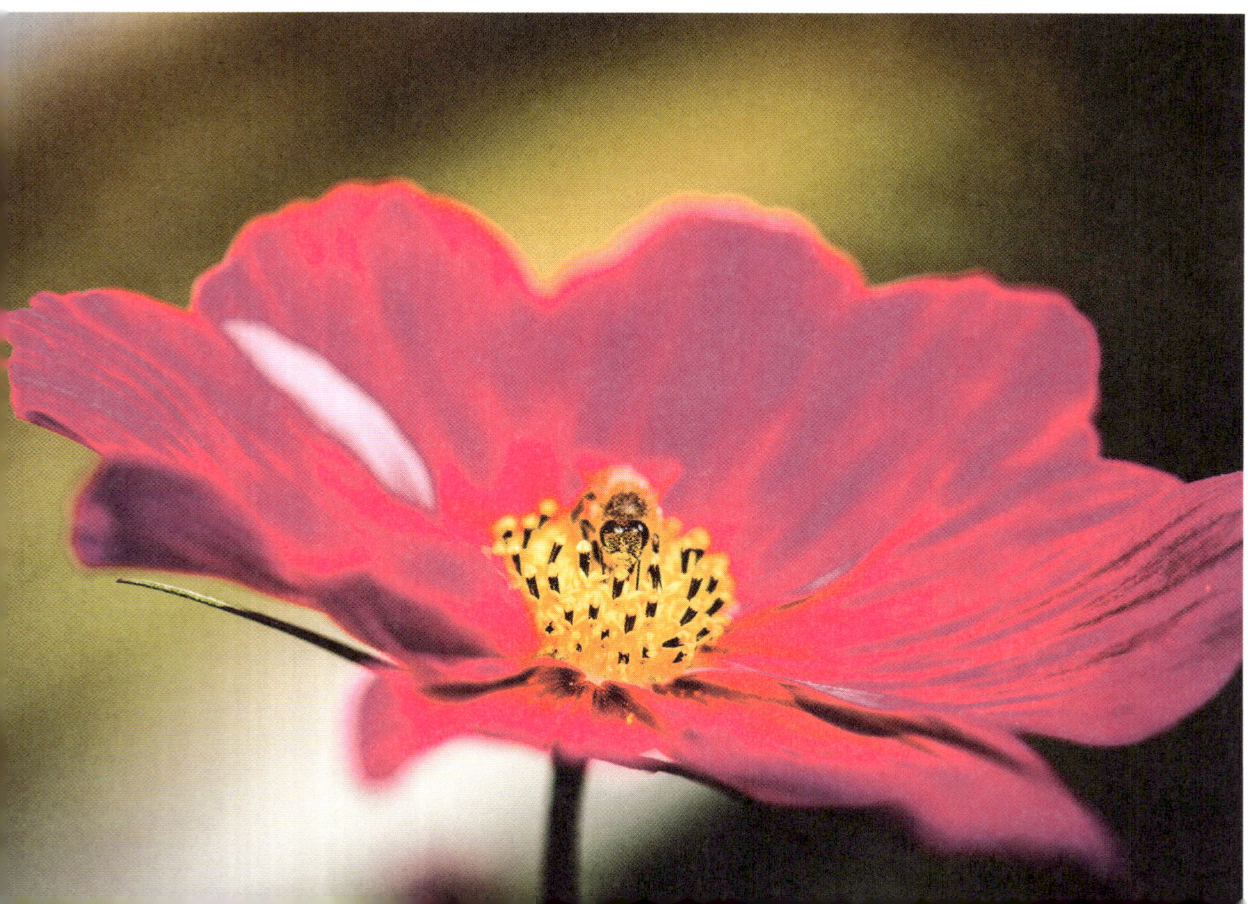

habe das nicht für möglich gehalten, Energie zu schicken. Aber sie sagte: »Warum nicht? Wenn ich bete, öffne ich mich, und wenn ich mich auf dich konzentriere und denke, jetzt schickst du mir Energie, und wenn du dich auch konzentrierst – warum nicht?« Das habe ich nur bei ihr gemacht, das war sehr anstrengend. Sie hat gesagt, sie habe die gleiche Wärme gespürt, als ob ich die Hände auf ihren Rücken aufgelegt hätte.

Ich denke, dass religiöse Menschen die Energie leichter aufnehmen oder mehr aufnehmen. Deswegen bin ich so zornig auf die Kirche. Ich kann dieses Jammern nicht dulden, wenn sie sagen, so viele sind ausgetreten, Kirchenbeiträge werden weniger. Es schert mich nicht, wie viele ausgetreten sind – im Sinne der Statistik und Prozente. Das sind Menschen, die in Not nicht mehr wissen, wohin. Und ich sehe, dass Menschen, die an Gott glauben, die Krankheit anders hinnehmen, den Gedanken an den Tod anders ertragen und auch anders sterben. Und die Kirche mit ihrer Heuchelei und den internen Intrigen stößt die Menschen ab. Viele Menschen werfen Glaube und Kirche in einen Topf.

Gibt es irgendetwas, wo Sie an die Grenze stoßen, wo Sie sagen, dem Menschen können Sie mit Ihrer Energie nicht helfen?
Ja, sehr oft.

Was wäre eine Grenze?
Zum Beispiel habe ich keine Antwort darauf, wieso ich bei einer Verbrennung so effizient helfen kann – es bleibt keine Narbe – und zugleich bei Neurodermitis, bei Psoriasis null Erfolg habe.

Null?
Null, nichts ändert sich. Klienten berichten, dass das Jucken für einige Stunden verschwindet, aber sonst gar nichts. Oder ich kann auch gefährlich werden. Zum Beispiel bei Epilepsie. Ich gebe Impulse zum Gehirn, die Reize auslösen und einen Anfall provozieren können. Deswegen bin ich dankbar für die Arbeit in der Militärklinik und diese Tests, weil wir das feststellen konnten.

Oder bei Diabetikern. Jemand kommt wegen eines Bandscheibenvorfalls. Ich beginne zu arbeiten und plötzlich schläft er ein. Hypoglykämie, Unterzuckerung. Da muss ich immer auf der Hut sein. Egal, welchen Körperteil ich behandle, die Energie verteilt sich überall.

Körper, Geist und Seele sind eine Einheit?
Ja.

Ist es auch wichtig für die Heilung, dass jemand mit sich im Reinen ist, oder ist das egal? Vieles spielt sich im Kopf ab – muss der Mensch positiv denken oder genügt es, wenn Sie ihm die Energie geben, oder ist das sehr wohl wichtig, dass es etwas Positives auslöst?
Und wie! Ich habe das lange Zeit nicht verstanden. Ich bin in einem kommunistischen Land aufgewachsen und atheistisch erzogen. Ich habe mich erst für Religion zu interessieren begonnen, als ich Pfarrer Jurij Buch kennengelernt habe.

Ich habe immer noch eine scharfe Zunge und bin immer noch sehr kritisch der Kirche gegenüber. Lange Zeit habe ich nicht verstanden, warum man sagt: »Ich habe gesündigt in Gedanken, Worte und Werken.« Das sind drei Dinge, die gleichgestellt werden, obwohl der Gedanke eben nur ein Gedanke ist. Dann habe ich begriffen, dass die Energie, die in einem Gedanken steckt, so stark sein kann wie eine Handlung, dass sie töten oder auch retten kann. Und deswegen finde ich es sehr gefährlich, wenn ein Arzt sich erlaubt zu sagen: »Du hast noch so und so viel Zeit zu leben.« Vielleicht startet er damit ein Fehlprogramm und der Mensch beginnt sich, wenn er Respekt vor dem Arzt hat, daran anzupassen.

Ich freue mich sehr, wenn mir Klienten sagen, dass sie bis zum Besuch bei mir jeden Morgen geschaut haben, was in ihnen stirbt, und jetzt zu schauen beginnen, was in ihnen lebt. Gedanken können retten oder zerstören.

Spüren Sie, wenn jemand stirbt? Spüren Sie, wenn ein Mensch nicht mehr die Kraft zum Leben hat?
Ich spüre das.

Aber das sagen Sie wahrscheinlich nicht, oder?
Nein. Und ich probiere, die Zeit in Stücke zu teilen und dem Klienten kleine Aufgaben zu geben. Ich zeige nie meine Verzweiflung, meine Vermutung oder meine Erwartung.

Wenn der Kranke sagt: »Der Arzt hat gesagt, ich bin austherapiert, und er hat mich gefragt, ob ich mein Testament geschrieben habe.« Dann frage ich: »Haben Sie nicht? Das Testament schreibt man, wenn man kerngesund ist und bei klarem Verstand. Keine gute Zeit, jetzt das Testament zu schreiben: Sie sind voll Angst und Zweifel, Dankbarkeit und Unzufriedenheit. Hoffentlich haben Sie nicht viel zu verteilen!« Dann lachen wir und ich sage dem Klienten: »Okay, wühlen wir nicht in Gottes Notizbüchern herum. Jetzt machen Sie einen Leberwickel mit Schafgarbe. Wenn Sie nichts essen können, trinken Sie Hühnerbouillon. Dann tun Sie eine Wärmeflasche auf die Sohlen, damit die Durchblutung ein bisschen gefördert wird. Das machen Sie diese Woche. Nächste Woche schauen wir weiter.«

Allein schon dieser Satz: »Nächste Woche schauen wir weiter« hilft. Es gibt dann auch eine nächste Woche. Und oft noch viele, viele Wochen oder Jahre.

Können Sie durch Ihre Energie auch verhindern, dass jemand krank wird?
Nein. Aber manchmal kann ich, glaube ich, anders helfen. Ich führe mit meinen Klienten sehr viele Gespräche. Ich nehme mir immer eine Stunde für jeden, manchmal auch zwei Stunden. Bei mir wird sehr viel geweint, sehr viel erzählt und ich lasse die Menschen alles sagen, was sie wollen. Alles muss rauskommen. Und ich helfe ihnen manchmal, einen neuen Zugang zu ihrem Körper und zu ihren Problemen zu bekommen.

Zum Beispiel hatte ich eine Klientin, der beide Brüste amputiert wurden. Sie war in einem allgemein guten Zustand und ihr Mann hat mich angerufen und gesagt, er wünsche sich Sex mit seiner Frau und sie lässt ihn überhaupt nicht in ihre Nähe. Was soll er machen, wie kann er ihr irgendwie zeigen, dass er sie begehrt? Ich habe mit ihr gesprochen und sie gefragt, wenn er zum Beispiel operiert wäre und ein Teil von ihm fehlen würde, würde sie ihn weniger lieben? Sie sagte: »Natürlich nicht. Ich wäre glücklich, wenn er nur neben mir atmet.« Dann fragte ich sie: »Warum glaubst du nicht, dass es auch bei ihm so ist? Meinst du, dass du wegen drei Kilogramm Fleisch weniger am Körper weniger wert bist?« Sie lachte. Ich gab ihr den Rat, dass sie sich ein sehr schönes sexy Nachthemd kaufen solle, gab ihr eine Kerze und sagte ihr, sie solle die Kerze anzünden und im neuen Nachthemd im Schlafzimmer erscheinen. Es hat funktioniert. Nach zwei, drei Monaten kamen beide zu mir. Ich hatte schon eine neue Kerze in der Hand. Sie sagten, die alte wäre noch nicht ganz runtergebrannt. »Faultiere!«, empörte ich mich im Spaß.

Eine gute Beziehung spielt schon eine Rolle bei der Heilung, oder?
Natürlich.

Haben Sie negative Erfahrungen mit Medizinern oder stoßen Sie auf Widerstand bei Ärzten in Kärnten?
Nein, habe ich nicht. Es ist eher umgekehrt. Ich habe viele Ärzte, die Menschen zu mir schicken. Und ich genieße wirklich eine ganz gute Zusammenarbeit mit vielen Ärzten. Wenn ich zum Beispiel bei einem Klienten etwas Dringendes entdecke, rufe ich jemanden an und sage, bitte schau dir das an, und fünf Stunden später ist der Mensch schon im Krankenhaus. Dafür bin ich unendlich dankbar.

Es gibt sicher welche, die mich für eine Scharlatanin halten. Aber ich habe Verständnis dafür, das beleidigt mich nicht. Außerdem behandle ich kei-

»Ich probiere, die Zeit in Stücke zu teilen und dem Klienten kleine Aufgaben zu geben.«

ne Klienten, die nur den alternativen Weg gehen. Prinzipiell arbeite ich nicht mit solchen, die die klassische Medizin ablehnen. Du kannst überlegen, ob du eine Chemo machst oder eine Strahlentherapie oder gar nichts. Aber ein riesiger Tumor gehört raus aus dem Körper. Du kannst dir nichts vormachen und sagen, ich mache schon etwas Alternatives. Was? Globuli? Das sind Regulationstherapien. Das bedeutet, dass im Grunde genommen der Körper okay ist und du nur bestimmte Funktionen regulierst oder unterstützt.

Also glauben Sie nicht an die Homöopathie?
Doch, ich glaube. Aber ich glaube nicht, dass die Homöopathie Krebs heilt.

Ich glaube das auch nicht. Aber als Ergänzung spielt sie sicher auch eine Rolle.
Natürlich, eine wichtige. Wir waren in Bulgarien. Vor uns fuhr ein schwer beladener Traktor mit Holz und Jurij Buch rief dem Chauffeur zu, mit dem wir gefahren sind: »Bleib stehen, bleib stehen, bei dem haben die Bremsen versagt.« Bis er das gesagt hatte und wir stehen geblieben waren, prallte der Traktor schon gegen die Felsen und der Mann erlitt schwerste Verletzungen. Da habe ich gesehen, welche Kräfte der Mensch entwickeln kann. Jurij Buch hat sich gegen die Felsen gestemmt und konnte mit dem Rücken den Traktor zurückschieben, sodass wir den Verletzten rausholen konnten. Es war unglaublich. Und ich hatte nichts außer Notfalltropfen. Ich dachte, okay, ein Wunder wird nicht passieren, aber zumindest ein bisschen etwas werden sie sicher bewirken. Daher habe ich begonnen, dem Verletzten die Notfalltropfen zu geben. Er war ein Zigeuner. Er war so halb bei Bewusstsein, halb weg und nach ungefähr zehn bis fünfzehn Minuten hat er auf einmal gesagt: »Frau, Tropfen, Frau, gib Tropfen« und hat seine Zunge herausgestreckt. Und ich habe ihm wieder Tropfen gegeben. Nach 15 Minuten wieder: »Frau, Tropfen.« Offensichtlich hat er gespürt, dass ihm das hilft. Und als endlich nach eineinhalb Stunden die Rettung da war, haben sie ihn mitgenommen und er hat mir noch nachgeschrien: »Frau, gib die Tropfen.« Die Ärztin hat mich gefragt, was das für Tropfen seien, und ich habe ihr gesagt, dass es nur Bachblüten sind. Aber sie sagte: »Hilft's nichts, schadet es nicht. Geben Sie ihm die Tropfen, damit er ruhig ist.« Und ich habe ihm nochmal Tropfen gegeben.

Ein Mensch, der zwischen Leben und Tod pendelt und nach diesen Tropfen verlangt, das kann kein Zufall sein. Ich finde, dass die Homöopathie und auch die Bachblüten sehr viel machen können. Ich bin kein Arzt, aber mein Verständnis ist, dass sie bestimmte Prozesse regulieren oder eine Heilung unterstützen können. Aber wenn du mit austherapierten Menschen arbeitest, wäre das mehr

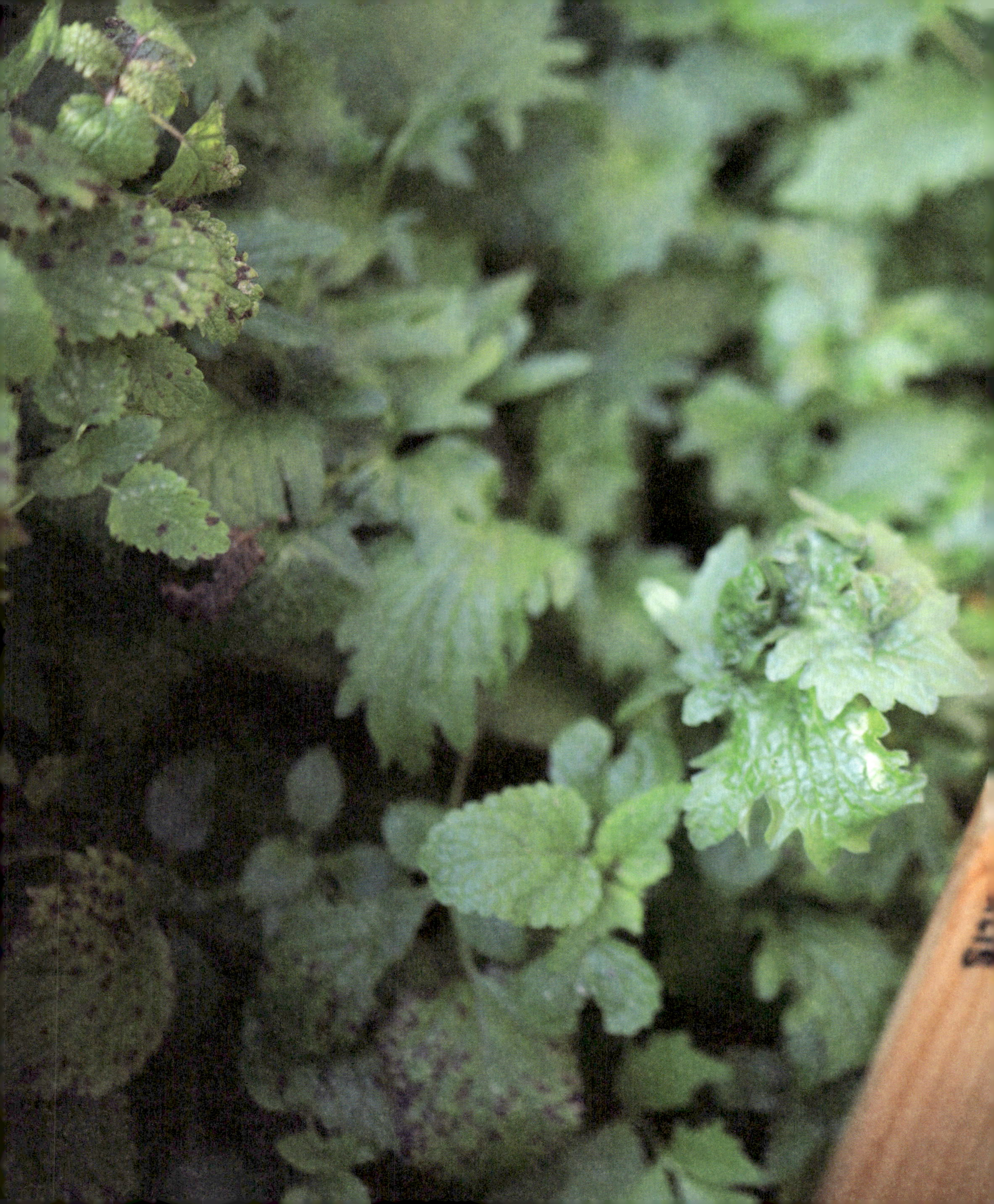

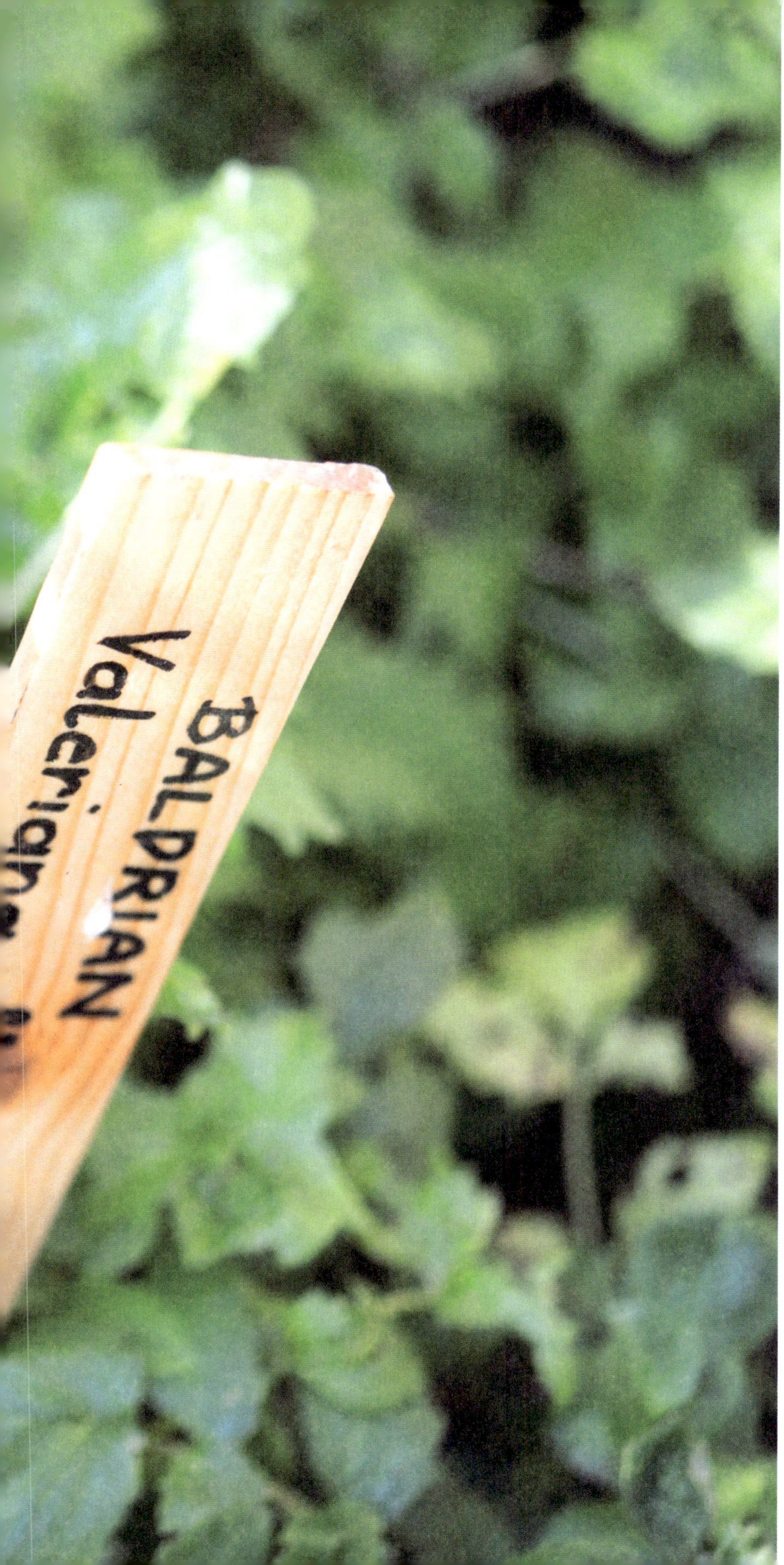

Baldrian

ein Placebo-Effekt. Aber was ist Placebo? Auch ein Programm.

Es hat 50 Prozent Wirkung und ist nicht zu unterschätzen. Wie alt waren Sie noch einmal, als sie die Energie bekommen haben?
41 Jahre.

Warum haben gerade Sie die Energie bekommen?
Das weiß ich nicht. Frage ich mich auch. Ich bin nicht anders als die andern. Das Einzige, was vielleicht bei mir anders ist, ist, dass mein Leben sehr schwierig war und ich gut in Ausdauer und Geduld geübt bin. Meine Arbeit braucht das.

Sie laden sich durch das Ganze viel auf. Wie gehen Sie selbst mit sich um, dass Sie nicht krank werden?
Ich werde krank. Ich heule. Ich leide.

Wie holen Sie sich Ihre Energie zurück, damit Sie wieder ausgeglichen sind?
An erster Stelle habe ich neben mir einen Jurij Buch. Dieser Jurij ist eine Stütze, wirklich ein Gottesgeschenk. Ich danke jeden Tag für diesen Menschen. Und das andere ist die Freude, weil viele gesund werden. Zum Beispiel zu Weihnachten und Ostern herrscht bei mir ein Kommen und Gehen, ein Erntedankfest. Die Leute kommen einfach, um sich zu zeigen: »Hallo, ich lebe!« Und das gibt Freude.

Außerdem liebe ich ganz kleine, alltägliche Dinge. Ich koche gern. Ich habe einen Garten. Ich habe Blumen gern. Ich liebe das. Ich stricke. Ich passe auf, dass ich gut geerdet bin, dass ich eine ganz normale Frau bin. Ich verwende viele Kräuter, viele Gewürze. Es duftet, wenn ich koche. Das ist Leben.

Sie haben gesagt, den Glauben haben Sie erst durch Jurij Buch gefunden?
Ja.

Also glauben Sie an Gott?
Ja.

Glauben Sie auch an ein Leben nach dem Tod?
Ein Leben, so wie wir es jetzt auf der Erde leben, nicht.

Aber der Geist?
Dass das Wesentliche von uns weiterlebt und weiter Gutes tut, daran glaube ich. Wenn das nicht so ist, wozu bräuchten wir Gott?

Bischof Schwarz, den ich gut kenne, hat den schönen Satz zu mir gesagt: »Der Tod beendet das Sterben, nicht das Leben. Also, dass das Leben irgendwo weitergeht …«
Ich habe auch viele Sachen erlebt mit Patienten, die sterben. Das möchte ich in keinem Interview sagen. Aber das Erlebte macht mich nicht so kategorisch, wenn ich die Frage beantworte, ob ich an ein Leben nach dem Tod glaube. Da bin ich vorsichtig, »Nein« zu sagen.

Also Sie sagen eher »Ja«?
Ja.

Viele Dinge sind kein Zufall im Leben …
Nein. Es passieren auch dann, wenn der Mensch schon gegangen ist, viele Dinge, die doch eine Verbindung sind. Nur ich nehme das sehr gelassen. Ich will nur Kraft haben, dass ich »danke« sagen kann, bevor ich meinen letzten Atemzug mache, aber sicherheitshalber sage ich auch jetzt schon jeden Tag »danke«.

Sie haben vor einem Jahr mit Ihren Behandlungen aufgehört. Warum?
Weil es zu viel ist.

Geben Sie Ihre Energie noch den Menschen weiter?
Ich habe ein Buch geschrieben. Dadurch sind noch mehr Menschen zu mir gekommen. Und sagen wir es so: Ich habe ein moralisches Problem. Wenn ich

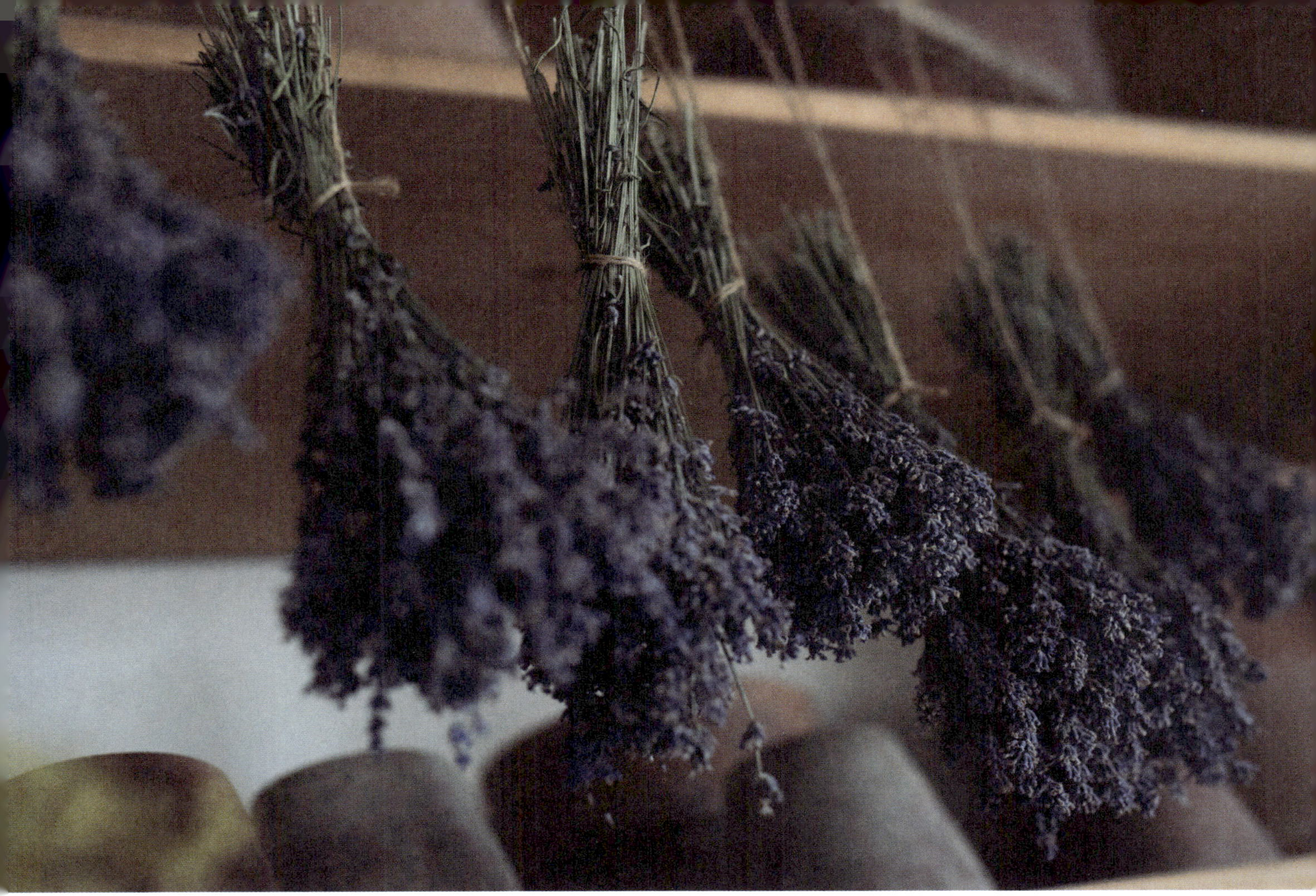

Getrocknteter Lavendel

krank bin und nicht arbeiten kann, habe ich kein Problem. Dann bin ich eben krank. Aber wenn es mir gut geht und ich arbeite im Garten oder ich stricke und weiß, dass ich jemandem zumindest die Schmerzen verringern kann, dann geht das nicht, dann verliere ich die Freude am Stricken und am Garteln, dann arbeite ich lieber mit Kranken.

Das heißt aber, dass Sie das, was Sie machen, auch niemandem beibringen können. Das ist eine Gabe, die sich nicht übertragen lässt.

Nein. Ich wurde oft gefragt und ich würde mich so glücklich schätzen, wenn ich Personen irgendwie einschulen könnte und Menschen vertrauensvoll zu ihnen schicken könnte. Aber das geht nicht.

Und spüren Sie, ob einer gesund ist und nichts hat?

Im Großen und Ganzen schon.

Wenn Menschen lange über eine Krankheit reden, sie richtig herbeisehnen, bekommen sie diese Krankheit dann wirklich?

Ja. Ich hatte einmal eine Patientin, die hatte Brustkrebs. Ihre Oma hatte auch schon Brustkrebs. Sie erzählte, dass ihre Mutter in der Früh, bevor sie sich anzog, immer ihre Brust abtastete. Das hat sie beobachtet. Als sie acht oder neun Jahre alt war, obwohl sie noch keine Brüste hatte, begann sie ebenfalls mit dem Abtasten. Ihre Mama hat mit 46 Jahren Brustkrebs bekommen, und als sie so alt war, war sie sicher, jetzt würde auch sie Krebs bekommen. Sie lief von Arzt zu Arzt und hasste jeden, der sagte: »Du hast nichts.« Sie war sich sicher, dass sie eben auch Brustkrebs haben muss, weil ihre Oma und ihre Mutter es gehabt hatten. Mit 52 Jahren hat sie ihn wirklich bekommen. Erst dann hat sie Ruhe gegeben. Dann hat sie gesagt: »Ich habe mir diesen Krebs selber produziert. Ich habe das ganze Leben lang darauf gewartet.«

Deswegen bin ich bei Familienaufstellungen sehr vorsichtig. Es kam einmal eine Frau zu mir. Jemand habe ihr bei einer Familienaufstellung gesagt, sie habe Brustkrebs, weil ihre Urururoma eine unglückliche Liebe gehabt habe und in ihrer Weiblichkeit getroffen gewesen sei. Sie sei unglücklich gestorben. Und dieses Unglück ziehe sich durch die Generationen und Jahrhunderte und habe sie jetzt erwischt. Sie war ganz verzweifelt – was kann sie tun?Diese Urururoma ist längst tot, es lässt sich nicht mehr ändern. Jetzt werde auch sie unglücklich sterben. Da ich aus dem tiefsten Balkan komme, sagte ich einige kräftige Flüche in Richtung des Seminarleiters, der diese Familienaufstellung gemacht hatte. Das half. Wir haben beide gelacht. Aber oft machen Leute Dinge, ohne sich im Klaren darüber zu sein, welchen Schaden sie mit einer allgemeinen oder zufälligen Äußerung anrichten können.

Die Klienten beobachten, wie ich meine Augenbrauen hebe, ob ich eine längere Pause beim Sprechen mache. Sie wollen sogar aus meinem Schweigen eine Botschaft ablesen, etwas erfahren, das ich nicht sage.

Spielt gesunde Ernährung eine Rolle?

Ja, freilich. Viele fragen mich: »Darf ich ein Glas Wein trinken? Ich habe gerade Chemotherapie.« Ich antworte: »Natürlich!« Weil der Gedanke, ich würde so gern ein Glas Wein trinken, darf es aber nicht, weil ich krank bin, ist viel schädlicher als dieses eine Glas. Trinken und genießen Sie es. Das ist auch gesunde Ernährung.

Gibt es noch etwas, das Ihnen wichtig wäre zu sagen?

Ich würde mich sehr freuen, wenn mehr Ärzte diese breite Kultur und das Interesse hätten, wie Sie es haben. Ich habe diesen Traum: Ich möchte, dass es so wäre wie früher, dass die Ärzte zugleich Philosophen, Priester und Mediziner wären. Ich glaube, dass nur dieses allgemeine Verständnis für den Menschen heilen kann. Wenn man nur einzelne Werte anschaut oder was aus dem Computertomografen kommt, dann ist das zu wenig. Ich habe es selbst erlebt. Ich war bei einer Ärztin zur Untersuchung. Ich sitze da, sie kommt herein, greift zum Blatt mit meinen Befunden, nimmt das Diktiergerät und beginnt: »Es handelt um eine Patientin mit 73 Jahren, Blutbefund ..., Harnbefund ..., empfohlen wird ..., Kontrolle in sechs Monaten.« Dann ist sie hinausgegangen.

Gesprochen hat sie nicht mit Ihnen?

Gar nichts. Wenn man sie gefragt hätte: Ist die Patientin dick oder dünn, schwarz oder weiß? Sie hätte nichts antworten können. Sie hat neben mir diktiert. Ich habe nur aus ihrem Diktat erfahren, wie es mir geht. Dorthin gehe ich nie mehr wieder. Nie wieder.

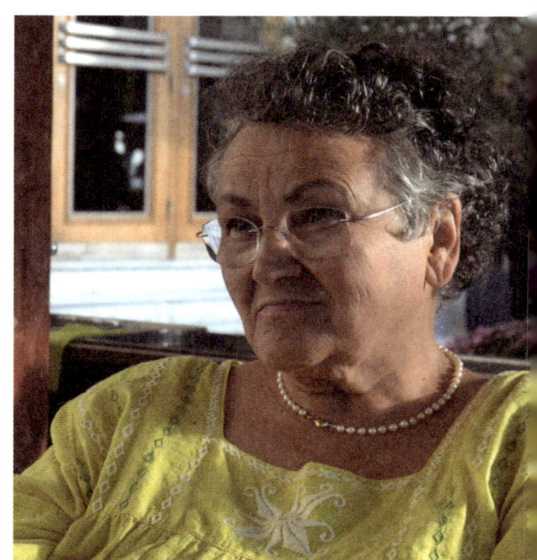

Krassimira Dimova

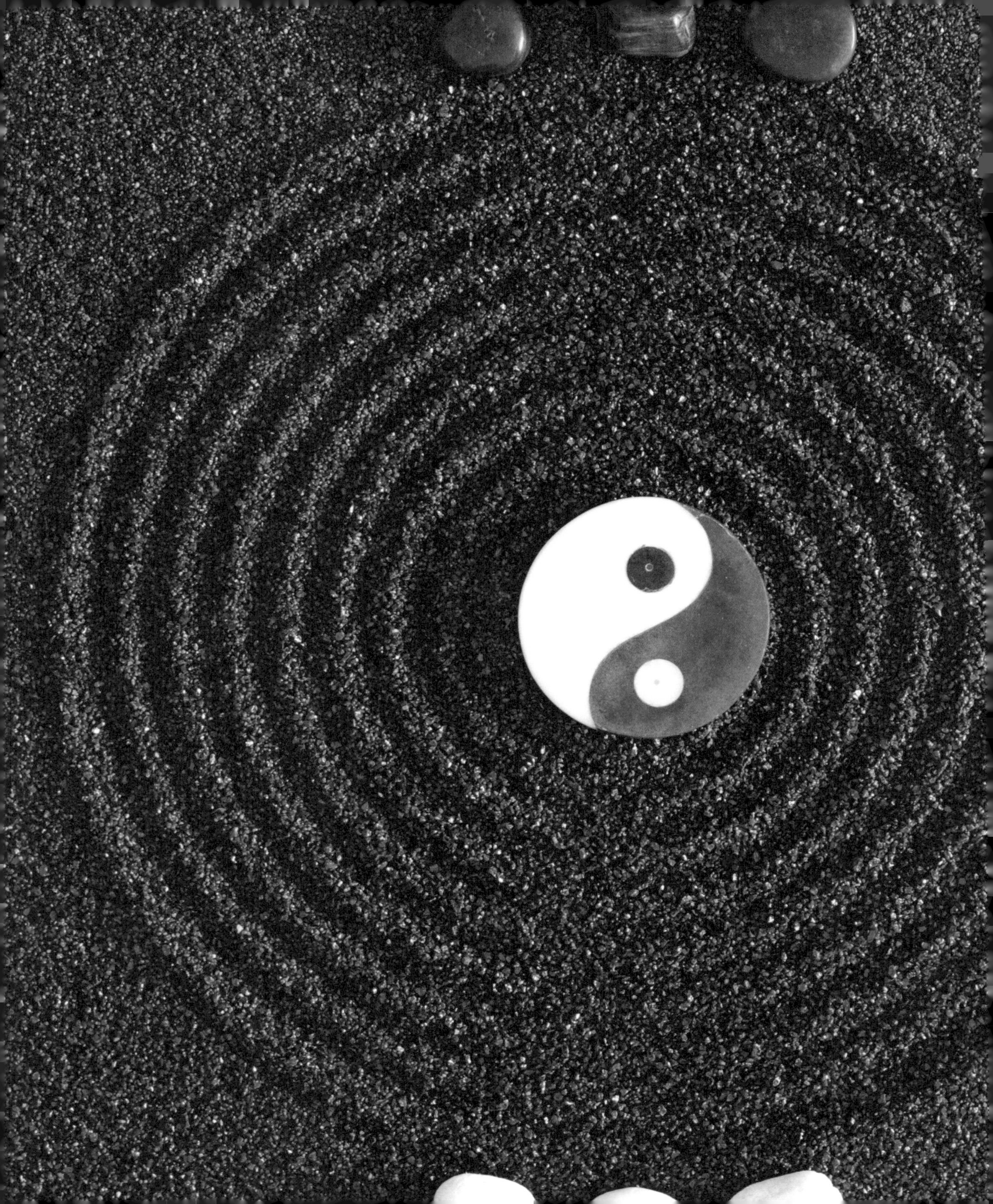

Exkurs

Text von Andrea Kainz

TCM – Traditionelle Chinesische Medizin

Zur Erweiterung unseres Horizonts lohnt sich auch noch ein Ausblick nach Fernost. TCM, die Traditionelle Chinesische Medizin, ist bereits seit Jahren ein Begriff, doch die wenigsten wissen, was sich wirklich dahinter verbirgt.

Andrea Kainz (www.medical-fusion.com), TCM-Spezialistin und Kräuterexpertin aus Klosterneuburg, hat es für uns zusammengefasst.

Ursprung

Die chinesische Lebensphilosophie wurzelt tief in den kulturellen und spirituellen Traditionen Chinas, die sich über Tausende von Jahren entwickelt haben. Diese Philosophie umfasst grundlegende Konzepte und Prinzipien, die das Verständnis von Gesundheit, Wohlbefinden und einem harmonischen Leben prägen. Für ein erfülltes Leben ist das Streben nach Gleichgewicht und Harmonie zwischen Gegensätzen wie Yin und Yang, Himmel und Erde, Körper und Geist sowie Mensch und Natur von großer Bedeutung.

Die Chinesische Medizin reicht in ihren Ursprüngen Tausende von Jahren zurück und hat eine lange und reiche Entwicklungsgeschichte. Es gibt archäologische Beweise dafür, dass bereits vor mehr als 5000 Jahren medizinische Praktiken in China existierten. Die ersten Aufzeichnungen über medizinische Kenntnisse und Praktiken finden sich in alten Texten wie dem *Huangdi Neijing* (Klassiker des Gelben Kaisers), das etwa im 3. Jahrhundert v. Chr. verfasst wurde und als eines der grundlegenden Werke der Traditionellen Chinesischen Medizin gilt. Das *Huangdi Neijing* wird traditionell als ein Dialog zwischen dem mythischen Gelben Kaiser (Huang Di) und seinen Ärzten, vor allem Qi Bo, präsentiert. Diese Dialogform dient dazu, die medizinischen Theorien und Praktiken zu erläutern. Die Texte enthalten grundlegende Konzepte der TCM, darunter die Theorie der Meridiane mit ihren Akupunkturpunkten, die Yin-Yang-Lehre und die 5-Elemente-Theorie.

Zwei der einflussreichsten, tief in der chinesischen Kultur und Geschichte verwurzelten philosophischen und spirituellen Traditionen Chinas sind der Konfuzianismus und der Daoismus.

Konfuzianismus

Der Konfuzianismus basiert auf den Lehren des chinesischen Philosophen Konfuzius (551–479 v. Chr.). Seine Gundsätze konzentrieren sich auf Ethik, Moral, soziale Ordnung und die Entwicklung einer idealen Gesellschaft. Zentrale Konzepte des Konfuzianismus sind Menschlichkeit, Güte, Rechtlichkeit, Gerechtigkeit, Anstand, Weisheit, Aufrichtigkeit und Vertrauen. Der Konfuzianismus legt Wert auf die Erfüllung von sozialen Rollen und Pflichten, insbesondere in der Familie und der Gemeinschaft. Ehrfurcht vor den Ahnen, Respekt vor

Autoritäten und die Förderung von Bildung sind ebenfalls wichtige Grundgedanken. Der Konfuzianismus hatte großen Einfluss auf die chinesische Politik, Gesellschaft und Bildung und blieb über viele Jahrhunderte hinweg die vorherrschende Ideologie in China.

Daoismus

Der Daoismus beruht auf den Lehren des chinesischen Philosophen Laotse, welcher vermutlich im 6. Jahrhundert v. Chr. lebte und dessen zentrales Werk, das *Dao De Jing* (auch *Tao Te King*), die grundlegenden Prinzipien des Daoismus enthält. Das Hauptkonzept des Daoismus ist das Dao (auch Tao), das den universellen Weg oder die Prinzipien der Natur darstellt. Es betont das Konzept der Wu Wei, was bedeutet, im Einklang mit dem natürlichen Fluss des Lebens zu sein und zu handeln.

Der Daoismus umfasst auch Praktiken wie Meditation, Qigong und Tai Chi, die darauf abzielen, Körper, Geist und Energiefluss zu harmonisieren und das Dao zu verwirklichen.

Im Gegensatz zum Konfuzianismus, der sich stark auf die soziale Ordnung und menschliche Beziehungen konzentriert, betont der Daoismus den Rückzug aus der Gesellschaft, Einfachheit und Spontanität.

Im alten China wurde ein Arzt oft nur bezahlt, wenn er viele gesunde Patienten hatte. Dies ist ein interessantes Merkmal des Gesundheitssystems und spiegelt die Präventionsorientierung und ganzheitliche Herangehensweise der Chinesischen Medizin wider. In dieser Zeit war die Vorstellung von Gesundheit nicht auf die Behandlung von Krankheiten beschränkt, sondern umfasste auch die Aufrechterhaltung von Wohlbefinden sowie die Prävention von Krankheiten.

Praktiker wurden daher nicht für die Behandlung von Krankheiten bezahlt, sondern dafür, ihre Patienten gesund zu erhalten und Krankheiten vorzubeugen. Daraus resultiert die Lebensphilosophie der Chinesischen Medizin.

Viele Familien hatten ihre eigenen Kräuterrezepturen, die von Generation zu Generation weitergegeben wurden. Diese Rezepturen, die wir noch heute kennen, richteten sich nach den gesundheitlichen Bedürfnissen und energetischen Schwächen jeder Familie. Das Wissen über Kräuter und deren Anwendungen wurde innerhalb der Familie oft von Frauen weitergegeben.

Frauen spielten bei der Pflege der Gesundheit und der Versorgung der Familie eine entscheidende Rolle und erwarben sich oft ein tiefes Verständnis für die Heilkräfte der Natur. Dieses Wissen wurde von Mutter zu Tochter weitergegeben, sorgfältig gehütet und weiterentwickelt.

Bis heute verfügen wir über antike Rezepturen, die zum Beispiel bei grippalen Infekten verabreicht

> *»Frauen spielten bei der Pflege der Gesundheit und der Versorgung der Familie eine entscheidende Rolle ....«*

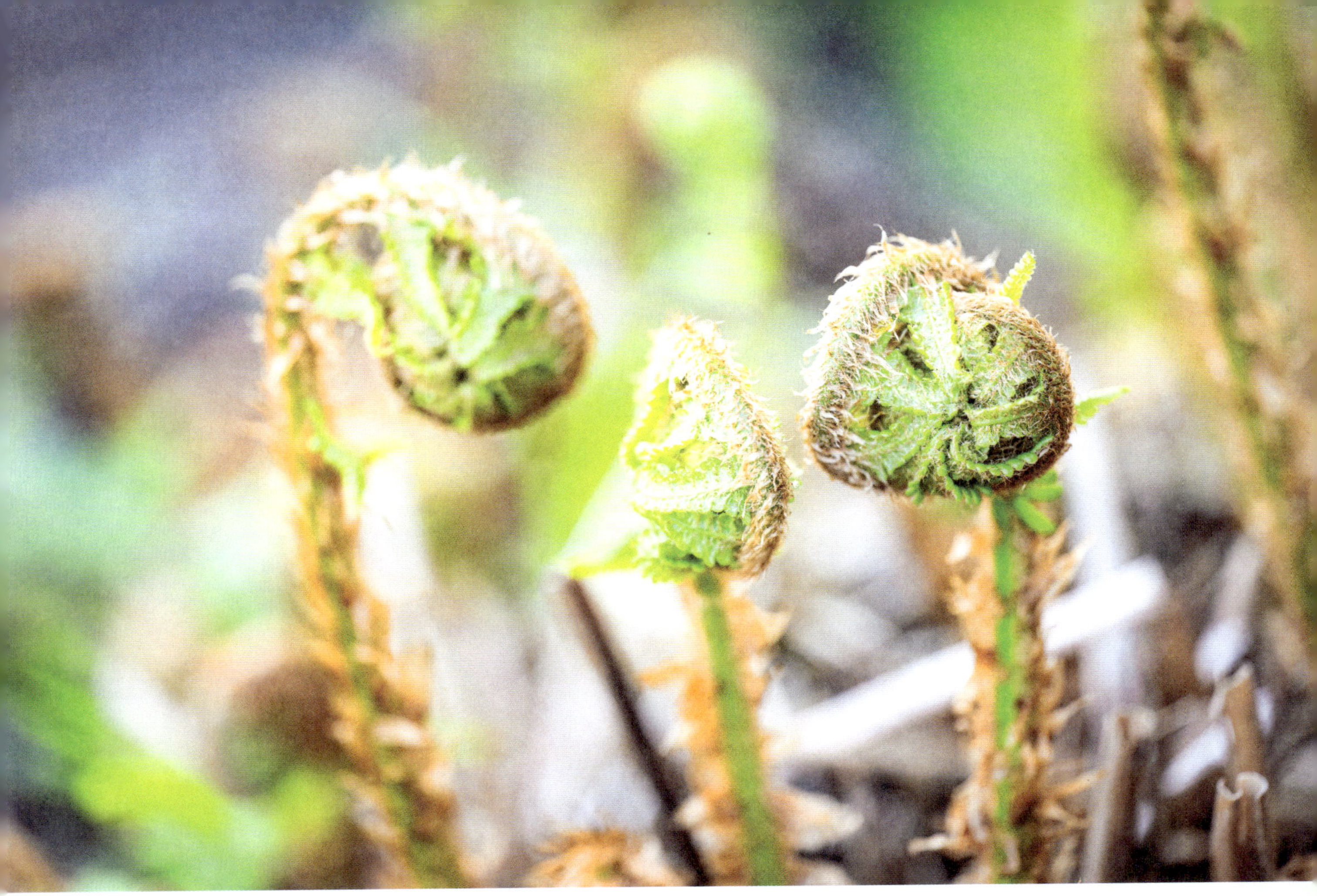

Farn

werden. Diese uralten Rezepturen wurden durch mündliche Überlieferung weitergegeben. Dadurch kam es nie zu einem Bruch des Wissens. Natürlich können diese Grundrezepturen ergänzt werden, da unser energetisches Milieu sich durch Umwelteinflüsse, emotionale Zustände und individuelle Konstitutionen zum Teil verändert hat.

Grundkonzepte der Chinesischen Medizin

Diese bilden das Fundament für deren Diagnosen und Behandlungsmethoden.

Meridianlehre

Die Meridianlehre ist ein zentrales Konzept der Chinesischen Medizin und beschreibt ein Netzwerk von Energiebahnen im Körper, durch die das Qi (Lebensenergie) fließt. Die Meridiane spielen eine zentrale Rolle bei der Diagnose und Behandlung von Krankheiten. Jeder Meridian ist einem bestimmten Organ oder Organsystem zugeordnet und trägt dessen Namen, wie zum Beispiel: Leber- und Gallenblasenmeridian, Herz-und Dünndarmmeridian, Milz- und Magenmeridian, Lungen- und Dickdarmmeridian und Nieren- und Blasenmeridian, Kreislauf- und 3-fach-Erwärmermeridian.

Diese Meridiane sind nicht nur nach den Organen benannt, sondern spiegeln auch die energetischen Beziehungen und Funktionen innerhalb des Körpers wider.

Akupunktur- und Akupressurpunkte liegen auf diesen Meridianen. Nach der richtigen Diagnose werden Punktkombinationen ausgewählt und mit Nadeln (in der Akupunktur) oder durch Druck (in der Akupressur) stimuliert, um verschiedene gesundheitliche Zustände zu behandeln und den Energiefluss im Körper wiederherzustellen.

❦ Die Lehre von Yin und Yang

Das Konzept von Yin und Yang ist ein grundlegendes Prinzip in der TCM, das die dualistische Natur des Universums beschreibt. Yin repräsentiert Nacht, Dunkelheit, Mond, Kälte, Entspannung, passive und weibliche Aspekte, während Yang Tag, Helligkeit, Sonne, Wärme, Bewegung, aktive und männliche Aspekte darstellt.

Yin und Yang können nicht unabhängig voneinander existieren, sondern bedingen einander gegenseitig und stehen in einem dynamischen Gleichgewicht zueinander. In jedem Yin-Aspekt gibt es ein bisschen Yang und in jedem Yang-Aspekt ein bisschen Yin.

Ein Beispiel für das dynamische Gleichgewicht von Yin und Yang im Körper ist die Atmung. Beim Einatmen (Yang) nehmen wir Sauerstoff auf, was eine aktive, bewegungsorientierte Handlung ist.

Dies repräsentiert das yangige Element. Beim Ausatmen (Yin) geben wir Kohlendioxid ab, was eine passive, ruhende Handlung ist. Dies verkörpert das yinige Element. Die Atmung zeigt, wie Yin und Yang sich gegenseitig bedingen und im harmonischen Gleichgewicht zueinander stehen, da sie sich während des gesamten Atmungsprozesses fortwährend abwechseln und ergänzen.

Gesundheit entsteht, wenn dieses Gleichgewicht aufrechterhalten wird, während Krankheit durch ein Ungleichgewicht von Yin und Yang verursacht wird. Wichtig erscheint mir zu erwähnen, dass unsere Langlebensformel aus zwei Drittel Yin und einem Drittel Yang besteht. Das mag in unserer heutigen hektischen Zeit schwer vorstellbar sein, wo nur mehr ein Drittel unseres Lebens dem Yin-Aspekt, wie dem Schlaf, der Ruhe, der Erholung, gewidmet ist. Denken wir an die vielen Menschen, die »Workaholics«, die unter Unruhe, Schlafstörungen und innerer Anspannung leiden und sich nie ausreichend erholt fühlen.

»Wir sollten danach streben, einen Zustand der Ausgewogenheit zu erreichen, in dem beide Kräfte, Yin und Yang, harmonisch zusammenwirken.«

Dies bedeutet nicht unbedingt, dass man genau zwei Drittel seiner Zeit in Ruhe und Entspannung verbringen und nur ein Drittel aktiv sein sollte. Es geht vielmehr darum, in allen Aspekten des Lebens ein Gleichgewicht zwischen Ruhe und Aktivität, Erholung und Anstrengung, Aufnahme und Abgabe zu finden.

❦ Die 5-Elemente-Lehre

Die 5-Elemente-Theorie, auch bekannt als die Fünf Wandlungen, beschreibt die Interaktion und Beziehung zwischen fünf grundlegenden Elementen oder Phasen: Holz, Feuer, Erde, Metall und Wasser.

Jedes Element ist mit bestimmten Organen, Emotionen, Alterungsprozessen, Jahreszeiten und anderen Aspekten verbunden.

Holz: Leber-/Gallenblasenmeridian
Frühjahr, Kindesalter, Ärger
Feuer: Herz-/Dünndarmmeridian
Hochsommer, Pubertät, Anhaftung
Erde: Magen-/Milzmeridian
Spätsommer, junge Erwachsene, Grübeln
Metall: Lungen-/Dickdarmmeridian
Herbst, Alter, Trauer
Wasser: Nieren-/Blasenmeridian
Winter, Greis, Angst

Diese Elemente stehen in einem zyklischen Wechselverhältnis zueinander, bekannt als Fütterungszyklus, Kontrollzyklus und Zerstörungszyklus.

Das heißt, alle Elemente im 5-Elemente-Zyklus füttern und kontrollieren einander, können einander bei länger anhaltenden Dysfunktionen (Stagnation, Kälte, Hitze usw.) aber auch zerstören. Auch hier ist ein gesundes Gleichgewicht zwischen den Elementen entscheidend für unsere Gesundheit.

Dieses Prinzip basiert auf der Erkenntnis, dass die Natur in steter Bewegung ist und sich in einem ständigen Zyklus von Wachstum, Reife, Verfall und Erneuerung befindet. Indem wir uns diesen natürlichen Zyklen anpassen und im Einklang mit ihnen leben, können wir eine bessere Gesundheit und ein tieferes Wohlbefinden erreichen.

Im Laufe des Jahres durchläuft die Natur verschiedene Jahreszeiten mit jeweils eigenen Energien und Qualitäten. Indem wir uns auf die jeweiligen Jahreszeiten einstellen und entsprechend handeln – sei es durch Anpassung der Ernährung, der Lebensweise oder der Aktivitäten –, können wir das Gleichgewicht im Körper und Geist aufrechterhalten.

Auch jeder Mensch durchläuft verschiedene Lebensphasen, von der Kindheit über das Erwachsenenalter bis zum Alter. Jede Phase hat ihre eigenen Herausforderungen und Chancen. Wer diese Phasen bewusst annimmt und sie in Akzeptanz und Anpassungsfähigkeit durchlebt, kann das Beste aus jeder Lebensphase herausholen und wird ein erfülltes und zufriedenes Leben führen.

Die vier Substanzen des Lebens

Die vier Substanzen des Lebens (Essenz, Qi, Blut und Säfte) sind eng miteinander verbunden und arbeiten zusammen, um unseren Körper zu unterstützen, zu nähren und zu regulieren. Ein Ungleichgewicht oder eine Schwäche in einer dieser Substanzen kann zu gesundheitlichen Problemen führen.

❦ Jing: unsere Essenz

Jing wird oft als »essenzielle Energie« übersetzt und in zwei Arten unterteilt:

Das *pränatale Jing* (vorgeburtliche Essenz) ist die angeborene Energie, die ein Mensch von Vater und Mutter bei der Zeugung mitbekommt und besitzt. Qualität und Quantität der Essenz (Jing) hängen vom Gesundheitszustand und Alter der Eltern zum Zeitpunkt der Zeugung ab. Die Qualität der Essenz der Eltern ist entscheidend für die Entwicklung und Gesundheit eines Kindes. Durch Methoden wie ein ausgewogenes Verhältnis von Arbeit und Ruhe, Mäßigung in der sexuellen Aktivität, eine ausgewogene und nährstoffreiche Ernährung, ausreichend erholsamen Schlaf, Bewegung an der frischen Luft, Meditation sowie Atem- und Entspannungsübungen (Qi Gong oder Tai Chi) kann das Jing gestärkt werden.

Das *postnatale Jing* (nachgeburtliche Essenz) ist jene Essenz, die im Laufe des Lebens durch richtige Ernährung, Lebensstil, Emotionen und Umweltfaktoren aufgebaut wird. Entwicklungsstörungen bei Kindern, schwache Knochen, dünne und wenig Haare, Unfruchtbarkeit, Abortus, Knochenerkrankungen, graue Haare, schwache Sexualfunktion, Impotenz, Schwäche der Knie und Schwerhörigkeit können auf einen Mangel an Essenz hinweisen.

❦ Qi

Qi ist das grundlegende Konzept, das die Vitalität und die Lebensprozesse im menschlichen Körper sowie im Universum beschreibt. Es ist die unsichtbare Energie, die durch alles Lebendige und die gesamte Natur fließt und alles miteinander verbindet.

Qi fördert die Bewegung und den Transport von Blut, Flüssigkeiten und Nährstoffen im Körper, fließt entlang der Meridiane, schützt vor äußeren pathogenen Einflüssen wie Wind, Kälte, Hitze und Feuchtigkeit, wandelt Nahrung und Luft in Energie und Blut um, hält Organe und Strukturen an ihrem Platz und erzeugt Wärme zur Regulierung der Körpertemperatur.

Es gibt verschiedene Arten von Qi im Körper, darunter *Yuan-Qi*, die grundlegende Energie aus den Nieren, *Gu-Qi*, die aus Nahrung und Getränken gewonnene Energie, *Zong-Qi*, die durch die Kombination von *Gu-Qi* und Atemluft entsteht und Herz und Lunge unterstützt, *Wei-Qi*, die schützende Energie (Immunität) an der Körperoberfläche und *Ying-Qi*, die nährende Energie, die durch die Blutgefäße zirkuliert.

Ungleichgewichte oder Blockaden im Qi-Fluss können gesundheitliche Probleme wie Qi-Mangel, bei dem nicht genügend Qi vorhanden ist und der Müdigkeit sowie Atemnot verursachen kann, Qi-Stagnation, bei der der Fluss von Qi blockiert ist, was Schmerzen sowie emotionale Probleme verursacht, und Qi-Erschöpfung, bei der das Qi nach langer Krankheit oder starker Belastung erschöpft ist, was zu extremer Müdigkeit und Burn-out führt, auslösen.

❦ Xue: Blut

Xue bedeutet »Blut« und ist die flüssige Substanz im Körper, die Nährstoffe, Sauerstoff und andere wichtige Substanzen zu den Organen und Geweben transportiert.

Ein reichhaltiges und gut zirkulierendes Blut ist essenziell für gute Gesundheit, da es in der TCM mit dem Yin-Aspekt des Körpers verbunden ist. Frauen haben von Natur aus mehr Yin als Männer angelegt und müssen dieses pflegen, da sie durch die Menstruation mehr Blut verbrauchen.

In der heutigen Zeit kommt es aus Sicht der TCM häufig zu Blutmangel im jugendlichen Alter, oft bedingt durch unzureichende Ernährung wie z.B. lang anhaltendes veganes Essen, was Symptome wie Blässe, unscharfes Sehen, niedrigen Blutdruck, Schwindel, Kribbeln der Extremitäten, brüchige Nägel, Konzentrationsschwäche, Vergesslichkeit, schwache Menstruation und Schlafstörungen hervorrufen kann.

❦ Yin Je: Säfte

Die Säfte beziehen sich auf die Körperflüssigkeiten, die den Körper befeuchten und schmieren. Dazu gehören Speichel, Tränen, Schweiß, Magensaft, Befeuchtung der Gelenke, des Rückens, des Gehirns, des Knochenmarks und der Haut.

Diese Körperflüssigkeiten sind entscheidend für die Aufrechterhaltung der Feuchtigkeit und des Gleichgewichts im Körper, insbesondere des Yin-Aspekts, und ihre Mangelhaftigkeit kann zu Trockenheitssymptomen, Dehydrierung von Organen, Haut und Blut sowie Funktionsstörungen der betroffenen Organe und Gewebe führen, was sich in trockener Haut, Faltenbildung, Augen-, Mund- und Scheidentrockenheit äußern kann.

Pathologische Einflüsse in der TCM

Hinweisen möchte ich auf die Bedeutung pathologischer Einflüsse (Klimaverhältnisse) in der Traditionellen Chinesischen Medizin. Diese pathologischen Einflüsse können das Gleichgewicht im Körper stören und zu Krankheiten führen.

Feuchtigkeit: ist ein häufiger pathologischer Faktor in der TCM und kann durch Umwelteinflüsse wie Regen, hohe Luftfeuchtigkeit oder übermäßiges Schwitzen entstehen. Sie kann auch durch eine unausgewogene Ernährung verursacht werden. Wenn Feuchtigkeit im Körper festgehalten wird, kann dies zu Symptomen wie Schweregefühl, Schleimansammlungen, Müdigkeit und Verdauungsstörungen führen.

Kälte: tritt in kalten Jahreszeiten auf, kann auch durch den Konsum kalter Nahrungsmittel oder längere Exposition gegenüber kaltem Wetter entstehen. Kälte kann den Fluss von Qi und Blut blockieren und zu Symptomen wie Schmerzen, Steifheit, Krämpfen und Durchblutungsstörungen führen.

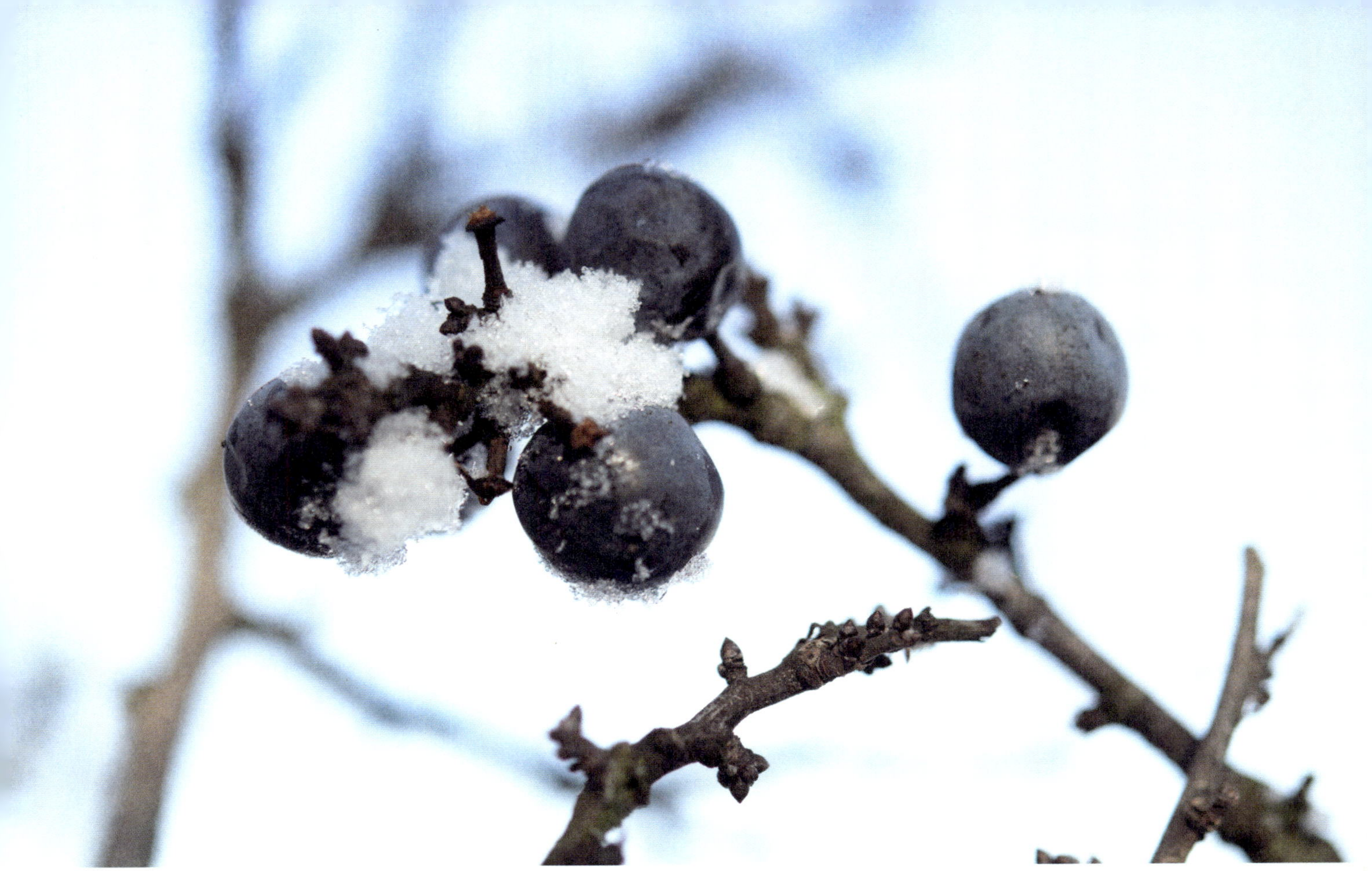

Beeren im Schnee

Hitze: entsteht häufig durch äußere Einflüsse wie heiße Witterung oder übermäßige Sonneneinstrahlung, kann aber auch durch innere Faktoren wie Entzündungen im Körper verursacht werden. Hitze kann zu Symptomen wie Fieber, Durst, Rötung, Entzündungen und Reizbarkeit führen.

Wind: ist in der TCM ein dynamischer pathologischer Faktor und kann schnell Krankheiten im Körper verteilen. Er kann äußerlich durch Wind und Sturm oder innerlich durch emotionale Stressfaktoren wie Ärger ausgelöst werden. Wind kann zu Symptomen wie plötzliche Schmerzen, Juckreiz, Zittern, Schwindel und Verwirrung führen.

Trockenheit: entsteht oft in trockenen Klimazonen oder durch lange Exposition gegenüber trockener Luft. Sie kann auch durch innere Faktoren wie Flüssigkeitsmangel im Körper verursacht werden. Trockenheit kann zu Symptomen wie trockene Haut, Durst, trockener Husten und Verstopfung führen.

Die Diagnostik

Ein TCM-Praktiker sieht jeden Menschen als einzigartiges Puzzle, das aus verschiedenen Elementen und Energien zusammengesetzt ist. Basierend auf individuellen Merkmalen wie Konstitution, Gesundheitszustand, Lebensstil und Umgebung erhält jeder Mensch eine maßgeschneiderte Behandlung, die auf seine spezifischen Bedürfnisse zugeschnitten ist.

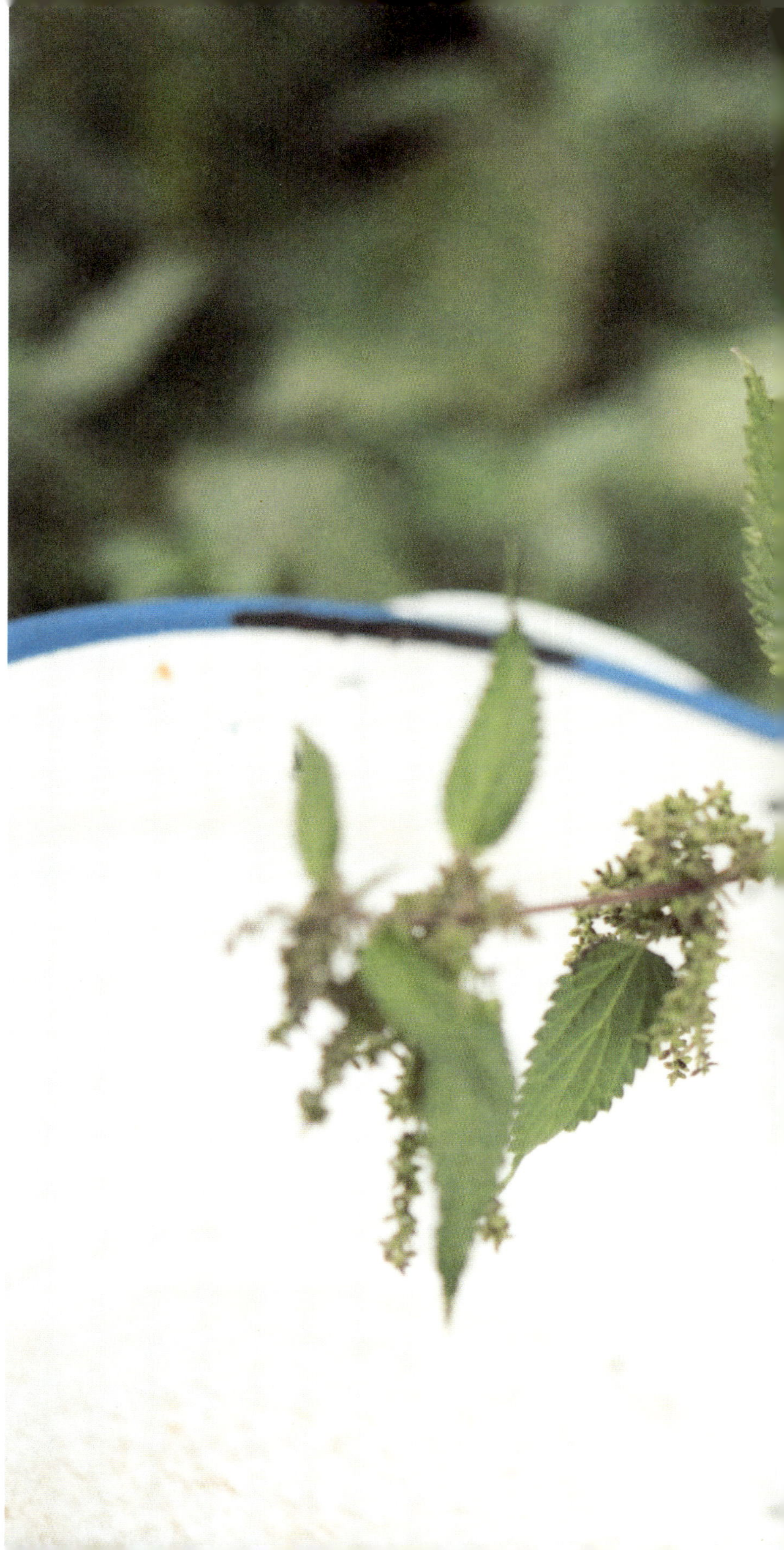

Brennnessel

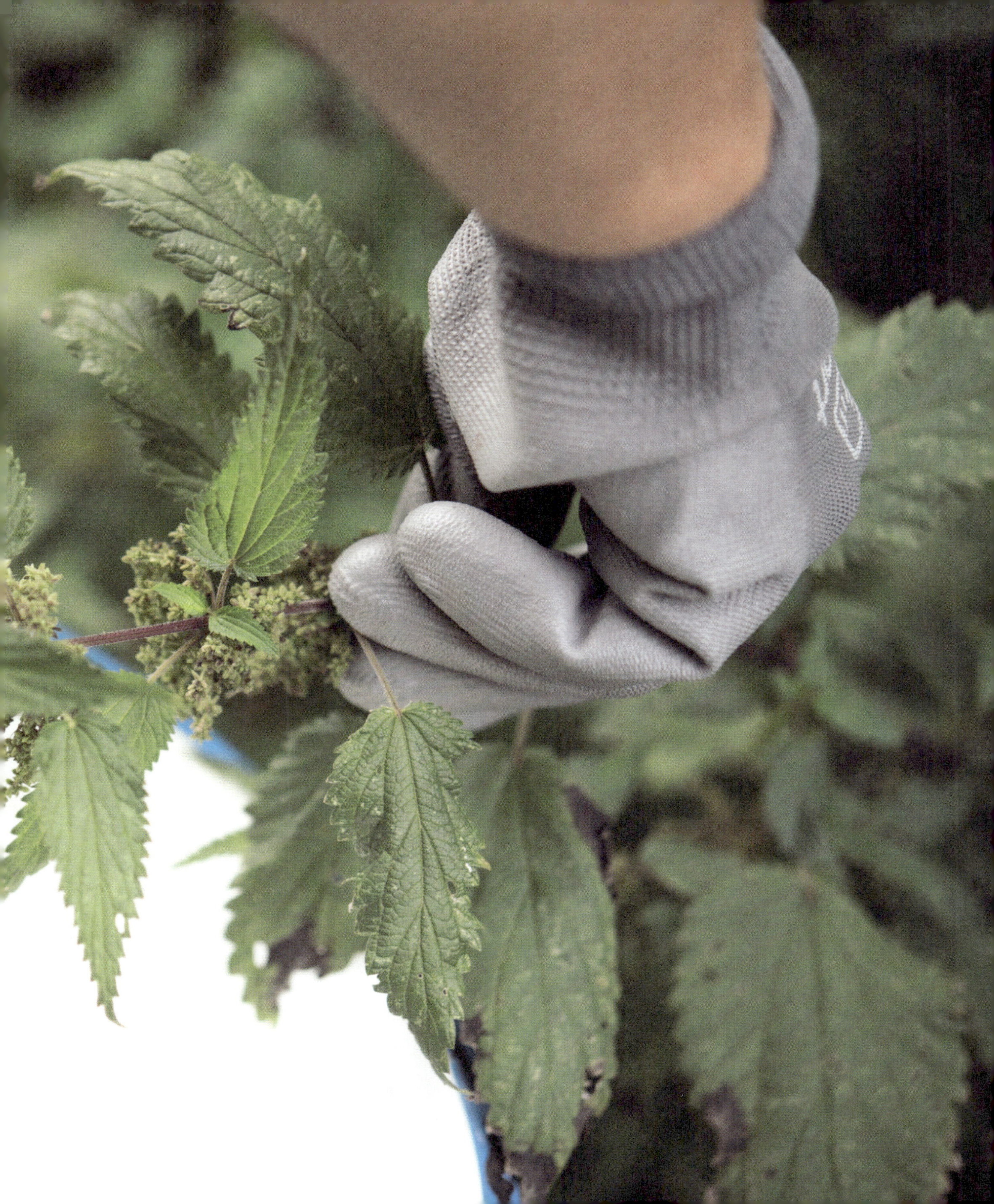

In der Traditionellen Chinesischen Medizin werden verschiedene Werkzeuge und Methoden zur Diagnose eingesetzt, die eine umfassende Betrachtung des Patienten gewährleisten.

Anamnese und Untersuchung:

Der Arzt stellt dem Patienten Fragen zu seinen Symptomen, seiner Krankheitsgeschichte, seinem Lebensstil und anderen relevanten Faktoren.

Beobachtung

In der TCM wird großer Wert auf die Fähigkeit des TCM-Praktikers gelegt. Durch Beobachtung und Empathie entwickelt er ein Verständnis für die möglichen Ungleichgewichte im Körper des Patienten. Er erkennt oft schon beim Betreten des Raums und beim ersten Blick auf den Patienten Hinweise auf mögliche Disharmonien. Durch sorgfältiges Beobachten äußerer Anzeichen wie Hautfarbe, Haltung, Gangart, Gesichtsausdruck, Sprechen und weitere Merkmale kann er wichtige Informationen über den Gesundheitszustand des Patienten erhalten. Auf dieser Grundlage kann er dann gezielt Fragen stellen und die Diagnose weiter verfeinern.

Zungendiagnostik

Die Zunge ist ein Spiegelbild des inneren Zustands des Körpers, insbesondere der Organe. Es werden Form, Farbe, Beschaffenheit und Belag der Zunge untersucht, um auf mögliche Ungleichgewichte und Krankheiten zu schließen.

Zungenbelag: Ein dicker weißer Belag beispielsweise weist auf eine Anhäufung von Kälte oder Feuchtigkeit im Körper hin, ein gelblicher Belag könnte auf Hitze oder eine Infektion hindeuten, wenig Belag zeigt einen Yin-Mangel an.

Zungenform: Eine geschwollene Zunge weist auf Feuchtigkeit hin, während eine dünnere Zunge auf Blutmangel oder Yin-Mangel hindeutet.

Zungenfarbe: Eine blasse Zunge ist ein Hinweis auf Blutmangel, während eine rote Zunge auf Hitze bzw. einen daraus entstehenden Yin-Mangel hindeutet. Eine bläuliche Färbung signalisiert eine schlechte Durchblutung oder eine Stagnation von Qi oder Blut.

Zungenfeuchtigkeit: Eine feuchte Zunge zeigt Feuchtigkeit im Körper an, während eine trockene Zunge auf einen Yin-Mangel oder auf Hitze schließen lässt.

Zungenzustand: Eine Zunge mit Zahnabdrücken an den Rändern zeigt einen Mangel an Milz-Qi an, was Probleme mit dem Verdauungstrakt im Körper bedeutet. Risse auf der Zunge sind ein Hinweis auf eine Yin-Mangelstörung, was Trockenheitssymptome im Körper bedeutet. Eine kurze Zunge zeigt einen Mangel an Nahrung oder einen Zustand des »Qi-Mangels« an; dies bedeutet, dass der Körper nicht genug Energie hat, um seine Funktionen aufrechtzuerhalten. Ein diagnostiziertes Burn-out beispielsweise ist immer mit einer kurzen Zunge verbunden.

Pulsdiagnostik

Ebenso wie die Zunge dient in der TCM auch der Puls als wichtiger Diagnoseindikator. Durch das Fühlen des Pulses an verschiedenen Stellen am Handgelenk können Rückschlüsse auf den Zustand der inneren Organe, auf das Vorhandensein von Blockaden oder Ungleichgewichten im Qi-Fluss und sogar auf emotionale Aspekte gezogen werden.

Pulsqualität: Der Puls wird auf verschiedene Qualitäten wie Tiefe, Oberfläche, Stärke, Schwäche, Rhythmus und Geschwindigkeit untersucht. Diese Qualitäten können auf bestimmte Zustände im Körper hinweisen. Ein breiter Puls beispielsweise wird mit einer Ansammlung von Feuchtigkeit im Körper in Verbindung gebracht. Dies kann verschiedene Ursachen haben, einschließlich einer

»Ein TCM-Praktiker sieht jeden Menschen als einzigartiges Puzzle, das aus verschiedenen Elementen und Energien zusammengesetzt ist.«

unausgewogenen Ernährung, ungesunder Lebensstilgewohnheiten oder Umweltfaktoren. Die Ansammlung von Feuchtigkeit im Verdauungstrakt kann zu einer Störung der Verdauungsfunktion führen, was einen breiigen Stuhl oder andere Verdauungsprobleme zur Folge haben kann.

Pulslokalisierung: Der Puls wird an verschiedenen Punkten entlang des Handgelenks und in unterschiedlichen Tiefen gefühlt, um Informationen über den Zustand der verschiedenen Organe zu erhalten.

Die Interpretationen von Zunge und Puls bilden eine essenzielle Grundlage für die Diagnosestellung in der TCM, sie ermöglichen den Praktikern nicht nur die Behandlung der Symptome einer Krankheit, sondern auch die gezielte Auseinandersetzung mit deren zugrundeliegenden Ursachen und Ungleichgewichten im Körper des Patienten.

Diagnose – Mustererkennung

Basierend auf den mittels der oben genannten Methoden gesammelten Informationen, unterstrichen durch Puls- und Zungendiagnostik, wird ein Muster identifiziert, das die zugrunde liegende Ursache der Erkrankung beschreibt. Nach korrekter Diagnose wird eine individuell angepasste Behandlung vorgeschlagen, die darauf abzielt, das energetische Gleichgewicht im Körper wiederherzustellen.

Diese Behandlung wird eine Kombination aus Kräutermedizin, Akupunktur, Ernährungsempfehlungen, Massagen, Qi Gong, Tai Chi, Meditation und anderen therapeutischen Ansätzen umfassen. Es wird neben den angeführten Behandlungen eine Veränderung des Lebensstils angestrebt, um eine wirkliche Gesundung bis ins hohe Alter zu erreichen. Gesund sterben ist hier die Devise!

Hingewiesen sei noch darauf, dass sich die evidenzbasierte Medizin (EBM) besonders herausfordernd gestaltet, da kein Mensch dem anderen gleicht. Für eine TCM-Studie können zwar die westlichen Diagnosen einer Krankheit festgestellt werden, für einen TCM-Praktiker weisen die Menschen aber völlig unterschiedliche energetische Muster auf.

Nehmen wir beispielsweise Kopfschmerzen. Es gibt mindestens zehn verschiedene Diagnosen von Kopfschmerzen, die sich hinsichtlich des Schmerzorts (frontal, seitlich, Stirn, Oberkopf, Hinterkopf), der Schmerzintensität (pochend, stechend, ziehend, Druckgefühl usw.), des Zeitpunkts des Auftretens (Uhrzeit, Jahreszeit), des Auslösers (Ernährung, Ärger, Menstruation, Wetter usw.) sowie

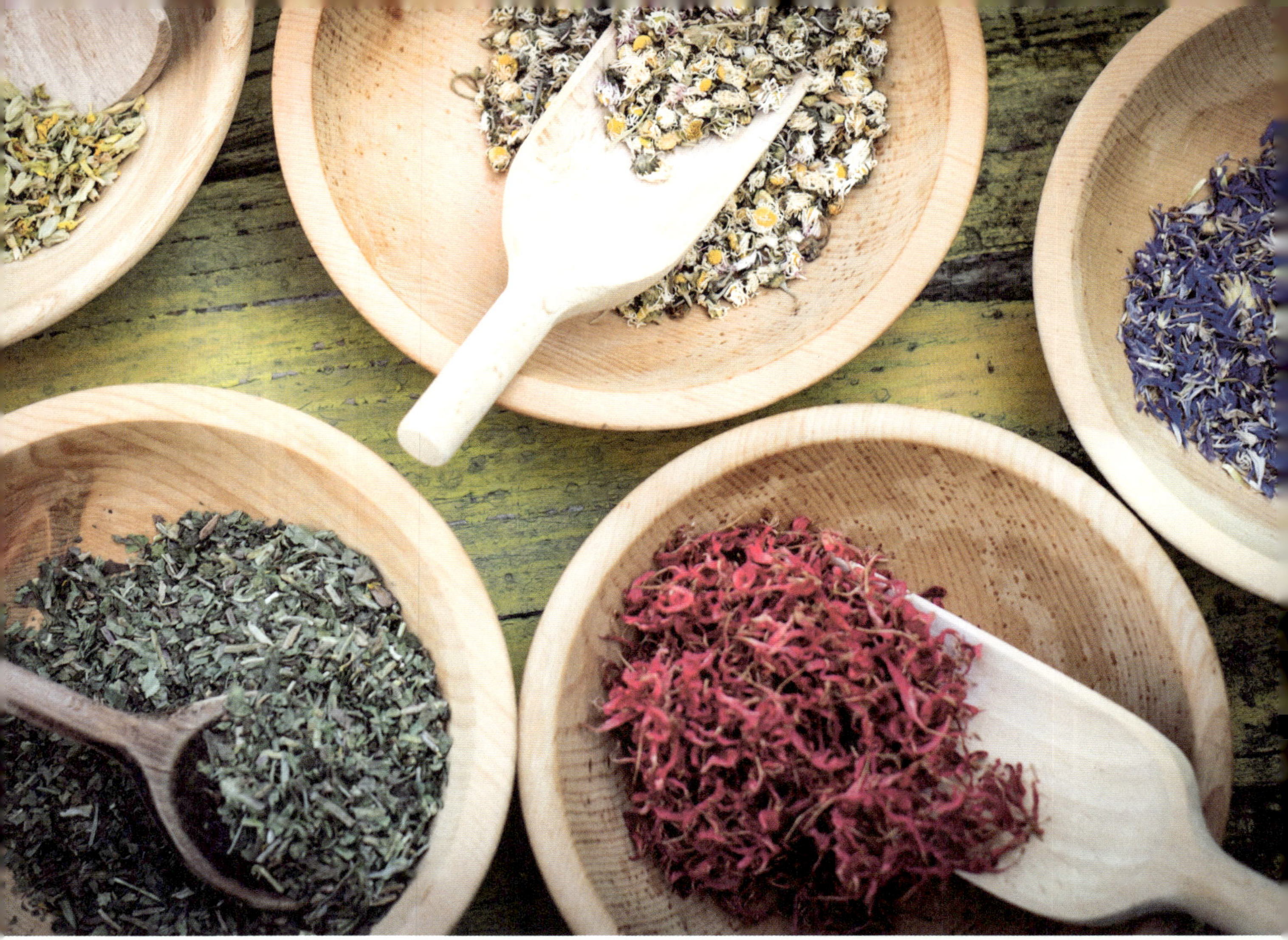

Getrocknete Kräuter

der Dauer und weiterer Faktoren unterscheiden. Wie soll hier eine gemeinsame Studie durchgeführt werden können?

Behandlungsmethoden in der TCM

❦ Kräutertherapie

Die Kräutertherapie ist eine zentrale Säule der Traditionellen Chinesischen Medizin und wird seit Jahrtausenden zur Vorbeugung und Behandlung von Krankheiten eingesetzt.

Kräuter werden verwendet, um den Körper zu regulieren, damit er wieder in sein energetisches Gleichgewicht und in die Heilung kommen kann. Die Auswahl der Kräuter erfolgt individuell, basierend auf einer sorgfältigen Diagnose. Dabei werden nicht nur die aktuellen Symptome, sondern auch die zugrunde liegenden Ursachen und das energetische Muster des Patienten berücksichtigt.

Die chinesischen Kräuter werden spezifisch den Organen zugeordnet. Sie werden danach klassifiziert, welche thermischen Wirkungen im Körper und welchen Geschmack sie haben.

Geschmackseigenschaften: In der TCM werden Geschmackseigenschaften als Hinweis auf die Wirkung der Kräuter betrachtet. Zum Beispiel wird der süße Geschmack oft mit Nahrung für die Milz, die Mitte, assoziiert und kann beruhigend wirken.

Thermische Eigenschaften: Kräuter werden auch nach ihrer thermischen Natur klassifiziert, ob sie kühlend, neutral, erfrischend oder wärmend sind. Diese thermischen Eigenschaften können helfen, das Gleichgewicht im Körper zu regulieren.

Zum Beispiel können kühlende Kräuter verwendet werden, um Hitzezustände wie Entzündungen oder Fieber zu behandeln, während wärmende Kräuter eingesetzt werden können, um die Durchblutung zu fördern oder Kälte zu vertreiben.

Die Kräuter werden häufig in Form von Tees, Dekokten, Pillen oder Pulvern verabreicht und können einzeln oder in speziellen Rezepturen kombiniert werden, um die gewünschten therapeutischen Wirkungen zu erzielen. Diese Rezepturen müssen je nach den individuellen Bedürfnissen des Patienten angepasst werden.

Die chinesischen Kräuter werden in verschiedene Kategorien unterteilt, wobei jedes Kraut bestimmte Eigenschaften und Wirkungen aufweist. So unterscheiden wir blutaufbauende, stagnationslösende, hitzeausleitende, wärmende, kühlende, geistberuhigende und viele weitere Kräuterkategorien.

Die Kräuter werden in Rezepturen verschrieben, um gezielt die einzelnen Organe zu behandeln. »Ginseng, der Kaiser der Kräuter, wirkt auf das Kaiserorgan, das Herz.« Eine wichtige Kategorie sind die sogenannten »Energiekräuter«, die auch als »Qi-Tonika« bekannt sind. Sie beziehen sich auf die vitale Energie oder Lebenskraft im Körper und können die Essenz eines Körpers wieder aufbauen.

Allen voran der wohlbekannte Rote Ginseng, *Ren Shen*. Er wird in der Tat als das herausragendste Tonikum gesehen. Er hat eine stark tonisierende Wirkung und gilt als Energiebooster für den Körper (aber Achtung, auch hier individuell einzusetzen, je nach Diagnose!).

In chinesischen Kräuterbüchern wird *Ren Shen* wie folgt beschrieben: Ginseng hat einen süßen und leicht bitteren Geschmack und wirkt vor allem auf die Funktionen von Herz, Lunge und Milz. Bekannt für seine tonisierenden Eigenschaften, wird Ginseng zur Stärkung der Essenz verwendet, um Erschöpfungssymptome wie Müdigkeit, Kältegefühl in den Extremitäten, übermäßiges Schwitzen und Kurzatmigkeit zu behandeln.

Bei Magen-Darm-Beschwerden wie Appetitlosigkeit, Müdigkeit und Durchfall sowie bei Atemwegserkrankungen wie Husten und Keuchen ist Ginseng ebenfalls hilfreich. Es stärkt das Herz, beruhigt den Geist und lindert Schlafprobleme, Angstzustände und Nervosität. Ginseng fördert zudem die Bildung von Körperflüssigkeiten und stoppt Durst, was bei Diabetes und Fieber von Vorteil ist. Bei Fülle, Blutungen, Augenrötung, Schwindel aufgrund von Leber-Yang, Husten mit Keuchatmung aufgrund von Lungen-Schleim oder Lungen-Hitze, Verstopfung, Parasiten und Hitzezuständen sollte die Einnahme von Ginseng jedoch vermieden werden. Deshalb ist eine genaue Diagnose immer wichtig!

Ein anderes Beispiel ist der *Löwenzahn,* ein Kraut, das auch in der westlichen Kräuterheilkunde bekannt ist: *Pu Gong Ying*, auch bekannt als *Traxaci Herba*, ist ein Kraut mit vielfältigen Anwendungen in der TCM.

Es hat einen bitter-süßen Geschmack und wird als kalt eingestuft.

Dieses Kraut wirkt vor allem auf den Funktionskreis der Leber und des Magens. Seine Eigenschaften umfassen antibakterielle, immunstimulierende und harntreibende Wirkungen. In der TCM werden die Wirkungen von *Pu Gong Ying* in verschiedene Bereiche unterteilt: Hitze eliminieren und Toxine ausleiten. Ein Kraut bei Magenschmerzen aus Hitze heraus! Es hat sich gezeigt, dass es Abszesse reduziert und Knoten zerstreut, insbesondere solche in Lungen-, Brust- und Darmbereichen, die fest, hart oder von Ulzerationen begleitet sind.

Pu Gong Ying klärt Hitze und Feuchtigkeit. Das Kraut hilft, die Leber zu klären und Augenbeschwerden wie Rötung und Schwellung zu behandeln. Auch bei feuchter Hitze-Gelbsucht hat es sich als wirksam erwiesen. Es gilt jedoch, einige Kontraindikationen zu beachten, darunter Karbunkel ohne Rötung und Schmerzen sowie Yin-Geschwüre. Bei hoher Dosierung kann *Pu Gong Ying* Nebenwirkungen wie Durchfall verursachen.

❦ Akupunktur

Akupunktur ist eine Praxis, bei der dünne Nadeln an spezifischen Punkten des Körpers gestochen werden. Diese Punkte liegen entlang der sogenannten Meridiane, einem Netzwerk von Energiebahnen im Körper, das den Fluss von Qi (Lebensenergie) reguliert.

Die Kombination der Akupunkturpunkte wird nach einer genauen chinesischen Diagnostik zusammengestellt. Man kann es mit der Komposition einer Kräuterrezeptur vergleichen. Die Punkte werden entweder mit Nadeln stimuliert, die Energie gestärkt oder abgeführt.

Dabei spielt der Praktiker eine entscheidende Rolle. Er fungiert als Vermittler zwischen Himmel und Erde und muss im inneren Gleichgewicht sein sowie über einen Überschuss an Energie verfügen.

Die Akupunktur wird oft zur Schmerzlinderung eingesetzt, kann aber auch bei einer Vielzahl von Erkrankungen und Beschwerden, darunter Stress, Migräne, Schlafstörungen, Übelkeit, Verdauungsprobleme und viele andere, angewendet werden.

❦ Ernährung

Schon vor über 3000 Jahren wird im *Huangdi Neijing* sowie in anderen Klassikern erwähnt, dass richtige Ernährung die Basis jeder Gesundheitserhaltung und der Erfolg von weiteren Heilmethoden abhängig ist.

Die TCM hat in ihrer langen Tradition enormes Wissen im Bereich der Pharmakologie und der Nahrungsmittel gesammelt und verfügt über einen reichen Fundus an wertvollen Erfahrungen dazu.

Nahrung ist die tägliche Medizin des Menschen und die Diätetik der TCM kann erstaunliche Wirkungen haben. Nahrung ist darüber hinaus das einfachste sowie kostengünstigste Therapiemittel und obendrein ein genussvolles tägliches Erlebnis.

Leider ist es auch bei der Ernährung so, dass wir oft jene Lebensmittel zu uns nehmen, die gerade unser Muster nähren, aber leider nicht unsere Gesundwerdung fördern.

Hierzu ein Beispiel: Menschen, die zu »innerer Hitze« neigen, zeigen oft Symptome wie roter Kopf und rotes Gesicht, was Zeichen von überschüssiger Hitze im Körper sind; Hypertonie (Bluthochdruck), die durch eine Überlastung des Kreislaufsystems und Hitze im Körper verursacht werden kann; sowie Jähzorn und Reizbarkeit, welche emotionale Hitze widerspiegeln, die oft mit innerer körperlicher Hitze einhergeht.

Diese Menschen neigen dazu, Nahrungsmittel zu bevorzugen, die ihre innere Hitze weiter anfachen, wie Fleisch, insbesondere rotes Fleisch, das in der TCM als erhitzend bekannt ist; Knoblauch, der wärmende und erhitzende Eigenschaften hat; und Alkohol, der Hitze verursacht und den Blutdruck erhöhen kann.

Die 5 Elemente und ihre Geschmäcker

❦ Holz

Das Holzelement steht für Frühling und die damit verbundene Energie der Expansion, des Wachstums und des Neubeginns. Es ist die Zeit des Aufbruchs, der Kreativität und der Planung.

Der zugehörige Geschmack ist sauer. Säuerliche Nahrungsmittel ziehen die Energie des Körpers zusammen, wie zum Beispiel: Früchtetee, Joghurt, Sauerkraut.

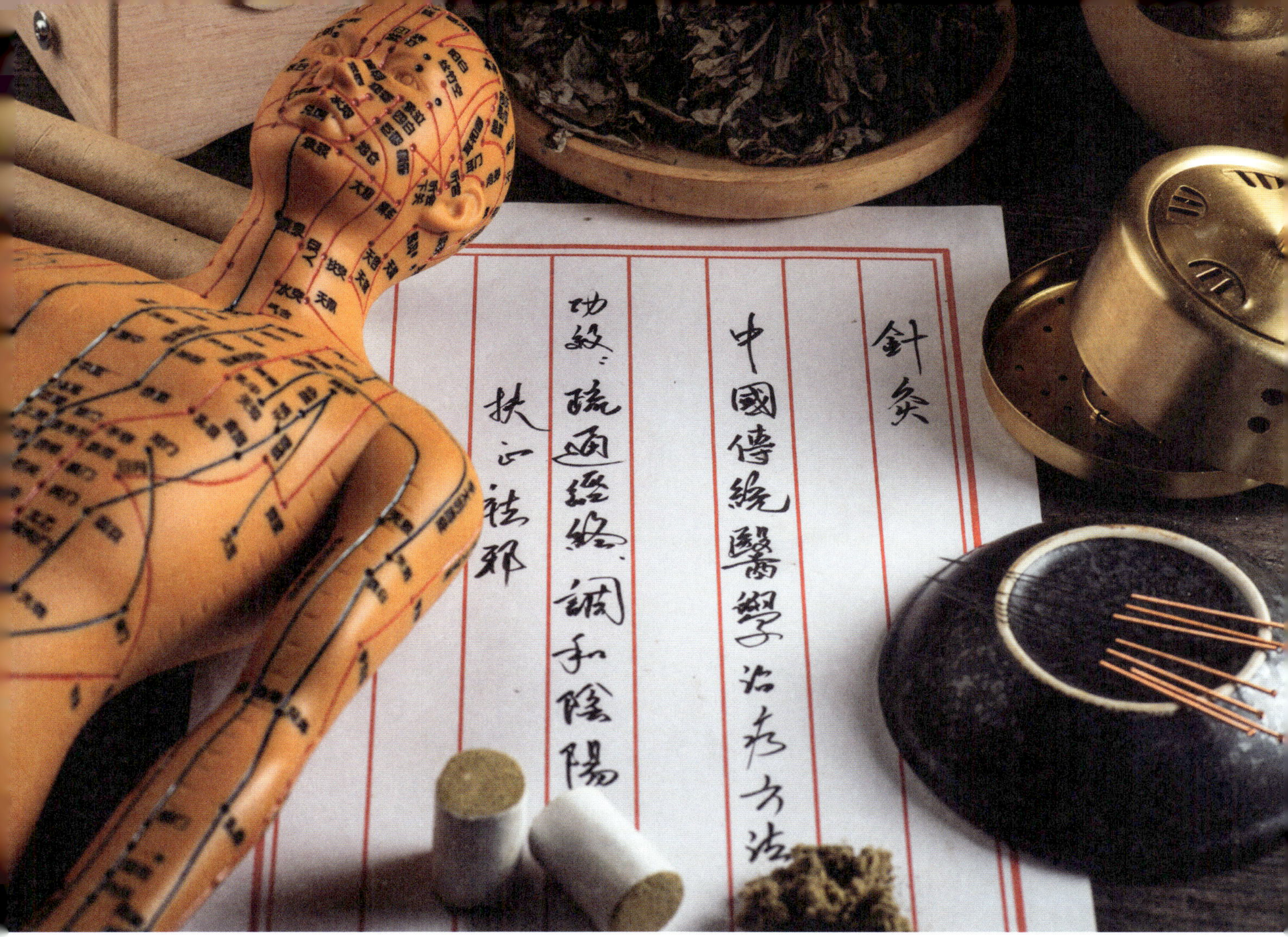
針灸
中國傳統醫學治病方法
功效：疏通經絡，調和陰陽
扶正祛邪

Akupunktur ist eine Praxis, bei der dünne Nadeln an spezifischen Punkten des Körpers gestochen werden.

❦ Feuer

Das Feuerelement repräsentiert den Sommer und die damit verbundene Energie der Aktivität. Es ist die Zeit des Höhepunkts, der Entfaltung und des Ausdrucks.

Der zugehörige Geschmack ist bitter. Bittere Nahrungsmittel können eine kühlende und trocknende Wirkung haben. Sie werden oft verwendet, um Hitze im Körper zu reduzieren und das Feuer des Herzens zu beruhigen.

Sie können auch die Entgiftung fördern, wie zum Beispiel: grüne Blattsalate, Radicchio und Chicorée und auch bittere Kräuter.

❦ Erde

Das Erdelement ist mit der Übergangszeit des Spätsommers verbunden, in der die Energie stabilisiert wird und die Erntezeit beginnt. Es ist die Zeit der Mitte und des Gleichgewichts.

Der zugehörige Geschmack ist süß.

Denken wir an das Erntedankfest mit dem herrlichsten süßen Obst, Gemüse und Getreide und den daraus fabrizierten köstlichen Speisen, die reich an nährenden und aufbauenden Wirkstoffen sind, wie zum Beispiel: jegliches Getreide, Obst und Gemüse wie Mais, Kürbis, Karotten, Äpfel, Birnen und Zwetschken.

❦ Metall

Das Metallelement steht für Herbst und die damit verbundene Energie des Loslassens, der Reinigung und der Rückkehr zu sich selbst. Es ist die Zeit der Reflexion und der Vorbereitung auf den Rückzug.

Der zugehörige Geschmack ist scharf.

Scharfe Nahrungsmittel können die Durchblutung fördern und den Stoffwechsel anregen. Sie werden oft verwendet, um Kälte im Körper zu vertreiben und das Qi zu bewegen, wie zum Beispiel: Ingwer, Chili, Knoblauch, Pfeffer.

❦ Wasser

Das Wasserelement repräsentiert den Winter und die damit verbundene Energie der Ruhe, der Regeneration und der Stille. Es ist die Zeit der Rückkehr zu den Wurzeln, der Einkehr und der Sammlung von Energie für den kommenden Frühling.

Der zugehörige Geschmack ist salzig.

Salzige Nahrungsmittel können die Nierenfunktion unterstützen, wie zum Beispiel: Meeresgemüse wie Algen, fermentierte Lebensmittel wie Sojasauce und Miso.

Lebensmittel werden nach ihrer thermischen Natur klassifiziert, ob sie kühlend, neutral, erfrischend oder erwärmend auf den Körper wirken. Saisonale Lebensmittel werden als beste Lebensmittel angesehen, die unserem Körper genau das geben, was wir brauchen. Wir benötigen in unseren Breiten keine Orangen im Winter! Sie wachsen dort, wo es heiß ist, damit man ganz schnell seine Säfte, die man verschwitzt hat, wieder auffüllen kann.

Die TCM-Ernährungslehre wird sowohl präventiv als auch therapeutisch eingesetzt. Sie kann zur Vorbeugung von Krankheiten sowie zur Förderung des allgemeinen Wohlbefindens und zur Behandlung spezifischer gesundheitlicher Probleme eingesetzt werden. Insbesondere in der heutigen Zeit, in der Nahrungsmittelunverträglichkeiten und ernährungsbedingte Erkrankungen zunehmen, gewinnt die TCM-Ernährungslehre immer mehr an Bedeutung.

Wir empfehlen, Lebensmittel zu kochen oder zu dünsten, anstatt sie roh zu verzehren. Durch das Kochen wird das Qi besser freigesetzt und für den Körper leichter verdaulich gemacht. Gekochte Speisen werden auch als wärmend und energiebringend für den Körper betrachtet und können dazu beitragen, den Verdauungsprozess zu unterstützen und zu stärken, und dienen dazu, unsere Essenz aufzubauen.

Sie fragen jetzt sicher nach den Vitaminen. Bei uns stehen Vitamine und Nährstoffe nicht im Vordergrund. Im Gegensatz zur westlichen Medizin betrachten wir Lebensmittel als Energiequellen und berücksichtigen demnach ihre thermischen Eigenschaften.

Nach einer gründlichen Diagnose wird auch die Ernährung individuell an jeden Menschen angepasst.

Es ist richtig, dass nach dem Kochen der Lebensmittel weniger Vitamine und Mineralstoffe in diesen enthalten sind, doch können Menschen mit einem empfindlichen Verdauungssystem die Nahrung so besser aufspalten. Da viele von uns ein schwaches Verdauungssystem haben, fühlen wir uns generell wohler, wenn wir gekochte Mahlzeiten zu uns nehmen. Wie wäre es, eine Woche lang dreimal täglich warmes, gekochtes Essen zu probieren? – Sie werden überrascht sein, wie gut Sie sich danach fühlen!

Der Sitz der Mitte ist der Verdauungstrakt. Er ist die Energie, die das Gleichgewicht zwischen Yin und Yang sowie zwischen den inneren Organen aufrechterhält. Trinken warmer Getränke, vor allem von warmem Wasser, hilft dabei, den Körper zu erwärmen und die Verdauung zu unterstützen, indem es die Temperatur im Magen nicht hinunterkühlt und den Verdauungsprozess positiv anregt.

Durch warmes Wasser wird die Verdauung effizienter, was wohltuend und gleichzeitig entgiftend wirkt. Es hilft auch bei Verdauungsbeschwerden wie Blähungen, Krämpfen und unregelmäßigem

Stuhlgang. Wasser vermehrt außerdem die inneren Säfte und Blut. Zu wenig Körpersäfte führen zu innerer Trockenheit, die sich durch Symptome wie trockene Haut, Falten, Durstgefühl, trockenen Husten und Verstopfung äußern kann.

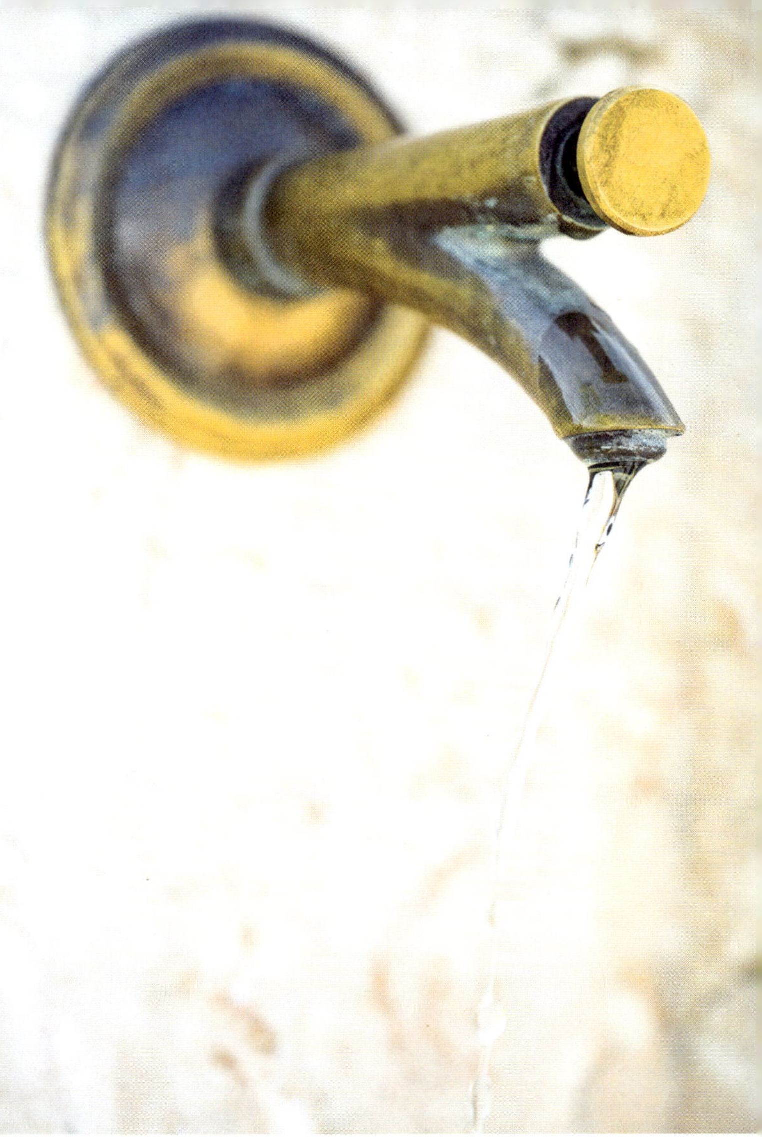

Schlaf

Der Spruch »Babys haben einen gesegneten Schlaf« drückt treffend aus, wie wichtig und wertvoll ein erholsamer und tiefer Schlaf für unser Wohlbefinden ist.

Tatsächlich ist der Schlaf eine Zeit der Regeneration für Körper, Geist und Seele, in der sich der Organismus von den Strapazen des Tages erholt und neue Energie tankt.

In der Chinesischen Medizin wird der Schlaf oft als Zeit des »kleinen Todes« gesehen, – eine Phase der Ruhe und Regeneration. Diese Analogie betont die Bedeutung des Schlafs für die Entspannung des Körpers und die Wiederherstellung des energetischen Gleichgewichts, insbesondere der Yin-Energie.

Während des Schlafs hat der Körper die Möglichkeit, sich von den Belastungen des Tages zu erholen und seine natürlichen Heilungsprozesse zu fördern.

Die Yin-Energie, die für Ruhe, Erholung und Regeneration steht, wird während des Schlafs gestärkt und erneuert. Durch die Betrachtung des Schlafs als »kleiner Tod« wird seine Bedeutung in

»Nahrung ist die tägliche Medizin des Menschen und die Diätetik der TCM kann erstaunliche Wirkungen haben.«

der TCM als essenzieller Bestandteil eines gesunden Lebensstils verdeutlicht.

In dieser Hinsicht ähnelt der Schlaf tatsächlich einer Art Wiederherstellung und Neugeburt.

Während des Tiefschlafs können auch spirituelle und psychische Prozesse stattfinden, die uns manchmal das Gefühl geben können, als wären wir an einen anderen Ort gereist oder hätten eine andere Realität erlebt. Diese Erfahrungen können in der Chinesischen Medizin als Teil des natürlichen Flusses von Yin- und Yang-Energie betrachtet werden, die den Körper und Geist durchdringt.

In einigen spirituellen Konzepten wird der Schlaf als eine Zeit gesehen, in der die Seele vorübergehend den Körper verlässt und sich mit höheren Ebenen des Bewusstseins oder dem göttlichen Ursprung verbindet. Während dieser Zeit können spirituelle Erfahrungen auftreten, die jenseits der Grenzen des materiellen Körpers liegen und einen tieferen Einblick in die Natur der Realität ermöglichen.

Die Vorstellung, dass der Schlaf eine Zeit des Loslösens von den Begrenzungen des physischen Körpers ist und eine Verbindung mit höheren Ebenen des Seins ermöglicht, wird auch in der Chinesischen Medizin reflektiert, insbesondere in Bezug auf die Konzepte von Qi, Yin und Yang sowie die Idee des Geistes, der den Körper überdauert.

Der Begriff »Schlafstörungen« steht bei uns für verschiedene Probleme:

- Einschlaf-, Durchschlafstörungen
- unruhiger Schlaf
- frühmorgendliches nicht erholtes Aufwachen
- durch Träume gestörter Schlaf

Als entscheidend für die Qualität des Schlafs wird der Zustand des Herzens betrachtet. Ein ausgewogenes Herz, das frei von pathogenen Faktoren wie Hitze, Leere usw. ist, fördert einen gesunden und erholsamen Schlaf, während eine Beeinträchtigung des Herzens zu Schlafstörungen führen kann. Wenn das Herz in einem Zustand der Leere ist, bedeutet dies, dass es ihm an Energie fehlt, um seine Funktionen ordnungsgemäß auszuführen.

Dies kann verschiedene Symptome verursachen, darunter Schlaflosigkeit, unruhigen Schlaf oder häufiges Erwachen während der Nacht. Eine Leere des Herzens kann durch verschiedene Faktoren verursacht werden, einschließlich chronischen Stress, Überarbeitung, ungesunde Ernährung oder emotionale Belastungen. Eine tiefe und erholsame Nachtruhe ist eng mit den Aktivitäten verschiedener Organe verbunden, wie es die Organuhr der Traditionellen Chinesischen Medizin verdeutlicht: Von 23.00 Uhr bis 7.00 Uhr morgens stehen verschiedene Organe im Fokus:

- Von 23.00 Uhr bis 1.00 Uhr ist die Galle am aktivsten,
- gefolgt von der Leber zwischen 1.00 Uhr und 3.00 Uhr,
- der Lunge zwischen 3.00 Uhr und 5.00 Uhr
- und schließlich dem Dickdarm zwischen 5.00 Uhr und 7.00 Uhr.

Ein tiefer Schlaf zu diesen Zeiten unterstützt jeweils die Funktionen aller Organe, von der Entgiftung der Leber bis hin zur Entspannung unseres Zentralnervensystems.

Es ist wichtig, zu betonen, dass der Vormitternachtsschlaf, auch bekannt als die erste Hälfte des Schlafs, oft reich an Traumaktivität ist und eine bedeutende Rolle bei der kognitiven Verarbeitung von Informationen, Emotionen und Erfahrungen des Tages spielt (die sogenannte »Gallenblasenzeit«). Diese Verarbeitungsphase sollte jedoch abgeschlossen sein, damit wir in die tiefere Schlafphase eintreten können.

Der Tiefschlaf, der normalerweise später in der Nacht auftritt, ist besonders wichtig für die körperliche Erholung und die Stärkung des Immunsystems des Meschen. Während dieser Phase sinken die Herzfrequenz, die Körpertemperatur und die Muskelaktivität auf das niedrigste Niveau, während der Körper Regenerationen durchführt. Das so wichtige Yin wird nur in dieser Phase aufgebaut.

»Wenn das Herz in einem Zustand der Leere ist, bedeutet dies, dass es ihm an Energie fehlt, um seine Funktionen ordnungsgemäß auszuführen.«

Die leichte Schlafphase am frühen Morgen, in der auch Visionen auftreten können, markiert oft den Übergang vom Schlaf zum Wachzustand und kann für das Aufwachen entscheidend sein. Während dieser Zeit werden wir normalerweise empfänglicher für äußere Reize und beginnen langsam aus dem Schlaf zu erwachen.

Wenn der Schlaf erholsam war, springen wir aus dem Bett und sind körperlich, aber auch emotional positiv aufgebaut.

Regelmäßige Bewegung

Körperliche Aktivität ist wichtig, um den Energiefluss im Körper aufrechtzuerhalten.

Bewegung an der frischen Luft spielt eine bedeutende Rolle bei der Förderung des Lungen-Qi. Die Lunge wird in der TCM als das Organ angesehen, das für den Eintritt von Qi aus der Luft und für die Verteilung dieses Qi im Körper verantwortlich ist.

Durch körperliche Aktivität an der frischen Luft wird die Atmung vertieft, was dazu beiträgt, dass mehr Qi in den Körper gelangt. Diese Bewegung fördert die Zirkulation von Qi und Blut und stärkt gleichzeitig die Lungenfunktion.

Darüber hinaus kann Bewegung an der frischen Luft auch dazu beitragen, den Geist zu beruhigen und den emotionalen Zustand zu stabilisieren, was ebenfalls zur Förderung des Qi-Flusses beiträgt.

Bewegungspraktiken und Meditation

Qi Gong und *Tai-Chi* sind traditionelle chinesische Bewegungspraktiken, die auf dem Prinzip der Harmonisierung von Qi (Lebensenergie) im Körper basieren. Durch langsame, fließende Bewegungen werden die Energiebahnen (Meridiane) im Körper geöffnet, gestärkt und harmonisiert, was zu einem verbesserten Energiefluss führt.

Darüber hinaus fördern *Qi Gong* und *Tai-Chi* auch die Beweglichkeit, Balance, Koordination und Flexibilität des Körpers, was dazu beitragen kann, Verletzungen vorzubeugen und die körperliche Fitness zu verbessern.

Diese Praktiken sind für Menschen jeden Alters und Fitnesslevels geeignet und können individuell angepasst werden, um den Bedürfnissen und Fähigkeiten jedes Einzelnen gerecht zu werden.

Meditation ist eine Praxis, die das bewusste Einatmen, Ausatmen und die Einhaltung von Pausen einschließt. Es gibt verschiedene Formen der Meditation, das grundlegende Prinzip aber bleibt in den meisten Traditionen ähnlich. Meditation trägt dazu bei, den Geist zu beruhigen, Stress abzubauen und eine tiefe innere Ruhe zu fördern. Es ist eine praktische Möglichkeit, um Entspannung und geistige Klarheit zu erreichen.

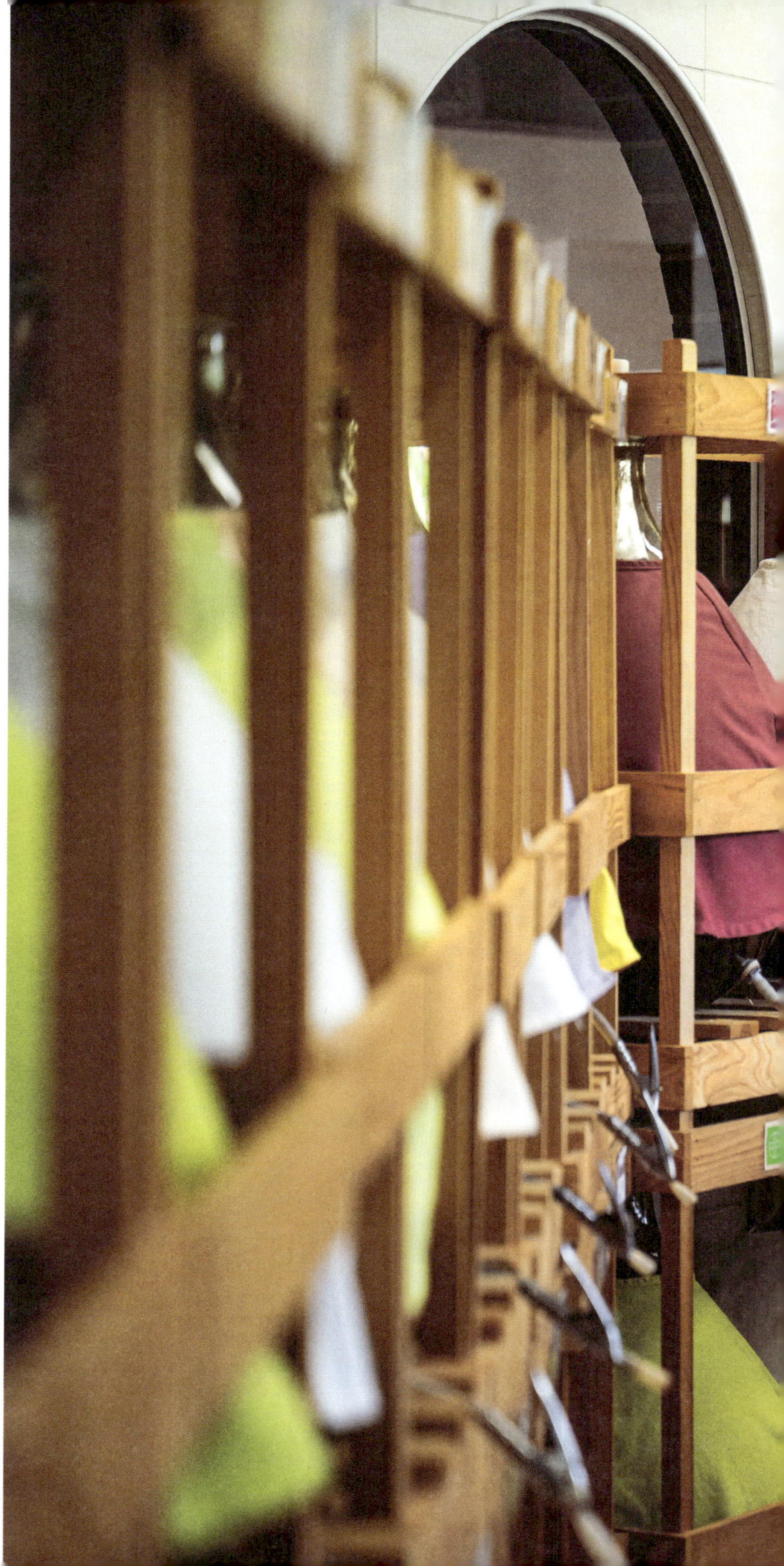

Glasballons mit Kräutertinkturen in der Manufaktur des Europaklosters Gut Aich

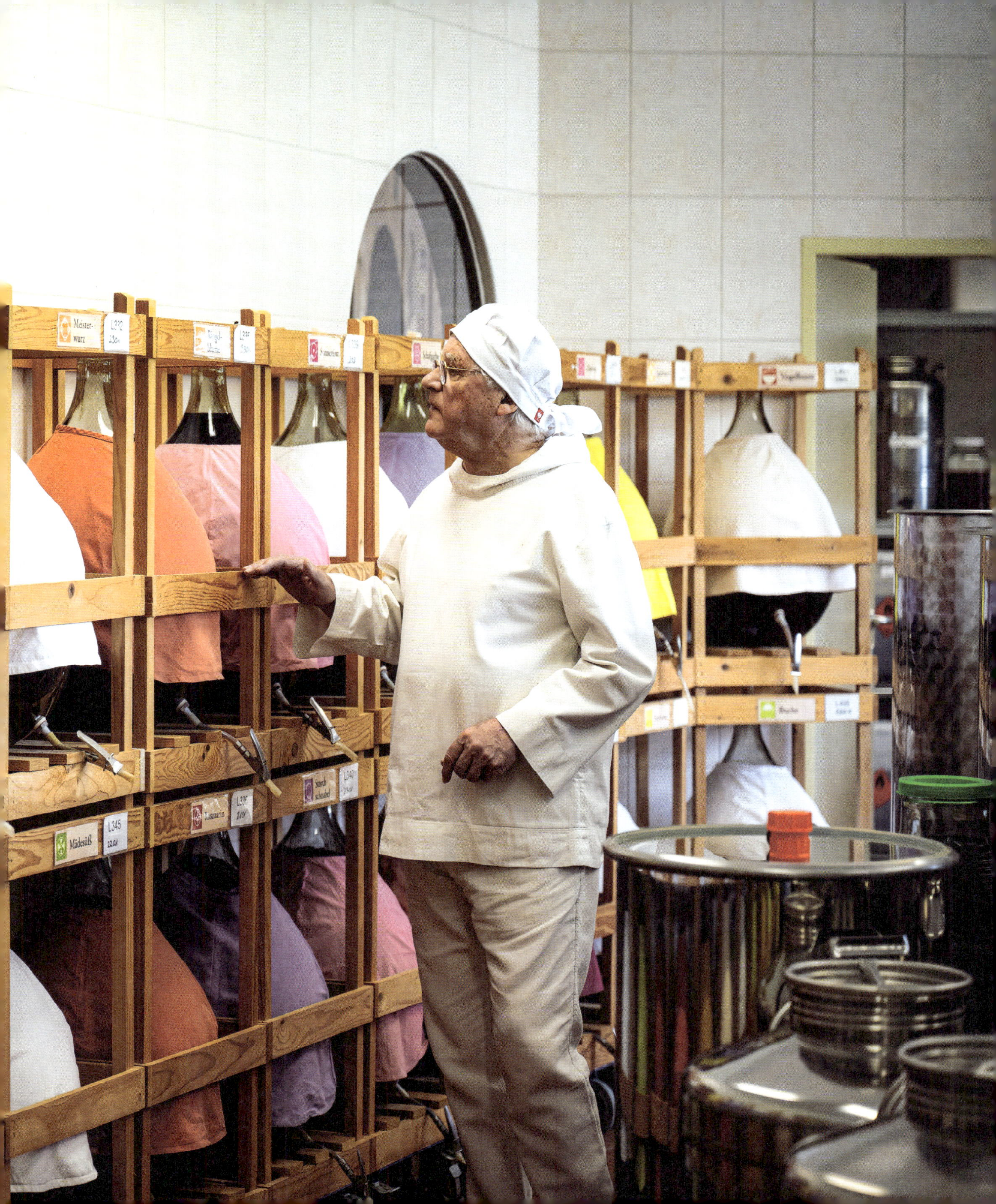
Meister-
wurz
Mädesüß
L345
Rosmarin
Storch-
schnabel

❦ Emotionales Gleichgewicht

Emotionen spielen eine wichtige Rolle bei der Beurteilung von Gesundheit und Krankheit. Die TCM betrachtet den menschlichen Körper als ein komplexes System, das aus körperlichen, emotionalen, mentalen und spirituellen Aspekten besteht, die alle miteinander verbunden sind und sich gegenseitig beeinflussen.

Jede Emotion hat eine Verbindung zu einem bestimmten Organ. In der TCM wird die Beziehung zwischen Emotionen und Organen als eine bedeutende diagnostische Erkenntnis betrachtet und in die Behandlung von Gesundheitsproblemen einbezogen.

Hier einige Beispiele für Emotionen und ihre entsprechenden zugeordneten Organe:

❦ Wut, Zorn (oder Ärger): werden mit der Leber in Verbindung gebracht. Übermäßige Wut kann zu Leberstauungen führen, die sich in Form von Reizbarkeit, Aggression und Kopfschmerzen manifestieren können.

❦ Freude, Euphorie und Anhaftung: werden mit dem Herzen in Verbindung gebracht. Ein gesundes Maß an Freude stärkt das Herz und fördert das allgemeine Wohlbefinden. Übermäßige Freude (Anhaftung) kann jedoch zu Ungleichgewicht im Herzbereich und im Geist führen.

❦ Sorge, Grübeln, übermäßige Nachdenklichkeit: Die Sorge wird mit der Milz in Verbindung gebracht. Übermäßige Sorge kann die Milzfunktion beeinträchtigen und zu Verdauungsproblemen, Müdigkeit und Mangel an Energie führen.

❦ Trauer, Kummer, Zukunftsängste: Die Trauer wird mit der Lunge in Verbindung gebracht. Übermäßige Trauer kann die Lungenfunktion beeinträchtigen und zu Atemproblemen, Erschöpfung und Depressionen führen.

❦ Angst oder Furcht: Die Angst wird mit den Nieren in Verbindung gebracht. Übermäßige Angst kann die Nieren schwächen und zu Erschöpfung, Schlafstörungen und Nierenproblemen führen.

Wenn Qi/Energie im Körper blockiert ist und stagniert, entstehen negative Emotionen. Durch die regelmäßige Behandlung mit persönlich angepassten Kräuterrezepturen, Akupunktur, Meridianmassagen kann die TCM dazu beitragen, den Fluss von Qi zu regulieren und emotionale Blockaden zu lösen.

Wenn die Energie der Lunge erschöpft ist, können beim Patienten Gefühle der Traurigkeit oder Zukunftsängste auftreten. Durch die TCM-Behandlung wird die Lunge wieder in ein gesundes Gleichgewicht gebracht, wodurch sich automatisch auch die emotionale Belastung, wie die Traurigkeit, lösen kann.

»Durch körperliche Aktivität an der frischen Luft wird die Atmung vertieft, was dazu beiträgt, dass mehr Qi in den Körper gelangt.«

Löwenzahn

Bei innerer Anspannung, Arbeitsdruck und Zeitdruck, die die Leber belasten, behandeln wir die Leber und dadurch werden sich auch Emotionen wie Ärger, Wut und Zorn verändern.

Ein kleines Beispiel zu Druck/Stress/Distress: Übermäßiger Stress kann das Herz belasten. In der TCM wird das Herz als der Kaiser des Körpers angesehen, der nicht nur den Blutkreislauf steuert, sondern auch Emotionen und den Geist reguliert. Wenn das Herz durch Stress beeinträchtigt wird, kann dies zu verschiedenen Symptomen und Gesundheitsproblemen führen. Dazu gehören ein unregelmäßiger Herzschlag, auch bekannt als Palpitationen, sowie Bluthochdruck, der durch langfristigen Stress verursacht werden kann und das Risiko für Herz-Kreislauf-Erkrankungen erhöht. Chronischer Stress kann sogar das Risiko für schwerwiegende Erkrankungen wie Herzinfarkt und Schlaganfall erhöhen, da er Entzündungen im Körper fördern kann, die das Herz und die Blutgefäße schädigen.

In der TCM wird Stress oft mit einer Stagnation des Leber-Qi und Gallenblasen-Qi in Verbindung gebracht. Die Leber ist eng mit der Regulation des Qi-Flusses im Körper sowie mit Emotionen wie Wut und Frustration verbunden.

Unter chronischem Stress kann das Qi in der Leber und Galle stagnieren oder blockiert werden, was zu verschiedenen Symptomen und Gesund-

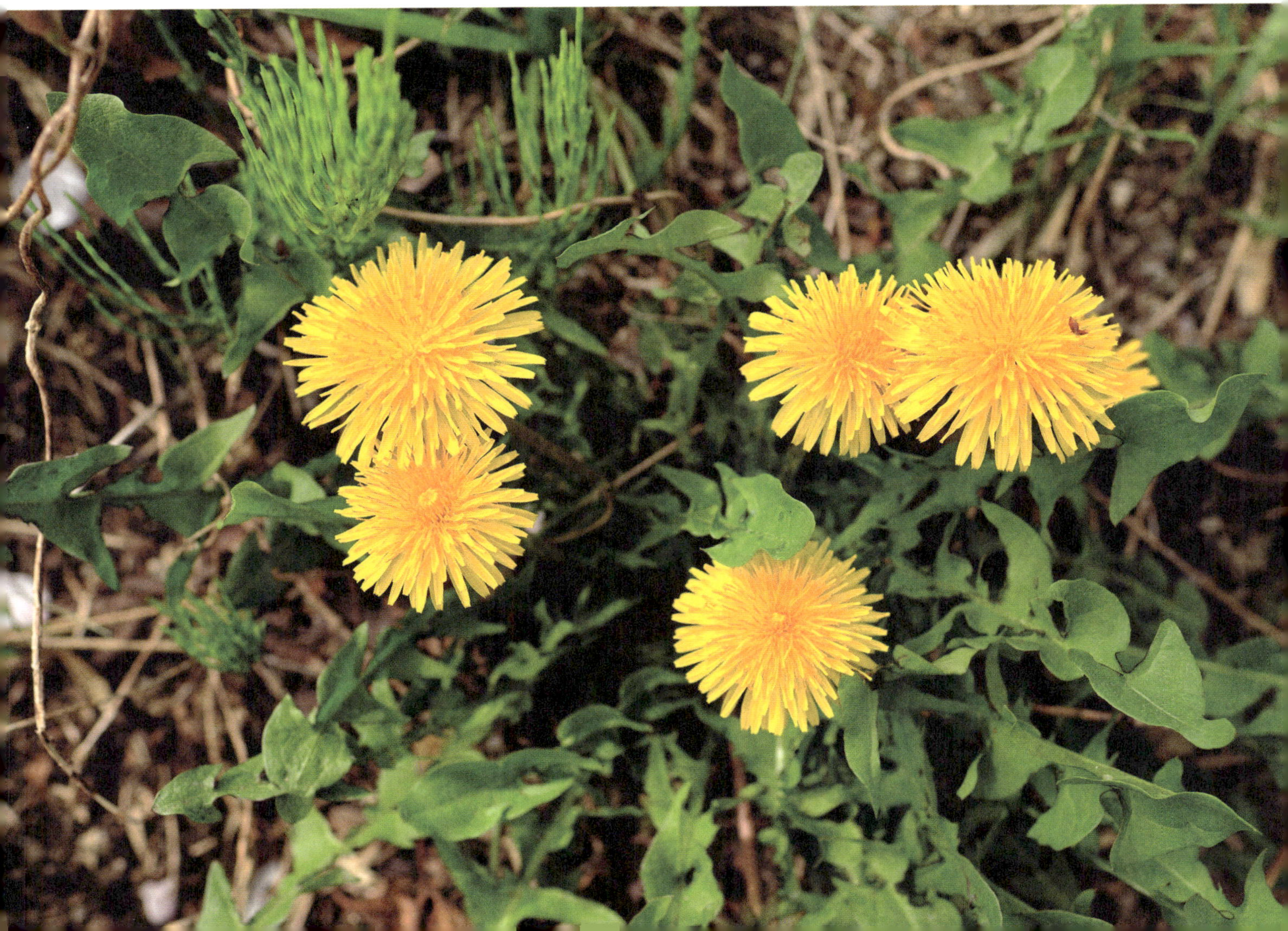

heitsproblemen führen kann. Dazu gehören emotionale Unruhe wie Reizbarkeit, Bluthochdruck, Wutausbrüche oder Frustration, Verdauungsbeschwerden wie Nahrungsstagnation, Völlegefühl, saures Aufstoßen, Verstopfung oder Durchfall, Kopfschmerzen wie Spannungskopfschmerzen oder Migräne und Muskelverspannungen, insbesondere im Nacken, den Schultern und im oberen Rückenbereich, aufgrund von Stagnation des Leber-Qi.

Zusammenfassung

Abschließend möchte ich ein Loblied auf die Traditionelle Chinesische Medizin anstimmen. Mein Verhältnis zur TCM ist eine faszinierende Liebesgeschichte, die mich nicht mehr loslässt, da sie die perfekte Diagnostik und jahrtausendealtes Wissen vereint.

Diese 5000 Jahre alte Weisheit ist ein Schatz für die Gesundheit und das Wohlbefinden. Ich bin dankbar, dass dieses Wissen weitergegeben wird und Menschen auf der ganzen Welt unterstützt. Es ist eine alte Lebensphilosophie, die wir auch in der modernen Zeit nutzen können.

Ein zentrales Konzept in der chinesischen Kultur ist die Idee der Harmonie und des Gleichgewichts. Dies bezieht sich sowohl auf das individuelle Leben als auch auf das Zusammenleben in der Gesellschaft und der Natur. Diese Lehre betont die Bedeutung des Gleichgewichts zwischen Gegensätzen wie Yin und Yang, Himmel und Erde, Körper und Geist sowie Mensch und Natur für ein erfülltes Leben. Das Streben nach dieser Harmonie erfordert Weisheit und Tugend. Indem wir uns Zeit nehmen, um über die eigenen Gedanken, Gefühle und Reaktionen nachzudenken, können wir Weisheit entwickeln, um Stressoren besser zu verstehen und effektiv damit umzugehen.

Diese Selbstreflexion kann helfen, schädliche Denkmuster zu erkennen und positive Veränderungen herbeizuführen. Tugendhafte Handlungen wie Freundlichkeit, Mitgefühl und Großzügigkeit können dazu beitragen, positive Beziehungen zu anderen aufzubauen und ein erfülltes Leben zu führen.

Wandel und Anpassung sind zentrale Konzepte in dieser Kultur, die den Wandel als unausweichlichen Teil des Lebens akzeptiert und die Bedeutung von Anpassungsfähigkeit und Flexibilität betont.

Das Konzept von *Dao* (der Weg) lehrt uns, dass das Leben ein kontinuierlicher Prozess des Wandels und der Transformation ist. Es ermutigt dazu, sich den Veränderungen anzupassen und sie als Chancen für persönliches Wachstum und Entwicklung zu betrachten.

Selbstkultivierung und persönliche Entwicklung sind ebenfalls von großer Bedeutung. Durch Praktiken wie Meditation, Reflexion und Selbstverbesserung streben wir danach, ein tieferes Verständnis von uns selbst und der Welt zu erlangen. Dies ermöglicht uns, ein erfülltes, sinnvolles und zufriedenes Leben zu führen.

Und das wünsche ich uns allen!

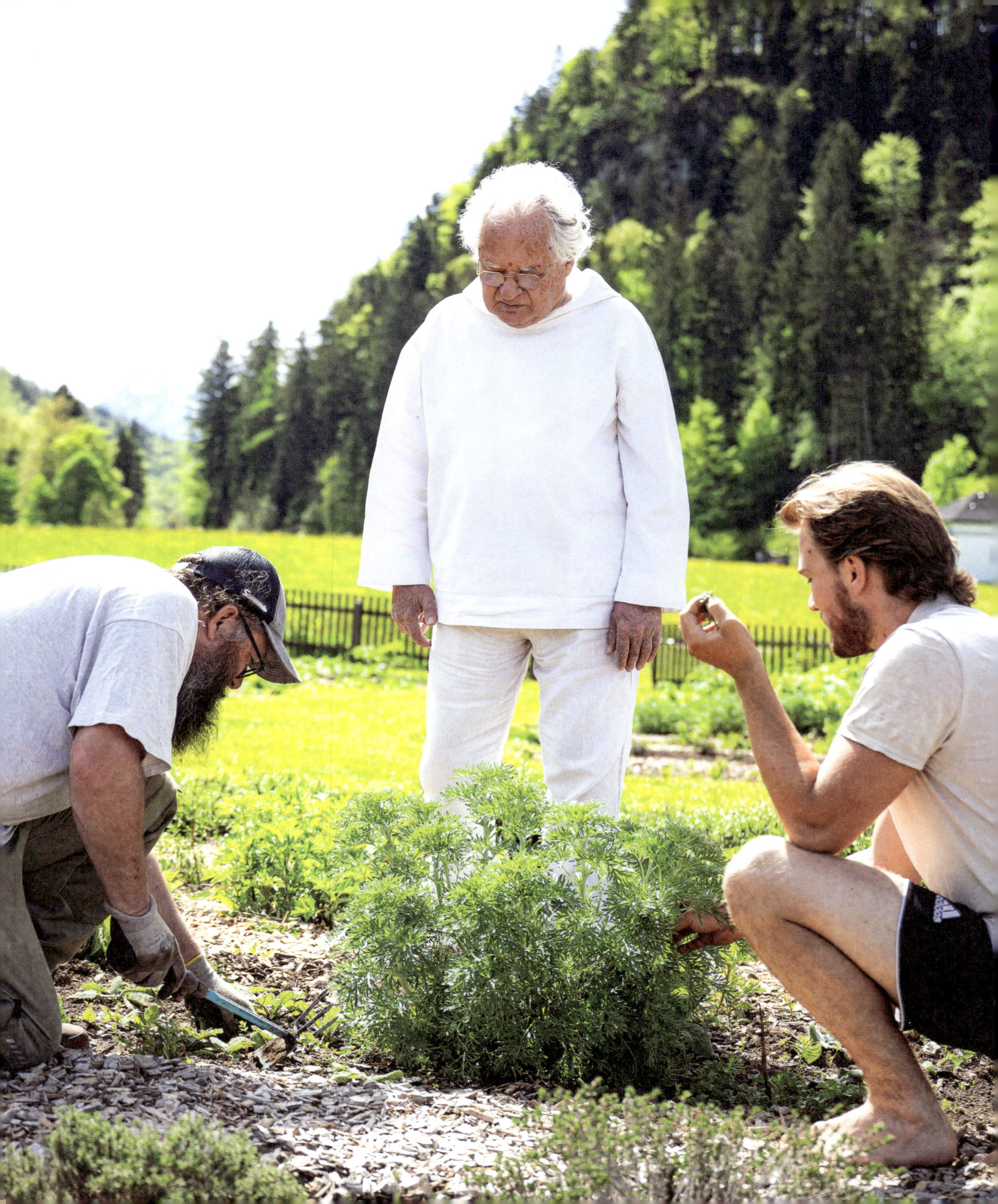

10

Was können wir selbst tun?

Es gibt unzählige Ratgeber, die Menschen zu einem glücklichen Leben führen sollen. Auch in vielen Religionen und Traditionen der Welt gibt es Anleitungen. Die Weisheitslehren, ob im Buddhismus oder im Judentum, im Islam, in schamanistischen Traditionen oder im Christentum – Menschen möchten zu einer maßvollen, klugen Lebensgestaltung anleiten. Es ist ein Anliegen, das über das Dasein hinausreicht. Die Lehren, Ratschläge oder Tipps, wie man heutzutage gern sagt, beruhen auf Erfahrungen, die sich über Jahrtausende bewährt haben. Diese Lebensmodelle helfen, körperlichen oder seelischen Krankheiten vorzubeugen. Zumindest jeder kranke Mensch weiß: Gesundheit ist das wichtigste Gut, das wir haben.

In diesen Lehren wird immer eine vorbeugende Haltung empfohlen: vorsorgen statt behandeln. Das soll dazu führen, dass überhaupt möglichst wenige Störungen eintreten, dass der Mensch eben durch einen gesunden Lebensstil erst gar nicht krank wird, sofern es sich das Schicksal nicht doch anders überlegt hat. Wahrscheinlich kennen Sie die Gepflogenheiten im alten China. Dort gingen die Menschen zu den Ärzten, wenn sie gesund waren, und bezahlten sie, damit sie nicht krank wurden. Das ist genau das Gegenteil von dem, was wir heute in unserer westlichen Gesellschaft vorfinden.

Bei unserer Reparaturmedizin geht man erst zum Arzt, wenn etwas juckt, brennt oder sticht. Im österreichischen Gesundheitssystem findet Prävention nur als Randerscheinung statt. Behandeln ist lukrativer als ein Kräutertee. Die Pharmaindustrie sorgt dafür, dass neue Krankheiten benannt werden, dafür gibt es sogar einen Fachausdruck: *disease mongering*. Aus kindlicher Unruhe wird ADHS, aus schlechter Stimmung eine Depression. Für jeden Gemütszustand gibt es die passende Pille.

Doch es geht auch anders.

Wir wollen hier konkrete Tipps geben, wie die Gesundheit durch einige Kleinigkeiten erhalten werden kann. In der klösterlichen Weisheitslehre stehen keine lebensabgewandten Entsagungen, ganz im Gegenteil: Ihre Prinzipien sollen das Leben fördern; deshalb gelten sie auch außerhalb der Klostermauern.

Ehrfurcht vor dem Leben

Wir haben alle in erster Linie Verantwortung gegenüber uns selbst. Diese Tugend lernen wir schon im Kindesalter. Aber die Kleinen beschäftigen sich heute lieber mit dem Smartphone. Sie schauen Videos auf TikTok und wirklich lustig wird es erst, wenn es darin einen so richtig zerbröselt. Neunjährige entdecken in der Schule Pornos, wo Zärtlichkeit belanglos ist. So kann keine Ehrfurcht entstehen. Kinder wachsen heran, ohne zu wissen, was Respekt vor der Würde des anderen bedeutet. Ehrfurcht gegenüber anderen scheint in unserer Erfolgsgesellschaft verloren gegangen zu sein. Wer

Pater Johannes mit den Gärtnern C. Pötzelberger und M. Thalmann im Hildegardgarten

andere wegen ihrer Fehler verurteilt, verweigert ihnen – und sich selbst – die Chance zur Entwicklung.

Und natürlich sollen wir auch unsere Umwelt, die Natur, ehrfürchtig behandeln. Im Kleinen bedeutet das, dass wir beim nächsten Mal die Ameise an uns vorbeikrabbeln lassen und nicht einfach zertreten sollen. Im Großen kann man nur hoffen, dass Politiker und Raumplaner irgendwann zur Vernunft kommen und nicht noch mehr Wiesen zu Betonwüsten asphaltieren. Würde der Mensch der Natur mit Ehrfurcht begegnen, gäbe es laut Wissenschaft weniger Klimakatastrophen.

Harmonie von Leib und Seele

Die Seele lässt sich nicht auf einen bestimmten Ort in unserem Körper fixieren. Trotzdem waren die alten Mönche davon überzeugt, dass Körper und Seele tief miteinander verwoben sind. Jeder körperliche Schmerz wirkt sich auf den psychischen, geistigen und spirituellen Zustand des Menschen und auf sein gesamtes Empfinden aus. In der modernen Medizin werden Krankheitssymptome eher voneinander getrennt behandelt. Das Leiden muss natürlich dort behandelt werden, wo es auftritt, das verlangt die Symptomatik, aber wir müssen auch immer nach den Ursachen fragen. Egal, ob es ein Tumor oder eine Allergie ist. Diese Auslöser liegen meist auf einer anderen Ebene und haben oft mit der seelischen Verfassung des Patienten zu tun. Die Schulmedizin fragt nur selten nach den oft verborgenen Belastungen im Kopf oder in der Seele. Mit dem Ergebnis: Das Geschwür oder die Kopfschmerzen sind nach der Behandlung zwar weg, doch der Patient wirkt trotzdem nicht glücklich, nicht wirklich geheilt. Erst die Wiederherstellung seiner Leib-Seele-Balance kann ihm – weit über die körperliche Ebene hinaus – eine nachhaltige Heilung bringen.

Sport und Schlaf, Bewegung und Ruhe, Arbeit und Pause. Diese Gegensatzpaare wirken sich nicht nur auf den Körper aus. Was dem Körper guttut, tut auch dem Geist gut. In der Klosterheilkunde spielt diese Erkenntnis eine entscheidende Rolle. Wenn wir beispielsweise an einem kalten Wintertag eine ausgedehnte Wanderung in der Natur gemacht haben, danach nach Hause kommen und uns denken: Ah, das war schön. Jetzt geht es mir richtig gut. Dabei haben wir nur unseren Körper bewegt, aber auch innen drinnen spüren wir eine Bewegung. Jeder Mensch kann diese Heilkraft, die aus dem Leib-Seele-Zusammenspiel kommt, bei sich auslösen. Er muss nur die Zusammenhänge erkennen und lernen, in sich hineinzuhören.

Unser stressiger Alltag macht es nicht leicht, einen ruhigen Ort zu finden, wo wir unsere innere

»Würde der Mensch der Natur mit Ehrfurcht begegnen, gäbe es laut Wissenschaft weniger Klimakatastrophen.«

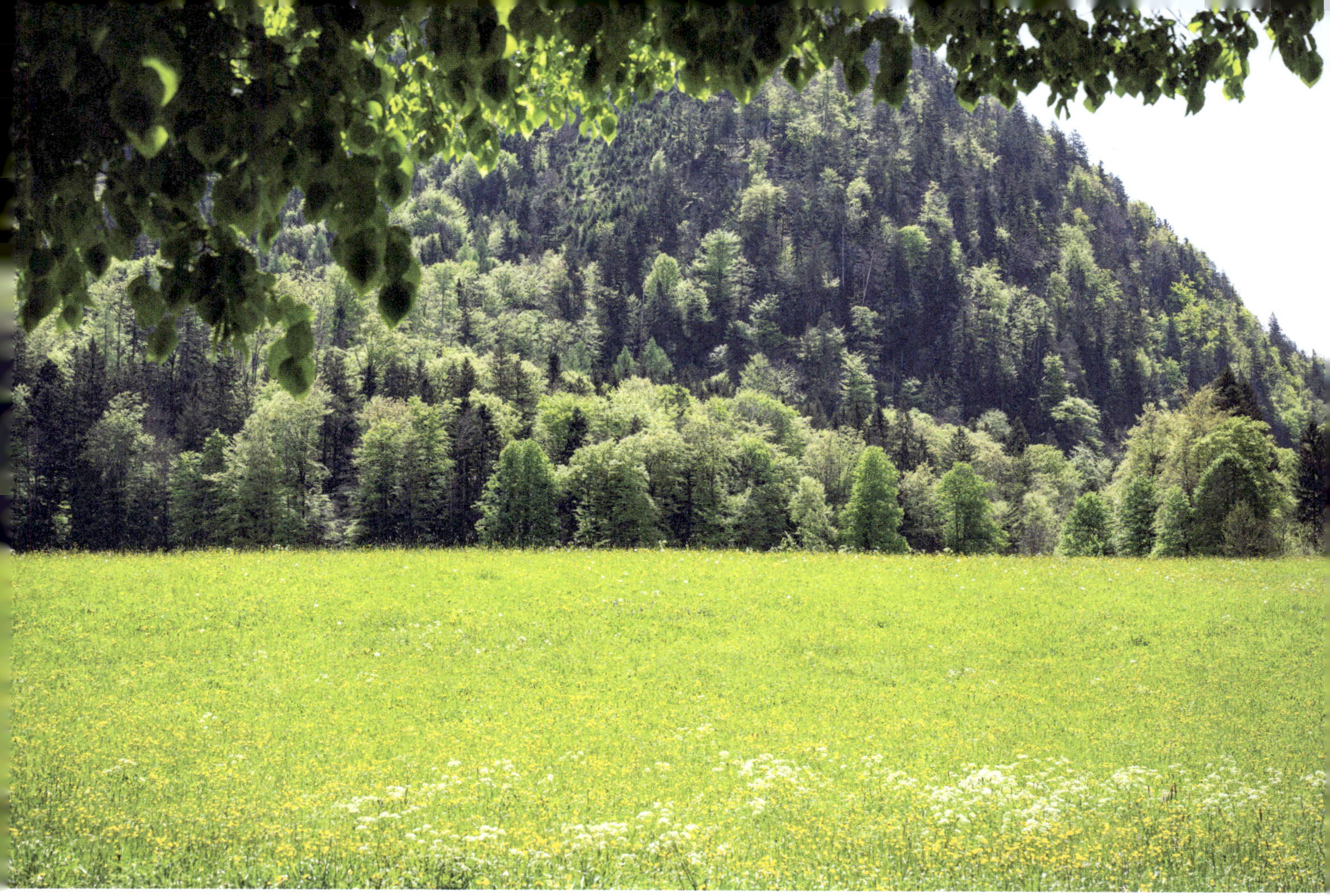

Heilkräuterwiese am Saurissel beim Kloster Gut Aich

Kraft spüren und entfalten können. Wir brauchen so einen wohltuenden Ort. Jeder kann ihn für sich finden.

Die gesunde Lebensordnung

»Krankheiten treten dann auf, wenn im Leben des Menschen die innere oder äußere Ordnung gestört ist.« Eine uralte Regel. Gesund ist ein Mensch, wenn diese Ordnung im Gleichgewicht ist, Heilung ist, diese Balance wiederherzustellen.

In unserer Gesellschaft sind die Menschen von vielen Regeln eingeengt. So haben sie etwa bestimmte Verhaltensregeln in der Arbeit, wo ihre Zeit von Terminen eingeteilt wird, oder sie haben Probleme finanzieller Natur, wenn aus dem leeren Portemonnaie der Kredit zurückgezahlt werden muss. Sie fühlen sich in starre Systeme gepresst. Dass noch eine Ordnung ihr Denken und Handeln unnötig einengt – allein der Gedanke ist für viele zu viel. In jeder freien Minute wollen sie raus und ihre Freiheit genießen. Aber erst wer bewusst sein Leben ordnet und sich in eine Lebensordnung bringt, ist ein wirklich freier Mensch. Ordnung ist das rechte Maß zwischen zu engen Grenzen und ungezügelter Freiheit.

Da haben wir wieder das rechte Maß. Es lässt sich auf alle Lebensbereiche anwenden. Eine solche Ordnung ist die Voraussetzung dafür, dass der Mensch zur Leib-Seele-Einheit finden kann. Dann ist er im Lot mit sich selbst.

Der Glaube

In einem Buch, in dem die Weisheiten der Kosterheilkunde beschrieben werden, darf es auch einen Absatz über den Glauben geben. Ganz egal, welchem Glauben, welcher Religion Menschen vertrauen, die Wissenschaft fand heraus, dass Gläubige seltener krank werden und auch länger leben als Nichtgläubige. Die Gründe, erklärten die Forscher, liegen zum einen in der Tatsache, dass gläubige Menschen ihre Sorgen und Probleme an einen Gott oder eine transzendente Wirklichkeit weiterleiten können und damit nicht so von Schwierigkeiten gepeinigt sind wie Atheisten oder Agnostiker. Zum anderen fühlen sich gläubige Menschen in einer Gemeinschaft aufgehoben – sei es im Kirchenchor, beim Pfarrkaffee, in einem Gottesdienst, oder in einer leeren Kirche. Sie fühlen sich dort aufgenommen und angenommen. Das löst in ihnen ein wunderbares Gefühl der Beheimatung aus, oft bis ins hohe Alter. Das tut der Seele gut.

Heute werden die meisten alten Menschen in ein Seniorenheim abgeschoben. Sie müssen raus aus der Gesellschaft, weil sie mit ihrem Alter unangenehm geworden sind. Und für ihr Lebensende wird die Todesspritze diskutiert. Hauptsache, die Jungen können erben. Das ist ein vom Glauben gänzlich abgewandter Irrweg.

»Die Älteren sollen die Jüngeren lieben, die Jüngeren sollen die Älteren ehren.« Dieser Satz steht in Benedikts Regelwerk und ist heute, 1500 Jahre nachdem er niedergeschrieben wurde, aktueller denn je. Wer dem Nachbarn, dem Vater oder der Mutter im Alter Achtung entgegenbringt – nicht nur an deren 80. oder 90. Geburtstag –, macht den alten Menschen ein Geschenk.

In früheren Zeiten hatten ältere Menschen die Aufgabe, für jüngere zu beten. Daraus konnten die Jüngeren, wenn sie eine Krankheit hatten oder eine schwierige Lebenssituation, Kraft schöpfen. Auch haben sich früher die Alten, als sie noch im gleichen Haus mit den Jungen wohnen durften, um die Kinder der Jungen gekümmert. Das taten sie gern und mit Aufopferung. Heute bestellen die jungen Eltern ein Kindermädchen, wenn sie einen Abend für sich brauchen. Doch das Kindermädchen hat nicht immer Zeit. Alte Menschen besitzen reiche Erfahrungen. Es wäre sehr schade, wenn diese Weisheiten des Lebens verloren gingen.

Die Meditation

Der Duden definiert Meditation als »mystische, kontemplative Versenkung«. Mehr als 50 Meditationsmethoden gibt es: Yoga, Autogenes Training, Zen oder christliche Methoden, um nur ein paar zu nennen. Ziel aller Praktiken ist es, dass der Meditierende sich über seine irdischen Schwächen erhebt, zu einer Selbsterkenntnis, womöglich einer Erleuchtung kommt und dabei eine besondere Erfahrung macht. Manche nennen diese Erfahrung auch eine Gottesbeziehung. »Meditation bringt uns in Berührung mit dem, was die Welt im Innersten zusammenhält.« Dieses Zitat stammt von Johann Wolfgang von Goethe.

Die Meditationstechnik der Benediktiner weicht von diesen Methoden ab. Es geht nicht nur um eine kurzzeitige Versenkung, sondern sie umfasst das ganze Leben der Mönche. Die Pflege der Kräutergärten, Essen und Trinken oder Beten und Arbeiten waren und sind für die Benediktiner eine ständige Meditation. Eine Lebenshaltung, bei welcher der Mensch in jedem Augenblick seines Daseins und Wirkens ganz bei sich ist und sich als Teil des großen Ganzen – der Natur, der Schöpfung – sieht. Eine solche Grundhaltung entsteht nicht

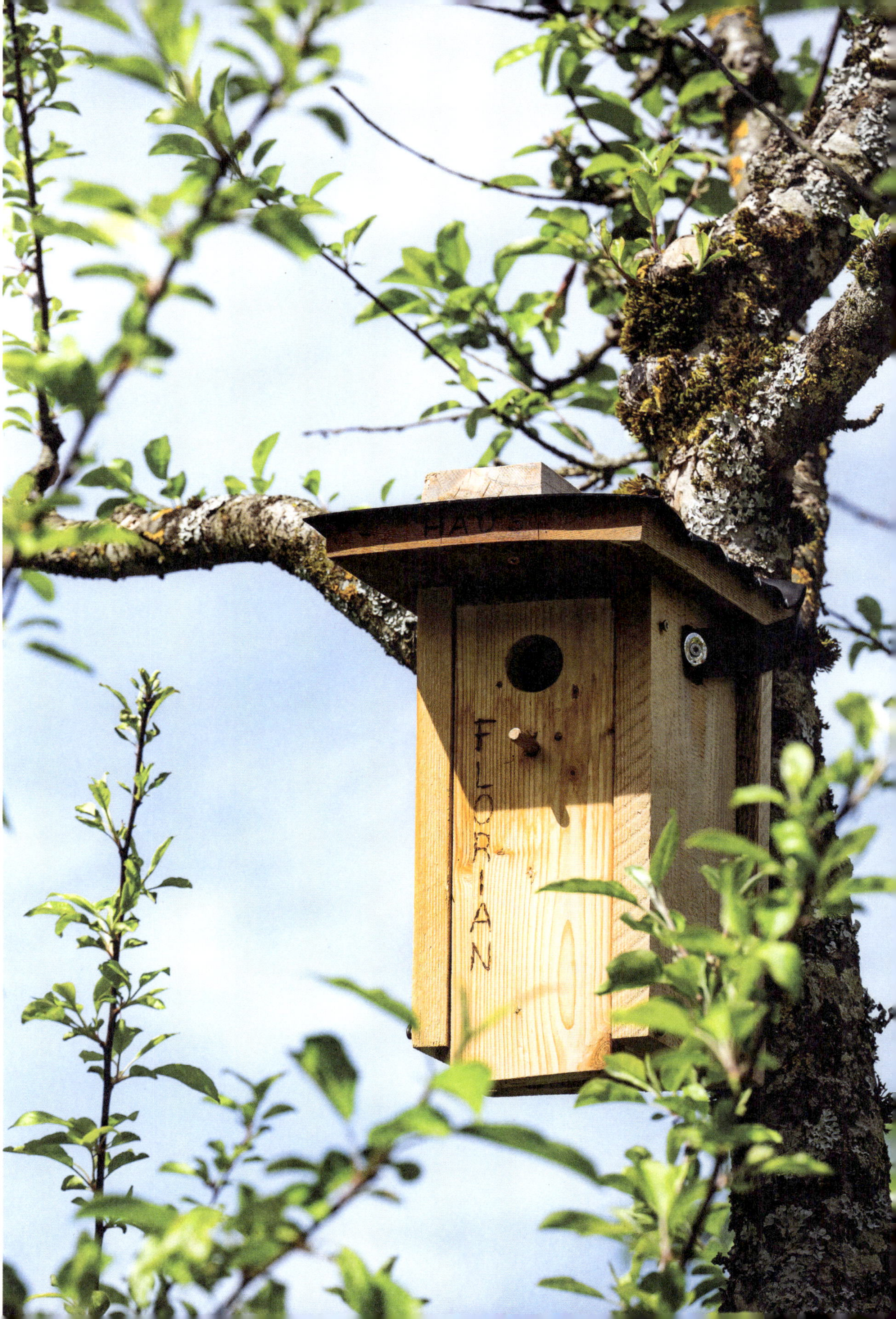
FLORIAN

»Eine Lebenshaltung, bei welcher der Mensch in jedem Augenblick seines Daseins und Wirkens ganz bei sich ist ...«

von selbst, sie muss immer wieder als Normalität eingeübt werden. Ideal wäre es, mehrmals am Tag eine kurze Meditation zu machen. Jeder kann dabei seinen eigenen Rhythmus bestimmen, wann er sich in sein Innerstes versenken will und auch kann. Die heutige Zeit gibt uns leider wenige Momente und Orte, an denen wir tagsüber einmal kurz in uns verschwinden können. Man muss sich die Zeit ganz einfach nehmen, beispielsweise in der Früh, in der Mittagspause oder am Abend. Zeit für sich selbst ist ein Geschenk, gebettet in Transzendenz.

Worte und Gedanken

»Reden ist Silber, Schweigen ist Gold.« Dieser weise Ausspruch wird dem deutschen Theologen und Philosophen Johann Gottfried Herder, welcher im 19. Jahrhundert gelebt hat, zugeschrieben.

Die alten Mönche wussten schon 1500 Jahre früher, dass es manchmal gesünder ist, nichts zu sagen. Denn was ein Mensch sagt oder denkt, hat gewaltige Auswirkungen. Nicht nur für denjenigen, dem vielleicht unrühmliche Worte an den Kopf geworfen werden, sondern auch für denjenigen, der sie ausspricht. Dieses Wissen ist uns heute kaum mehr bewusst. Schweigen bekommt eine neue Bedeutung. Nicht als Verstummen gemeint – wenn man nicht spricht, kann man besser zuhören und auf die Worte des anderen achten.

Nicht nur das Wort kann zerstörerisch wirken, auch der reine Gedanke. Er kann etwas in uns zerstören. Wer viele schlechte Gedanken hat, sollte sich zuerst einmal selbst damit auseinandersetzen und dann mit jemandem darüber reden. Das kann die Partnerin oder der Partner, ein Freund, Therapeut oder Geistlicher sein. Denn wer ständig üble Gedanken mit sich herumträgt, frisst sie tief und immer tiefer in sich hinein. Eine ungesunde Art, sich das Leben selbst zu vergällen.

Zurück zu den Worten: Viele Menschen schummeln, arbeiten bisweilen mit Notlügen. Diese kleinen Schwindeleien gehören fast schon zum Alltag. Und es sind ja eigentlich auch nur Unwahrheiten, bei denen die Wahrheit ein bisschen verdreht ist. Hinter dieser dauerhaften Unaufrichtigkeit verstecken sie ihre wahre Persönlichkeit und es zeugt von Respektlosigkeit den anderen gegenüber, wenn sie ihre Umgebung dauernd anschmettern. Dem nicht genug: Die täglichen Schwindeleien schaden unserer Seele. Sie legen einen schwarzen Schleier über die Freude.Und sie können uns krank machen an Leib und Seele.

Frühlingswiese mit Löwenza

Musik und Klänge

Warum singen Menschen miteinander? Warum strömen sie zu Tausenden zu Konzerten, um ihre Lieblingsmusik zu hören?

Der Mensch braucht harmonische Klänge – egal, ob das Pop aus dem Radio, Volksmusik aus dem Fernseher oder eine alte Weise im Gesangsverein ist. Musik macht Stimmung, bereitet Spaß, versetzt uns in Schwingung. Ganz nebenbei tun wir auch unserer Gesundheit etwas Gutes.

Die Klänge der Natur haben Einfluss auf uns. Wer in der Früh vom Vogelgezwitscher geweckt wird, wacht entspannter auf als jemand, bei dem der Wecker oder das iPhone schrillt. Wenn der Regen an die Fensterscheiben prasselt, hat das etwas Beruhigendes, und wenn das Meer seine Wellen an den Strand wirft, brauchen wir kein Schlafmittel. Die Töne der Natur beruhigen – Vulkanausbrüche und Donner einmal ausgenommen. Leider nehmen wir sie nur mehr selten wahr, weil um uns herum alles laut – zu laut – ist. Der Lärm der Welt lässt uns nicht unbeirrt durch das Leben gehen.

Vor einigen Jahren machten es sich Forscher zur Aufgabe, das Rauschen einer Almwiese mit hochempfindlichen Instrumenten zu messen. Sie wollten herausfinden, ob das Schwingen der Gräser und Blumen Klänge erzeugt. Im Labor wandelten sie ihre stillen Aufnahmen in für uns hörbare Töne um. Ergebnis: Auf der Wiese schwang alles ganz harmonisch in C-Dur. Wir können dieses grandiose Konzert mit unseren Ohren zwar nicht hören, aber wer schon einmal über eine Almwiese gegangen ist, wird spüren, dass dort der Klang der Natur tönt.

In der buddhistischen Tradition haben die Mönche eine eigene Therapie mit Klangschalen entwickelt. Die Schallwellen, die von den Obertönen der Klangschale ausgehen, werden zu bestimmten

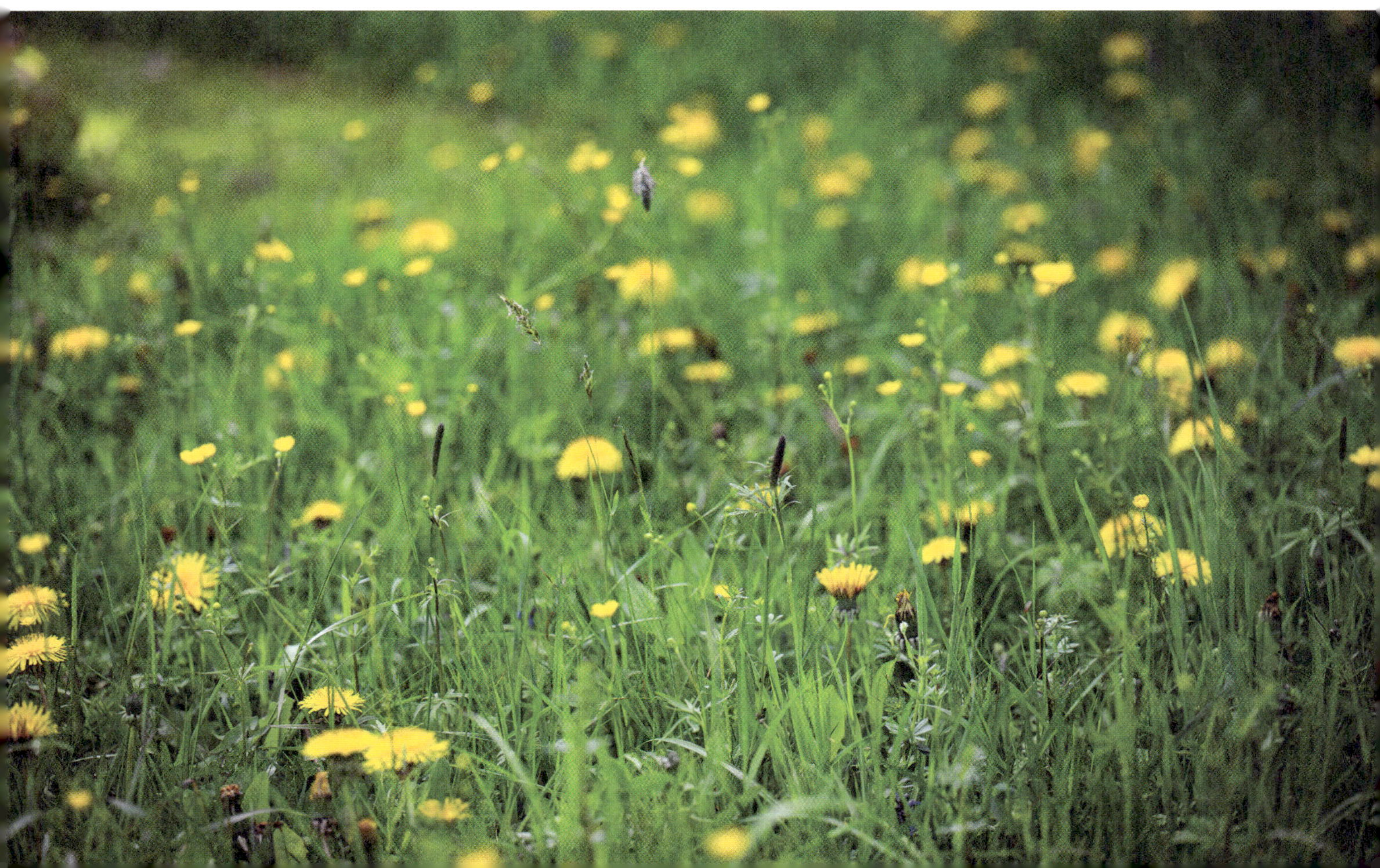

Körperzonen und Organen geleitet, wo diese Vibrationen heilende Wirkungen auslösen.

Es gibt noch eine Art von Schwingung: die innere Stimme. Diese leisen Töne kommen aus unserem tiefsten Innern. Sensible Menschen können diese Botschaften hören und verstehen. Heute achten viele Leute nicht mehr darauf, dabei sind es Mitteilungen aus der Seele, die oft wichtig für Entscheidungen sind. Vielleicht haben das manche schon erlebt: Wenn man sich tage- oder gar wochenlang mit einer Entscheidung herumschlägt und auf einmal genau weiß, welcher Schritt der richtige ist.

Gemälde und Bilder

Auch von Gemälden gehen Wirkungen aus. Wer sich öfter Ausstellungen ansieht oder durch Galerien oder Museen geht, wird irgendwann vor einem Gemälde oder Bild längere Zeit verweilen. Warum? Weil die Formen und Farben, vielleicht auch das Motiv selbst uns beruhigen. Auf einmal tauchen wir in diese Welt des Gemäldes ein. Bilder regen uns an, haben die Kraft, Aggressionen zu lösen, und bringen uns in einen Zustand innerer Harmonie. Ob das Leonardo Da Vinci gewusst hat, als er seine Mona Lisa malte? Bei diesem magischen Bildnis versinken wir in eine Welt, die hinter den Augen der Gemalten, hinter ihrem Lächeln zu liegen scheint.

Ein wunderbares Beispiel ist der Flügelaltar in Colmar, den Matthias Grünewald für das Krankenhaus der Antoniter – ein Krankenpflegeorden des Mittelalters – geschaffen hat. Er stand in der Eingangshalle oder Kirche des Krankenhauses. Die Kranken, die kamen oder gebracht wurden, wurden zuerst vor dieses wunderbare Kunstwerk gelegt. Zwischen sie wurden Heil- und Duftkräuter gestreut. Sie hörten dabei die liturgischen Gesänge der Mönche. Außerdem waren auf den Bildern Heilkräuter gemalt, mit denen die Kranken behandelt wurden. Alle Sinne wurden dabei angesprochen als erste Schritte der Behandlung und Heilung.

Wir müssen nicht nach Paris fahren, um ein solches Erlebnis zu haben. Durch innere Bilder, die in unserem Unterbewusstsein gespeichert sind und irgendwann an die innere Leinwand projiziert werden, können wir Glück, aber auch Ängste empfinden. Kaufen Sie sich nach ihrem nächsten Besuch in einem Museum eine Reproduktion des Bildes, das Ihnen am besten gefallen hat. Setzen Sie sich daheim hin und schauen Sie es an. Es ist unheimlich beruhigend.

Es war für mich kein weiter Weg Bilder – Mandalas – von den Pflanzen zu malen, die wir in unseren Gärten haben und in unserer Manufaktur zu Tinkturen verarbeiten. Das Erstaunliche dabei war die

»Bilder regen uns an, haben die Kraft, Aggressionen zu lösen, und bringen uns in einen Zustand innerer Harmonie.«

Entdeckung, dass Menschen von einem Mandala einer Pflanze angesprochen, manchmal sogar »angesprungen« wurden, die für sie dann auch zum Heilmittel wurde.

Räume und Bewegung

Räume und Bewegung gehören zu den fünf Säulen der Klosterheilkunde. Dass Räume krank oder gesund machen können, haben wir bereits erfahren. Die alten Mönche haben das verstanden und ihre Klosteranlagen so angelegt, dass sie eben auch heilende Räume waren. Die Klöster wurden nach den Grundsätzen errichtet, die der Landschaft, dem Klima und den Menschen entsprachen. Denn Menschen brauchen Luft zum Atmen, einen Platz, wohin sie sich zurückziehen können, und Freiraum für Bewegung. Diese Bewegung ist wichtig, das kann gar nicht oft genug wiederholt werden. Sind Sie heute schon Ihre Runde gegangen? Haben Sie überhaupt eine Runde, die Sie täglich abschreiten? Nein? Dann sollten Sie unbedingt in die Schuhe schlüpfen und hinausgehen. Nur ein bisschen. Bewegung hält die inneren Heilkräfte auf Trab.

Essen und Trinken

In jeder Buchhandlung finden sich unzählige Ratgeber für die richtige Ernährung. Mal soll man für bestimmte Kuren mehr Kohlenhydrate, mal mehr Proteine zu sich nehmen und natürlich auch Fette, aber die richtigen. Und fünf Mal am Tag essen, damit der Körper etwas zu tun hat – oder doch fasten? Essen hat eine heilsame Wirkung, vor allem wenn wir in Gemeinschaft Nahrung zu uns nehmen. Viele Menschen sitzen abends vor dem Fernseher und werfen sich zu den Nachrichten Fertiggerichte ein, dampfend aus der Mikrowelle, und

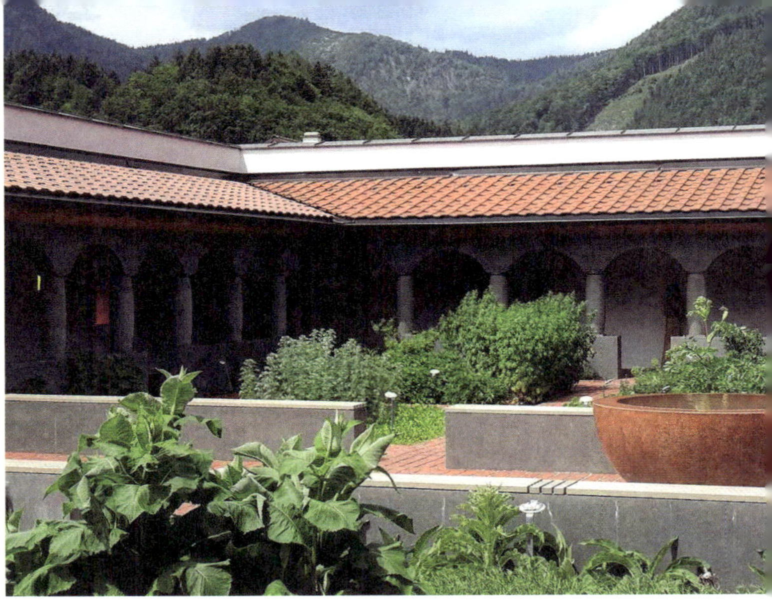

Innenhof Europakloster Gut Aich

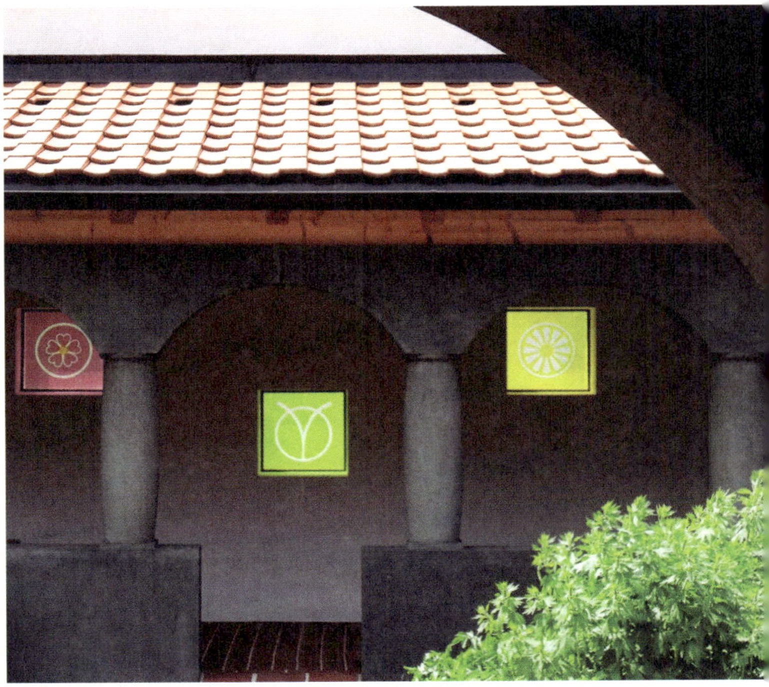

Säulengang im Paradiesgarten mit Mandalafenstern
(von links: Storchschnabel, Engelwurz, Gänseblümchen)
Die Heilkräutermandalas wurden als Bilder für unsere leib/seelische Befindlichkeit gestaltet.
Im Paradiesgarten sind sie in die Seitenwand eingelassen und stellen von außen gesehen, wenn man sie wie mit Notenlinien verbindet, die Melodie eines Hymnus des Einweihungsfestes »Regina coeli laetare« dar. Von innen betrachtet ist es die Melodie des Hymnus »Salve regina«. So klingt sogar die Mauer des Gartens.

wundern sich, wenn die Waage den Kopf schüttelt. Essen ist nicht bloß das Füllen des Magens. Hunger ist eine Sehnsucht unseres Geistes und unserer Seele nach der Natur, nach Leben. In einer guten Küche wird nicht nur selber gekocht, es werden auch jede Menge Kräuter verwendet. Dadurch können wir uns durch das Essen in Einklang mit der Natur bringen. Dieser Slow-food-Gedanke konterkariert die Schnelllebigkeit unserer Zeit. Von der Nahrungsindustrie werden uns Gerichte vorgesetzt, die künstliche Aromen oder Konservierungsmittel enthalten. Für unseren Körper ist es schwierig, diese Fremdstoffe zu verarbeiten. Nahrung soll Energie liefern, toxic food nimmt sie uns.

Limonaden enthalten zu viel Zucker, man könnte auch sagen, sie verkleben die Gesundheit in Zeitlupe. In einem halben Liter eines süßen Erfrischungsgetränks sind bis zu 15 Stück Würfelzucker enthalten. Kein Wunder also, dass die Menschen immer dicker werden. Natürlich dürfen wir uns etwas gönnen: ein Glas Wein oder ein Bier, in Maßen eben. Der beste Durstlöscher jedenfalls ist Wasser.

Salz

»Im Salz sammelt sich alle Energie des Himmels und der Erde«, heißt es. Salz ist für den Menschen lebensnotwendig. Wir verwenden es zum Würzen. In den Klöstern war Salz ein spirituelles Heilmittel, Steinsalz etwa hat eine positive Wirkung auf den Menschen. Es fördert die Verdauung und wirkt auch äußerlich wohltuend auf Haut und Schleimhäute.

Wenn die zwei Ur-Elemente Salz und Wasser vereint werden, entfaltet Salz eine besondere Heilkraft. Es gibt viele Badezusätze, aber streuen Sie einmal einfach ein paar Prisen Stein- oder Meersalz in die Badewanne. Das Bad wird nicht nur rei-

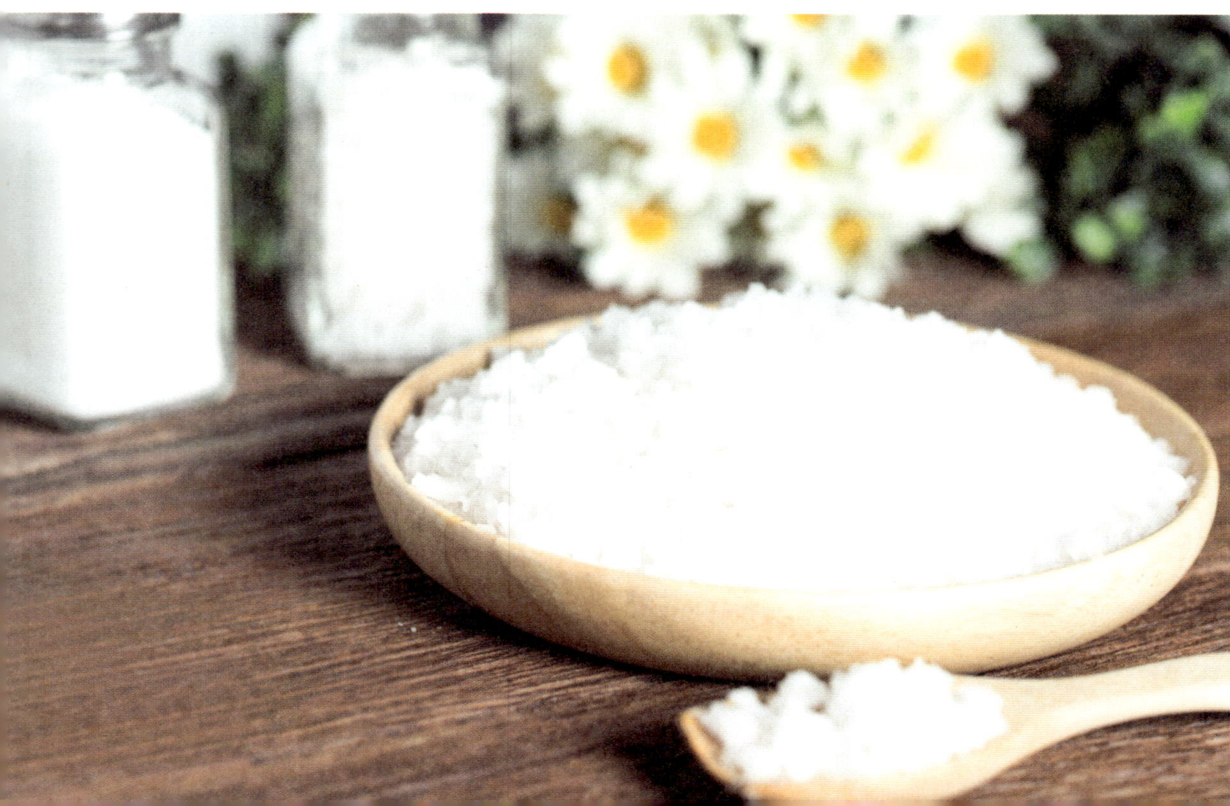

Salz

nigend wirken, sondern auch Labsal für die Haut und das ganze Atmungssystem sein. Bei Erkältungen empfiehlt sich die Inhalation von Salzwasser-Dampf, wenn's im Hals kratzt, hilft Gurgeln mit Salzwasser. Nicht von ungefähr gilt ein Aufenthalt am Meer oder im Salzkammergut als gesundheitsfördernd.

Öl

Seit ewigen Zeiten verwendet der Mensch Öle. Auch als Heilmittel. Am bekanntesten und oft von Gesundheitsaposteln gepriesen ist das Olivenöl. Aber auch Sonnenblumenöl, Kürbiskernöl, Distelöl oder aus anderen Pflanzen gewonnenes Öl kann, wenn darin Kräuter eingelegt werden, seine Wirkung entfalten und als Mittel gegen so manche Krankheiten eingesetzt werden. Denn das Öl, äußerlich anwendet, dringt in den Körper ein und macht nebenbei die Haut geschmeidig. Ein paar Tropfen Öl auf ein altes Brot gegossen, macht es wieder weich. So ist es auch mit dem Körper. Bei sämtlichen Massagen wird Öl verwendet, nicht nur weil es duftet, sondern weil es hilft, Verhärtungen oder Verspannungen zu lösen. Aus der Bibel kennen wir den Begriff »der Gesalbte«. Christus bedeutet übersetzt genau das. Mit Chrisam-Öl, dem Salböl für Könige, werden heute noch Priester bei der Priesterweihe und Täuflinge gesalbt.

Wenn wir unserem Salat Öl beifügen, hilft es, zusammen mit Essig, die Kräfte der Pflanzen aufzuspalten und unserem Körper zuzuführen.

Wein

Auch der Wein ist seit Menschengedenken ein Heilmittel. Ein Symbol für die Freude. Man soll sich hin und wieder etwas gönnen. Ein Glas Wein kann uns Lebensfreude schenken. Wenn wir fünf Gläser oder mehr trinken, wird das Aufwachen am nächsten Tag uns daran erinnern, dass das rechte Maß eine sehr kluge Regel ist.

In den Texten von Hildegard von Bingen finden wir Rezepte für Medizin-Weine. Zur Stärkung des Herzens empfahl sie, jeden Morgen den sogenannten Herzwein zu trinken. Dafür wird Weißwein mit Petersilienstängeln aufgekocht, dann kommen Honig und ein Spritzer Essig dazu. Das Heilmittel schmeckt nicht nur, es tut auch dem Kreislauf gut. »Der Wein ist das Blut der Erde«, schrieb sie. Und: »Ein Wein, rein von der Rebe, macht dem, der ihn trinkt, gutes und gesundes Blut.«

In den Klöstern hatte der Weinanbau Tradition; der Rebensaft war für die Mönche nicht nur ein Ge-

»Wenn die zwei Ur-Elemente Salz und Wasser vereint werden, entfaltet Salz eine besondere Heilkraft.«

nussmittel, sondern ein Lebensmittel. Es sollte maßvoll genossen werden. Der heilige Benedikt empfahl für jeden Tag, außer die Hitze oder die Feldarbeit forderten mehr, eine »Hemina«.

Niemand weiß genau, wie groß diese Maßeinheit wirklich war. Deshalb blieb den Mönchen aller Zeiten ein gewisser Spielraum, den sie mit *discretio,* dem guten Maß, immer genutzt haben.

Essig

Wird Wein oder Apfelmost noch einmal vergoren, entsteht Essig. Dieser ist ein Ur-Heilmittel in der Klosterheilkunde, er reinigt den Menschen. Ein altes Rezept aus dem Kloster ist, einen Esslöffel Essig und etwas Honig in ein Glas Wasser zu geben und diese Mischung in der Früh auf nüchternen Magen zu trinken – mit Honig gemischt wird es zu *Oxymel*. Das regt den Stoffwechsel an und hilft beim Abbau von Fetten und Kohlehydraten.

Essig kann aber nicht nur innerlich wirken. Manche erinnern sich vielleicht noch an das alte Hausmittel der Essigwickel oder Essigpatscherl. Unsere Großmütter kannten die Heilkraft des Essigs noch und befeuchteten ein Tuch für einen Wickel oder Socken für die Patscherl mit Essig. Das Anlegen der nassen Socken ist zwar ein bisschen unangenehm, aber das Fieber geht dadurch zurück.

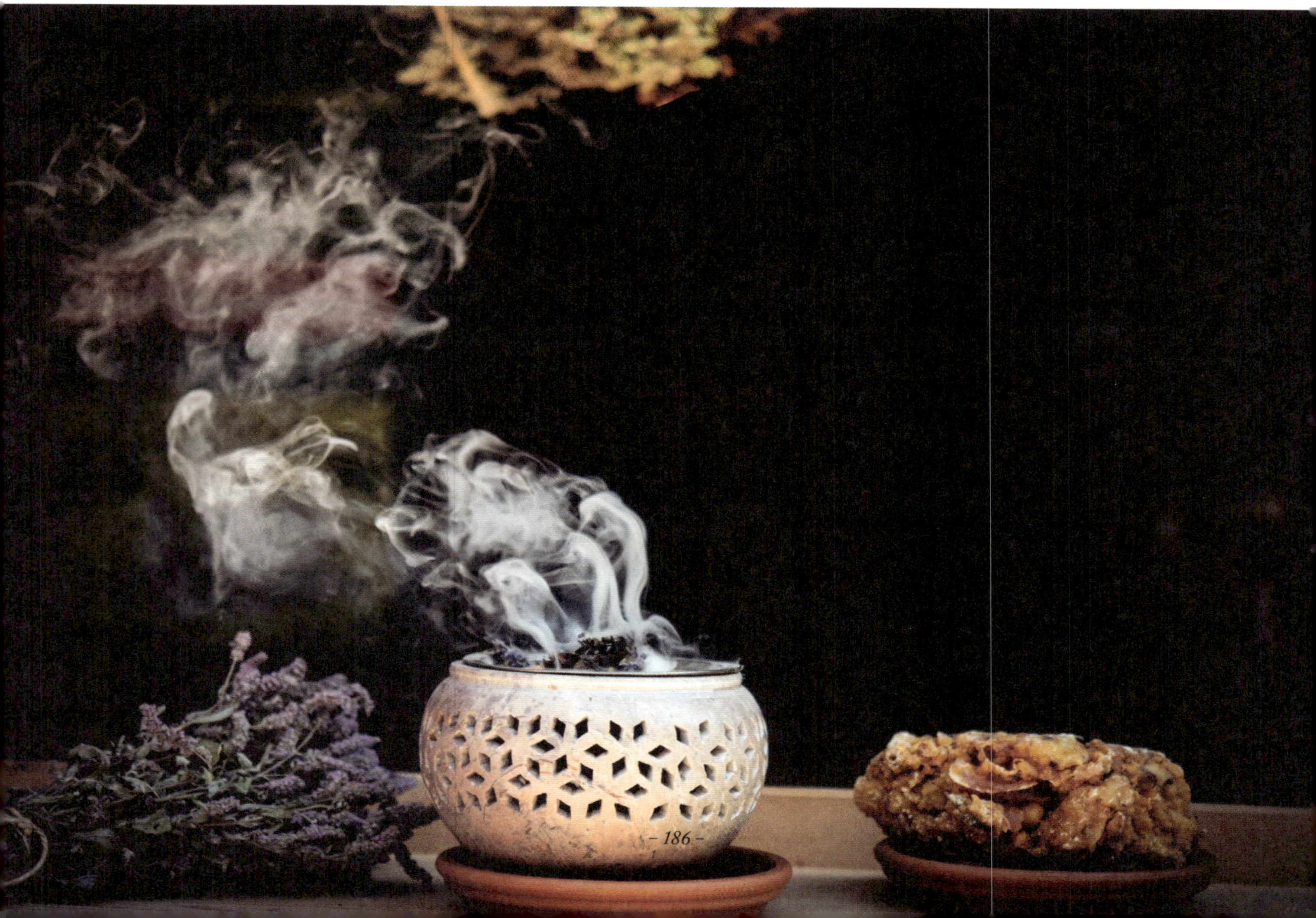

»Weihrauch ist ein Symbol für die Verehrung Gottes und findet in vielen Religionen Verwendung. Gerade jetzt wird er von der Medizin wieder neu entdeckt – in ihm steckt eine wirkungsvolle Heilkraft.«

Harze, Wachs und Honig

Das Wachs, das man aus den Waben gewinnt, verwendeten die Mönche nicht nur zur Herstellung ihrer Kerzen, sondern auch für die Zubereitung von Salben. Heilende Kräuter wurden zuerst in Olivenöl eingelegt, um ihre Wirkstoffe herauszuziehen, dann hat man das Öl mit flüssigem Wachs verrührt – eine Salbe entstand, die auf Wunden oder schmerzende Körperteile aufgetragen wurde. So können wir mit Heilkräutern daheim eine einfache Salbe herstellen. Dabei gilt es nur eines zu beachten: Zehn Teile Öl mit einem Teil Bienenwachs vermischen, das ergibt die richtige Konsistenz.

Noch wertvoller und heilsamer ist der Honig. Ein großes Lob den fleißigen Bienen, die uns alle Leben schenken. In ihm sind die Kraft der Erde, der Sonne, des Windes und des Wassers mit den Kräften der blühenden Natur vereint. Honig schmeckt gut, ist nahrhaft und ein hervorragendes Süßungsmittel. Er hat die Kraft, die Nerven, das Herz und den Kreislauf zu stärken, wirkt entzündungshemmend und beruhigt den Magen.

Nicht vergessen dürfen wir die Baumharze, wie z.B. das Lärchenharz, das im Volksmund »Lärchenpech« genannt wird. Die Lärche produzert dieses Harz, wenn die Rinde verletzt wurde.

Weihrauch

Wer eine Kirche oder ein Kloster betritt, riecht fast immer diesen besonderen Geruch. Weihrauch ist ein Symbol für die Verehrung Gottes und findet in vielen Religionen Verwendung. Gerade jetzt wird er von der Medizin wieder neu entdeckt – in ihm steckt eine wirkungsvolle Heilkraft.

Der Weihrauch ist getrocknetes Harz vom Weihrauchbaum und stammt aus dem Orient. Schon die Heiligen Drei Könige brachten ihn mit zur Krippe. In der Kirche wird Weihrauch im klassischen Schwenkräuchergefäß verbrannt, was nicht nur den charakteristischen Duft verströmt, das Einatmen dieses Rauches wirkt auch berauschend und heilend.

Der griechische Arzt Hippokrates verwendete Weihrauch für eine Salbe, die er zum Reinigen und Desinfizieren einsetzte. Heute verwendet man Weihrauch bei Rheuma und chronischen Darmentzündungen. Dabei wird Weihrauch nicht nur inhaliert, sondern auch zu Tinkturen verarbeitet und tröpfchenweise eingenommen.

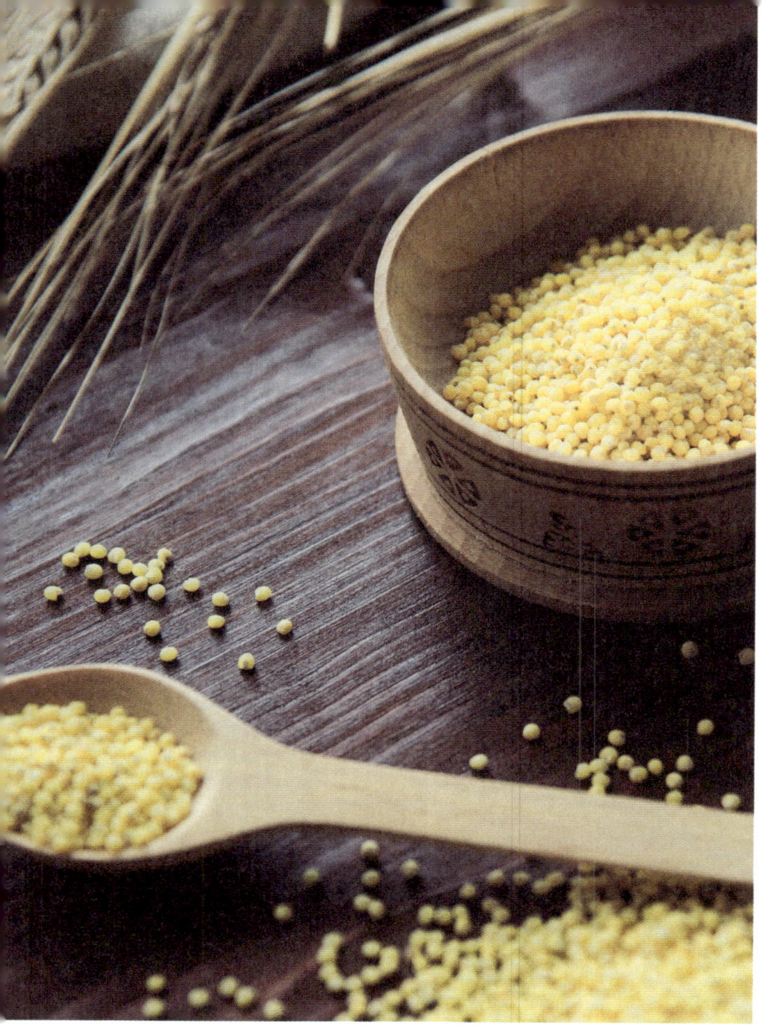

Hirse

Zwetschkenkerne

Wenn wir Zwetschken essen, werfen wir üblicherweise den Kern weg. Hildegard von Bingen konnte das nicht verstehen, weil im Kern eigentlich das Beste enthalten sei.

Sie empfahl, die Kerne zu trocknen. Wer Husten hat, soll zehn Kerne mit einem Viertelliter Weißwein ungefähr fünfzehn Minuten lang köcheln, bis die Kerne aufgehen. Vom heißen Sud soll der Kranke gleich zwei Esslöffel zu sich nehmen und den Rest neben das Bett stellen, damit er den Dampf während des Schlafs einatmen kann. Am nächsten Morgen ist der Husten weg. Hoffentlich!

Sauerkraut

Sauerkraut ist gesund. Manche Menschen mögen es nicht, weil es den Magen zu sehr anregt. In den Klöstern wurde es in Fässern oder Stein- und Keramikbottichen gelagert und als Vitamin-Vorrat im Winter genutzt. Eine andere Anwendung des Krauts, die in den alten Klöstern üblich war, hat Pater Thomas Häberle vergangenes Jahrhundert wiederentdeckt: die Verwendung des Kohlblatts – wenn kein frischer Kohl zur Verfügung steht, kann auch Sauerkraut verwendet werden –, um Gelenks- oder Muskelschmerzen zu behandeln.

Dinkel

Hildegard von Bingen hat Dinkel als heiliges Getreide gepriesen. Dinkel war in den Klöstern bekannt, wo damit gekocht wurde. Heute wird es als hochwertiges Nahrungsmittel wiederentdeckt. Besonders gesund sind Müslis und Breie, die mit geschrotetem Dinkel zubereitet werden. Um das reine Dinkelkorn zu erhalten, müssen die Bauern allerdings noch die Spelzen, die feinen Hüllen, entfernen, ein zusätzlicher Arbeitsschritt, der etwa bei Weizen oder Roggen nicht durchgeführt werden muss. Dinkelspelzen haben ebenso Heilkraft. Als Füllung für Kissen und Decken können sie für einen erholsamen Schlaf sorgen.

Hirse

Die Getreidesorte Braunhirse ist bei uns nahezu in Vergessenheit geraten, für Mönche galt sie als Wundermittel. Nur langsam wird heute wieder mit dem Anbau begonnen. Hirse enthält vor allem Kalzium, Kieselsäure, Zink, Phosphor, Kalium und Fluor sowie Magnesium, Eiweiß, Fett und

Kohlehydrate. Es ist also fast alles in diesem Getreide enthalten, was der Mensch für seine Gesundheit braucht.

Chronische Müdigkeit, Schlaflosigkeit, Schwindel, Ohrensausen, hoher Blutdruck oder Probleme mit Knochen oder Gelenken – wer seinen Speisen oder Getränken täglich Hirse beimischt, kann Besserung erwarten.

Die enthaltene Kieselsäure stärkt zudem Knochen, Haut und Gewebe, sie fördert die Bildung von Hormonen und unterstützt den Stoffwechsel. Das Silizium, das ebenfalls in der Hirse steckt, hilft Asthmatikern, Rheumatikern und Arthrose-Patienten. Braune Rohhirse bildet Basen und trägt dazu bei, dem Schmerz vorzubeugen. Eine Übersäuerung oder Entmineralisierung, die für viele Krankheiten wie Schlaganfall, Herzinfarkt, Erkrankungen der Leber, Galle oder Nieren, Magen- oder Darmleiden bis zu Sodbrennen verantwortlich ist, kann dank ausreichender Hirse am Speiseplan erst gar nicht entstehen.

Hafer

Wer chronisch müde ist, dem fehlt jegliche Arbeitslust und Energie, was oft von einem Vitaminmangel herrührt. Hafer oder Haferflocken sind ein wahres Superfood. Sie enthalten große Mengen an Ballaststoffen, Eiweiß, die Vitamine K, B1 und B6 sowie wichtige Mineralstoffe wie Zink, Magnesium oder Kalium. Hafer reguliert den Blutdruck, bildet eine kräftige Knochensubstanz und hilft bei Entzündungen. Wir sollten alle mehr Getreide essen. Nicht nur Hafer, sondern eben auch Dinkel und Hirse.

Die Alten sagten: »Was den Pferden guttut und sie stärkt, wird uns Menschen auch nicht schaden.«

Lassen Sie sich die Natur schmecken!

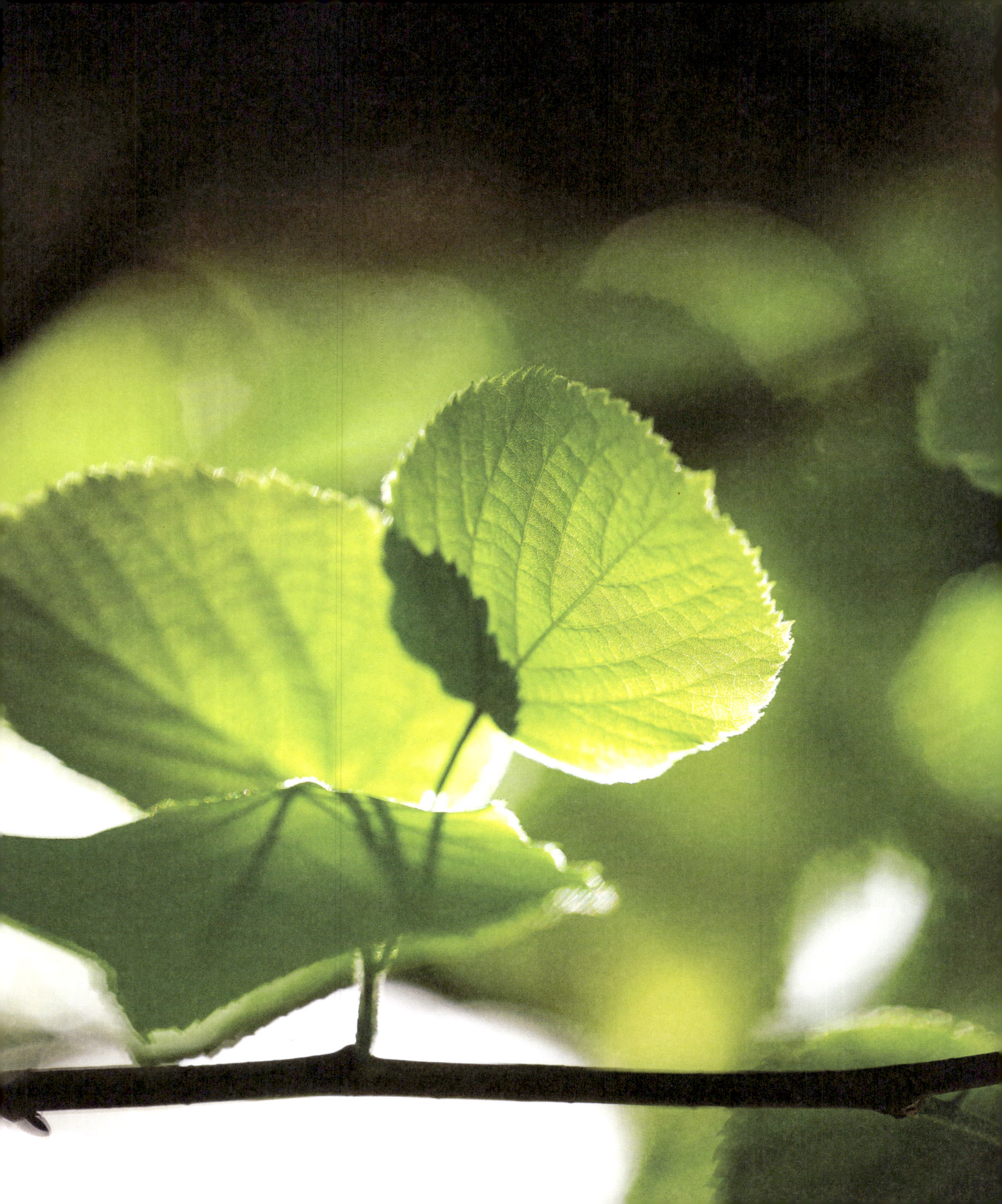

33 Tipps für den Alltag

Wir haben in den Kapiteln dieses Buches erfahren, was Klosterheilkunde ist, auf welche Dinge und Werte es tatsächlich ankommt, um einen Menschen zu heilen, ihn wieder gesund zu machen. Wir haben die Weisheiten alter Heiler kennengelernt und auch Pater Johannes Pausch, der in seinem Leben viele davon ausgegraben hat. Wir haben mit der Tibetischen Medizin und der Heilerin Krassimira Dimova von zwei alternativen Heilweisen erfahren und die Schulmedizin in einer kleinen Untersuchung der Klosterheilkunde gegenübergestellt. Und wir haben einige Kräuter und ihre Heilweise beleuchtet, aber auch festgestellt, dass die Klosterheilkunde weit mehr ist als nur die Anwendung verschiedener Heilkräuter. Die genaue Wirksamkeit der vielen verschiedenen Wirkstoffe einer Pflanze und vor allem ihre Zusammenwirkung bleiben allerdings weiterhin ein Geheimnis. Vielleicht kann die Wissenschaft dieses Rätsel irgendwann einmal lösen. Heute können wir nur aus jahrhundertelanger Erfahrung sagen, dass die Kräuter Heilkräfte besitzen, die uns Menschen guttun.

Für ein gesundes Leben nach der Klosterheilkunde, aber außerhalb der Klostermauern, haben wir noch 33 Tipps zusammengestellt.
Wir wollen ihnen aber keine »Ratschläge« geben, denn »Ratschläge sind auch Schläge«, die Schmerzen und Ablehnung hervorrufen. Unsere Tipps sind Anregungen von Herz zu Herz; mögen sie Ihnen etwas Gutes sagen – *benedicere* – und ein Segen sein.

1. Prävention

Die Klosterheilkunde setzt auf Vorbeugung.

Mit einer gesunden Lebensordnung können viele Krankheiten erst gar nicht entstehen. Jeder ist für seine Gesundheit selbst verantwortlich. Achten Sie auf Ihr Leben!

»Heute können wir nur aus jahrhundertelanger Erfahrung sagen, dass die Kräuter Heilkräfte besitzen, die uns Menschen guttun.«

Lindenblätter

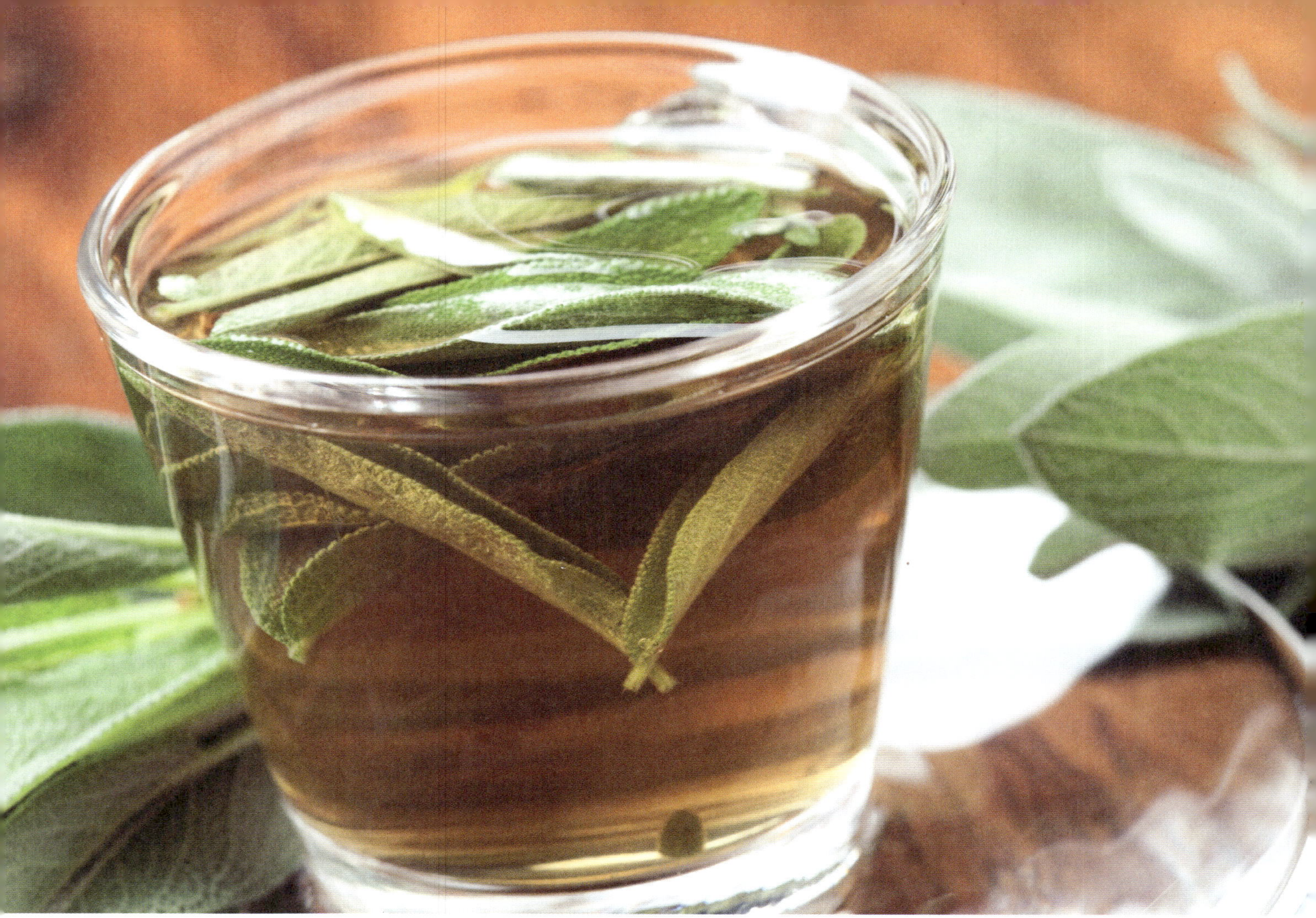

Tee mit frischen Salbeiblättern

Ore et labora – dieses Wort, das den Benediktinern als Lebensmotto zugeschrieben wird, ist nur dann sinnvoll und hilfreich, wenn man das wichtigste dieser drei Worte erkennt: *et*, das *und*. Wir können nur dann gut leben und gesund bleiben, wenn wir in Beziehungen leben zu uns selbst, zu anderen, zur Natur, zur Schöpfung, zur Transzendenz, die wir Mönche Gott nennen. Wenn man nur betet, verliert man die Bodenhaftung, wenn man nur arbeitet, verliert man den Blick zum Himmel, zur Transzendenz.

Beides macht krank.

2. Das gute Maß

Es zieht sich durch die benediktinische Klosterlehre wie keine andere Regel. Es ist einfach anzuwenden, wir werden uns aber nur schwer daran halten können, weil wir bei unseren Entscheidungen ständig zwischen dem einen und dem anderen hin- und herpendeln. Versuchen wir, öfter an diese einfache Regel zu denken, und wählen wir die goldene Mitte, das rechte Maß.

Es ist selten und dann nur für Augenblicke zu erreichen. Wer meint es zu besitzen, hat es längst verloren.

3. Weniger ist mehr

Ein Credo, doch in unserer Zeit oft schwer umzusetzen. Ständig wird der Mensch gedrängt, ein bisschen mehr zu nehmen. Nicht nur an der Fleischtheke im Supermarkt. Wenn wir uns mit weniger zufriedengeben, müssen wir nicht mehr der großen Karriere hinterherlaufen. Nehmen wir uns einfach zurück. Unser Körper, unsere Seele und unser Geist werden es uns danken. Weniger ist nur selten ein Verlust oder nichts. Eben nur weniger. Es ist eine wichtige Maxime, zu begreifen: »Reduktion ist die Voraussetzung für Gewinn!«

4. Kneippscher Espresso

Der Kneippsche Gesichtsguss macht im Nu wach, den Körper fit gegen Infekte im Winter, strafft nebenbei die Haut und fördert die Durchblutung. Morgens, nach dem Duschen, den Oberkörper einfach noch einmal über die Badewanne oder die Duschtasse beugen, mit dem Brausekopf einen kalten Wasserstrahl über das Gesicht, von rechts über die Stirn nach links, laufen lassen. Das Ganze einige Male wiederholen. Diese Anwendung wird übrigens Kneippscher Espresso genannt, weil sie genauso munter macht wie ein starker Kaffee.

5. Beziehungen pflegen

Achten wir auf die Beziehung zu uns selbst und zu anderen und auch darauf, wie wir unsere Beziehungen pflegen. Und fragen wir uns immer wieder: Was kann ich tun, um mir oder meinen Mitmenschen zu helfen? Je mehr man in die Beziehung zu sich selbst und zu anderen findet, desto gesünder kann man leben.

6. Krankheit als Chance

Wenn jemand in unserem unmittelbaren Umfeld erkrankt, ist er deswegen kein Aussätziger. Wir dürfen ihn nicht beiseiteschieben und unserem gewohnten Alltag nachgehen. Der Kranke braucht Hilfe. Genauso, wie wir es erwarten, wenn wir erkranken, sollten wir ihm helfen und zur Seite stehen, damit er merkt: Da ist jemand, der mir hilft, um wieder gesund zu werden. Das hilft dem Kranken, seine Selbstheilungskräfte werden dadurch gestärkt.

Im Übrigen: *Laborare* heißt übersetzt nicht nur arbeiten, sondern auch krank sein und gesund werden. Wenn diese Arbeit nicht nur herzlose Schinderei ist, sondern kreative Gestaltung unseres Lebens, können wir auch das Sterben als einen Anfang und nicht als ein Ende begreifen.

7. Mut zu Neuem

Lernen wir, über unseren eigenen Tellerrand hinauszublicken, sonst laufen wir Gefahr, dass die

»Jeder Mensch ist verschieden. Durch den Austausch kommen völlig neue Bewegungen in Gang.«

eigene Meinung schon bald zur einzigen Wahrheit und damit zur Ideologie und zur Lüge wird. Jeder Mensch ist verschieden. Durch den Austausch kommen völlig neue Bewegungen in Gang. Das ist ein Zugang, der anfangs seltsam erscheinen mag, aber haben wir den Mut, Neues und Altes kennenzulernen. Es ist nicht erstaunlich, dass die Erfahrungsberichte aus anderen spirituellen Traditionen und Kulturen, die Sie in diesem Buch über Klosterheilkunde finden, fast alle die gleichen Grundlagen und Ziele haben.

8. Die richtige Tee-Ziehzeit

Kräutertee enthält, wie Früchtetee, kein Teein und kann dadurch auch bei längerer Ziehzeit nicht bitter werden. Wenn er schon eine kräftige Farbe hat, hat er zu lange gezogen und einige Wirksubstanzen sind im heißen Wasser verloren gegangen.

Lassen Sie ihn nur fünf, höchstens sieben Minuten lang ziehen und decken Sie ihn dabei ab oder verschließen die Kanne, damit die ätherischen Öle wieder in den Tee zurückfallen und nicht verdampfen.

9. Innere und äußere Bewegung ist für die Gesundheit lebenswichtig – das kann nicht oft genug wiederholt werden.

Wer nur vor dem Computer sitzt und abends auf der Couch liegt, tut seinem Körper nichts Gutes. Gehen, gehen, gehen. Täglich nur eine Dreiviertel-

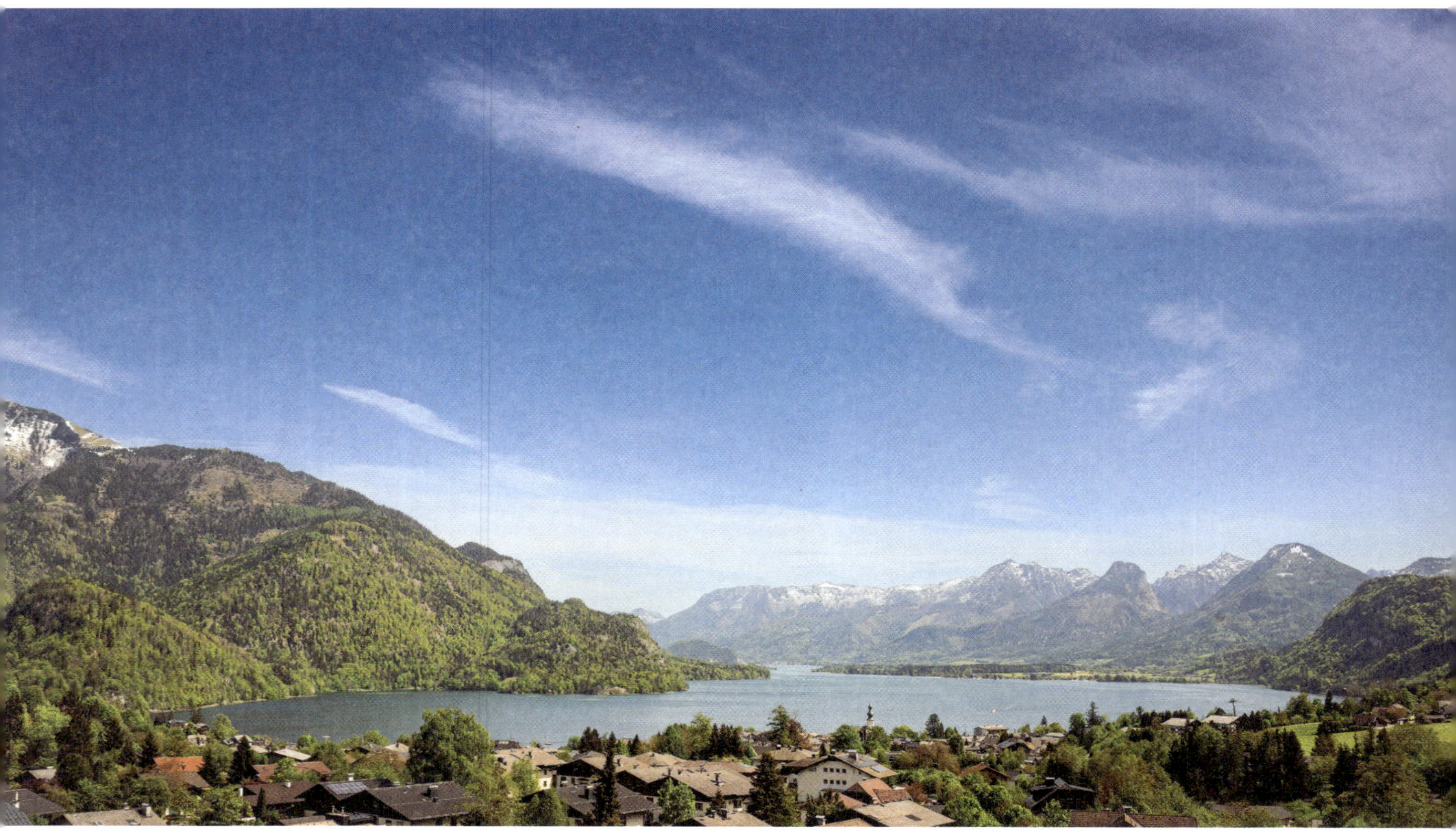

Blick auf den Wolfgangsee

> »Nehmen Sie sich Zeit für sich selbst.
> Zum Entspannen, zum Meditieren, zum Runterkommen.«

stunde Spazierengehen wirkt schon Wunder. Und planen Sie Bewegung in Ihren Alltag ein. Steigen Sie zwei Stationen vor Ihrer Straßenbahn- oder Bushaltestelle aus und gehen Sie das letzte Stück zu Fuß. Probieren Sie das einmal als Anfang. Jeder Schritt mehr ist ein Schritt Richtung Gesundheit.

10. Natur

Gehen Sie in die Natur: in einen Park, über Wiesen, in den Wald. Baden Sie in der Gegenwart der Bäume. Nehmen Sie die frische, klare Luft auf und genießen Sie die Ruhe der Umgebung. Ein Spaziergang im Wald wirkt heilend.

Hildegard von Bingen sagt: »Schau ins Grün!«

11. Ruhephasen

Bewegung kann auch anstrengend sein; um das festzustellen, müssen Sie nicht auf einen hohen Berg hinaufwandern.

Damit sich der Körper erholen kann, sind Ruhephasen wichtig. Nehmen Sie sich diese Zeit bewusst. Denn Ruhe ist nicht *nichts* tun, sondern ganz bei sich selbst sein.

Das ist für manche Menschen anstrengender, als dauernd »herumgschafteln«.

12. Nasses Hemd

Ein bewährtes Rezept von Pfarrer Kneipp, das das Fieber senkt und gegen Hautkrankheiten und auch bei Depressionen helfen soll. Dazu wird ein Leinenhemd in kaltes Wasser getaucht, ausgewrungen und angezogen. Dann legt man sich ins Bett und hüllt sich in warme Decken.

Pfarrer Kneipp meint, dass sich unsere Energien, die sich nach innen verzogen haben und sich gegenseitig blockieren, nach außen wenden und Balance bringen. Kneipp-Unerfahrene sollten sich aber vorher mit ihrem Hausarzt beraten.

13. Meditieren entspannt und gibt Kraft

Nehmen Sie sich Zeit für sich selbst. Zum Entspannen, zum Meditieren, zum Runterkommen. Wenn Sie abends nach einem stressigen Arbeitstag nach Hause kommen, setzen Sie sich einmal eine Viertelstunde hin und machen nichts. Einfach nur die Füße hochlegen. Sie werden merken, mit wie viel neuer Energie Sie danach wieder aufstehen.

14. Bilder und Gemälde

Haben Sie sich schon einmal gefragt, warum bei vielen Zahnärzten die gleichen Bilder hängen?

Schwarze Steine neben grünem Bambus. Ein Blick in ein Stillleben der Natur vor der Wurzelbehandlung ist beruhigend. Auch Gemälde regen uns an, berühren uns. Wenn Sie Bilder zu Hause aufhängen, wählen Sie nicht nur solche, die Ihnen gefallen, sondern auch solche, die Sie berühren. Und werfen Sie in einer stillen Minute hin und wieder einmal einen Blick darauf. Kunst ist nicht nur betörend, sondern auch heilend.

15. Musik und Klänge bringen uns Menschen in gesunde Schwingung.

Am besten ist es, wenn wir selbst musizieren. Lernen Sie ein Instrument oder, wenn Sie eines in Ihrer Kindheit gespielt haben, holen Sie es wieder hervor. Das Instrument, egal ob Cello, Klavier oder Gitarre, wird zu einem guten Freund. Aktiv Musik zu machen, fördert unsere Intelligenz, stärkt das Selbstvertrauen, die Kreativität. Und falls Sie nicht auf Anhieb Mozarts *Alla Turca* herunterklimpern können, bleiben Sie trotzdem dran. Ein Instrument zu erlernen, fördert Geduld und Durchhaltevermögen. Und falls Sie gänzlich unmusikalisch sein sollten: Schreiben Sie ein Buch.

16. Worte und Gedanken können zerstörerisch sein, aber auch heilen.

Eine weitere alte Weisheit – »Erst nachdenken, dann reden« – kann Unglück oder Missverständnisse abwenden. Wir müssen nicht alle Menschen mögen, aber wir müssen mit ihnen zumindest gut auskommen und sie respektieren.

Gegen schlimme Gedanken hilft unter anderem Ablenkung. Gehen Sie spazieren. Oder schreiben Sie die Gedanken auf, um sie aus Ihrem Kopf zu bekommen.

Im Europakloster Gut Aich werden alle Heilpflanzen unmittelbar nach der Ernte in die Kirche getragen und gesegnet (*benedicere:* etwas Gutes sagen). Das ist kein Voodoo-Zauber, sondern stärkt die Heilkraft der Pflanzen.

17. Salbei

»Wer täglich ein Salbeiblatt kaut, wird hundert Jahre alt.« Diese alte Klosterweisheit haben wir schon kennengelernt. Und wir wissen, dass das im Salbei enthaltene ätherische Öl antibakteriell und entzündungshemmend wirkt. Aber haben Sie, seit Sie das gelesen haben, schon ein Salbeiblatt gekaut? Noch nicht? Sie sehen: Wir müssen die Weisheiten auch anwenden, damit sie uns helfen können. Und erfahrungsgemäß ist in jedem Blumenkisterl, auf jedem Fensterbrett Platz für einen Salbeistock.

18. Räume nicht zustellen

Schaffen Sie Freiräume! Auch in Ihrer Wohnung oder Ihrem Haus. Packen Sie nicht zu viele Möbel in ein Zimmer. Da eine Wohnlandschaft, dort ein Tisch und dann vielleicht noch ein Kasten. Dazwischen ist nichts. Der Raum ist frei. Das lässt Wohnbereiche nicht nur großzügiger wirken, Sie haben auch mehr Luft zum Denken, zum Atmen und zum Gesund-Werden.

19. Platz schaffen

Misten Sie regelmäßig aus. Alles, was Sie in den vergangenen sechs Monaten nicht benutzt haben, muss raus. Auch wenn Sie sich denken, dass ein Ding oder ein altes T-Shirt viel zu schade ist, um es wegzuwerfen. Sie werden es in Zukunft nicht benutzen. Oder Sie verkaufen Altes im Internet.

Pflegen Sie mit Verstand und Liebe Ihren Misthaufen. Das Geheimnis des Lebens und der Klosterheilkunde liegt auch in der Pflege des physischen, geistigen und seelischen Mist- oder Komposthaufens. In ihm, im Dunkeln – zwischen Ende und Anfang –, ereignet sich eine Verwandlung, eine Transformation des Lebens. Güllegruben im Garten, in der Welt und im Leben stinken zum Himmel und vergiften alles.

20. Tee-Richtmaß

Wenn Sie sich einen Tee mit selbst gesammelten Kräutern machen und nicht wissen, wie viel Sie von dem Grünzeug brauchen: Für eine Kanne Tee reicht als einfaches Richtmaß die Menge an Kräutern, die Sie zwischen Daumen, Zeige- und Mittelfinger greifen können.

21. Staunen lernen

Wir wollen immer mehr und sind gleich furchtbar frustriert, wenn wir etwas nicht verstehen oder bekommen. Das neue Smartphone hat nur 23 Megapixel? Das ist uns zu wenig. Mit dieser Lebenseinstellung bleiben wir irgendwann selbst auf der Strecke. Erfreuen wir uns daran, was uns das Leben bietet. Lernen wir wieder mehr Achtsamkeit. Achten wir auch auf die kleinen Dinge im Leben. Wir können viel entdecken. Und lernen wir wieder zu staunen, z.B. über die Heilpflanzen. Als Kinder konnten wir das.

22. Glaube hilft

Egal, an welchen Gott sie glauben, allein der Gedanke an eine höhere Macht, eine transzendente Wirklichkeit gibt vielen Menschen Zuversicht und Kraft. Wer glaubt, ist nie allein, wird seltener krank und lebt länger.

23. Segen schützt und heilt

Früher haben Menschen viele Dinge und auch sich selbst segnen lassen. Sie haben sich dadurch für

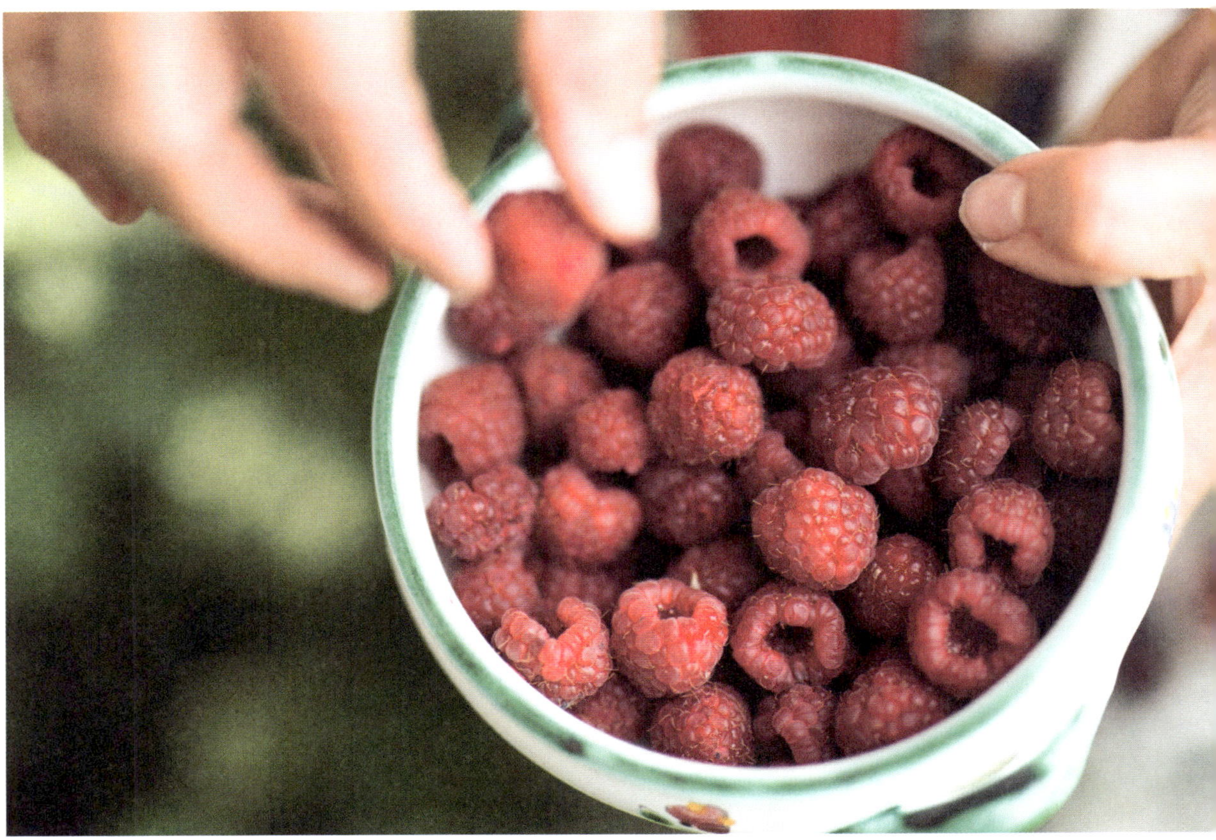

Himbeeren aus dem Garten

ihre Unternehmungen eine zusätzliche Kraft geholt. Um sie zu schützen. Heute ist dieses alte Ritual in Vergessenheit geraten. Wer zu den wenigen gehört, die auf den Segen vertrauen, wird oft belächelt. Wir sollten es aber trotzdem tun und auch andere und anderes segnen.

24. Demut bewahrt

Wir sind nicht das Maß aller Dinge, unser Werk ist nicht perfekt. Wir machen nicht alles richtig und die anderen alles falsch. Suchen wir die Fehler nicht nur bei den anderen, auch wir machen Fehler. Und lernen wir ein bisschen Demut, nicht im Sinne von Unterwürfigkeit, sondern als Bereitschaft zur Veränderung. Das bewahrt uns davor, in Selbstgefälligkeit unterzugehen.

Demut, lat. *humilitas,* hat drei Wortwurzeln: *homo* – Mensch werden, *humus* – fruchtbar und wandlungsfähig sein, *humor* – fröhlich, mit Geist, ohne verletzenden Spott über sich selbst und diese Welt lachen oder zu mindestens lächeln können.

25. Lernen wir auch wieder ein bisschen Ehrfurcht

Vor uns selbst und vor anderen, vor dem Leben an sich und vor der Natur, unserer Umwelt. Wir dürfen andere nicht einfach runtermachen, wenn es uns gerade passt. Das zerstört etwas in uns und in unserem Inneren, dessen müssen wir uns immer bewusst sein. Wir müssen nicht zu allem »Ja« und »Amen« sagen, aber wenn wir ehrfürchtig auf unsere Mitmenschen zugehen, wird man uns auch anders begegnen. Wie und was wir in den Wald hineinrufen kommt wieder als Echo – oft mehrfach – wieder zurück.

26. Dankbarkeit

»Dankbarkeit ist der Schlüssel zur Freude«, sagt M. Rumi. In unserer Zeit wird vieles als selbstverständlich angesehen. Aber das Leben ist ein Wunder. Dass alles so funktioniert, unsere Organe, unser Körper, die Natur, der ganze Kosmos, dafür sollten wir täglich dankbar sein. Am Abend, vor dem Einschlafen zum Beispiel, oder am Morgen, wenn wir die Augen öffnen.

Ich habe die Erfahrung gemacht, dass dann, wenn die Worte *Dankbarkeit* oder *danke* im Verlauf einer Therapie oder Behandlung auftauchen, die Gesundung Fortschritte macht oder bald vollendet ist.

27. Ansteigendes Fußbad

Ein weiteres einfaches Rezept von Pfarrer Kneipp.

Es hilft, wenn sich eine Erkältungskrankheit ankündigt und auch, um ständig kalte Füße in warme zu verwandeln. Schütten Sie zuerst kaltes Wasser in eine kleine Wanne, etwa zehn Zentimeter hoch. Dann stellen Sie die Füße hinein und gießen immer wieder, ungefähr 15 bis 20 Minuten lang, heißes Wasser nach, damit die Temperatur des Wassers auf etwa 40 °C ansteigt.

28. Hunde heilen

»Gib dem Menschen einen Hund und er wird gesund.« Dieser Satz stammt aus dem 12. Jahrhundert von Hildegard von Bingen und ist heute aktueller denn je.

Man könnte auch sagen: »Gib dem Menschen eine Beziehung und er wird gesund.« Ob Hund oder Katze, ob Vogel oder Hamster oder Mensch ist egal, Hauptsache er kommt wieder in Beziehung.

Immer mehr Menschen leben allein. Sie sitzen den ganzen Tag im Büro oder auf dem Stapler und machen zu wenig Bewegung. Mit einem Hund müssen sie mindestens dreimal am Tag Gassi gehen, das bringt Ordnung ins Menschenleben. Nebenbei übernehmen Hundehalter Verantwortung für ein Lebewesen, können zu ihm eine Beziehung aufbauen. Und das fördert unsere Gesundheit.

29. Gesunde Ernährung

Essen Sie sich gesund.

Jede Nahrung, jedes Lebensmittel, das wir aufnehmen, hat eine Wirkung auf unseren Körper, unseren Geist und unsere Seele. Ein Big Mac bei McDonald's oder die Leberkässemmel aus dem Supermarkt füllt zwar den Magen, aber der Hunger wird schon bald wieder murren und gesund ist das ohnehin nicht. Eine ausgewogene Ernährung, vor allem die mediterrane Küche mit viel Obst, Gemüse, Olivenöl, Fisch und weißem Fleisch, sorgt für die ausreichende Zufuhr aller lebenswichtigen Nährstoffe. Achten Sie darauf, wann Sie satt sind, und hören Sie darauf. Ein wenig mehr darf es manchmal sein, aber nicht all zu oft. Benedikt von Nursia schreibt in seiner Klosterregel: »Nichts steht mehr im Gegensatz zu einem (Mönch) Menschen als die Völlerei.« Die Übertreibung beim Essen.

30. Küche aus der Natur

Ergänzen Sie Ihre Nahrungsmittel mit alten Getreidesorten wie Dinkel, Hirse und Hafer. Dinkel können Sie schon als Brot im Supermarkt oder im Naturkostladen kaufen. Hirse können Sie etwa als »Hirsotto«, als Beilage, als Hirseauflauf mit Gemüse oder als Laibchen zubereiten. Hafer ist in Form von Flocken in jedem Müsli enthalten. Er kann über Nacht in Milch – Vorsicht mit Kuhmilch bei Laktoseintoleranz, dann lieber Schaf-, Ziegen- oder Hafermilch – eingelegt werden, was ihn noch einmal gesünder macht, weil dadurch die im Hafer enthaltene Phytinsäure entweicht. Morgens mit frischen Früchten als sogenannte Overnight Oats schmeckt das wunderbar.

31. Fasten

Bauen wir einen Fasttag in unseren Alltag ein. Oder einen Tag in der Woche, an dem wir nur trinken oder eine Suppe essen. Das reinigt von innen heraus und gibt unserem körperlichen und seelischen Verdauungssystem Zeit, sich zu erholen. Fasten muss nicht nur auf das Essen reduziert werden. Wenn wir in der Fastenzeit nicht rauchen, keinen Alkohol trinken oder weniger mit dem Smartphone spielen, schaffen wir neue Freiräume, die wir mit Leben füllen können.

32. Kräuter helfen

Beschäftigen Sie sich mit den Kräuterschätzen der Natur und finden Sie Ihre persönlichen Heilpflanzen. Legen Sie sich zu Hause einen kleinen Kräutergarten an. Ob in einem kleinen Beet, einem Hochbeet oder einer Blumenkiste am Balkon. Schnittlauch, Petersilie, Ringelblume und Salbei hatten wir als Beispiel, aber Sie können sich auch Ihre persönliche Kräutermischung zusammenstellen. Lassen Sie sich im Fachgeschäft beraten, nehmen Sie an Vorträgen und Seminaren für Kräuterheilkunde teil oder schauen Sie im Internet nach, welche Kräuter nebeneinander gut gedeihen. Dann können Sie nicht nur deren Wachstum beobachten, sich an einem Wunder der Natur erfreuen, Sie können auch die Heilkräfte der frischen Kräuter nutzen.

33. Mut zur Gelassenheit

»Gott, gib mir die Gelassenheit, Dinge hinzunehmen, die ich nicht ändern kann, den Mut, Dinge zu ändern, die ich ändern kann, und die Weisheit, das eine vom anderen zu unterscheiden.« Diese Zeilen stammen von Reinhold Niebuhr, einem amerikanischen Theologen und Philosophen des 20. Jahrhunderts. Ein guter Schlusssatz und ein guter Anfang, wie wir meinen.

Wir, die Verfasser dieses Buches, danken Ihnen für Ihre Aufmerksamkeit und Ihr *Hören.*

Bleiben Sie gesund!

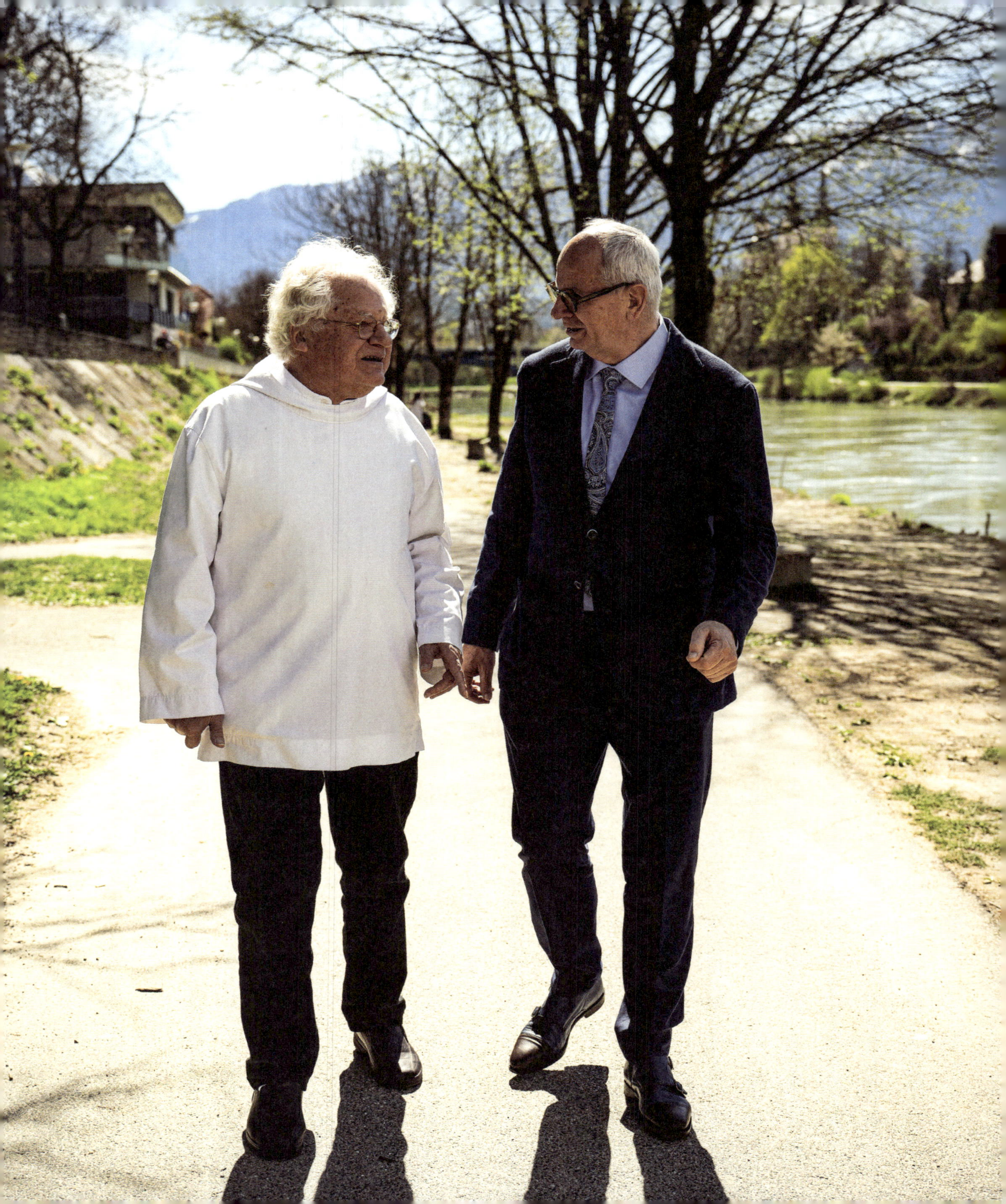

Die Autoren

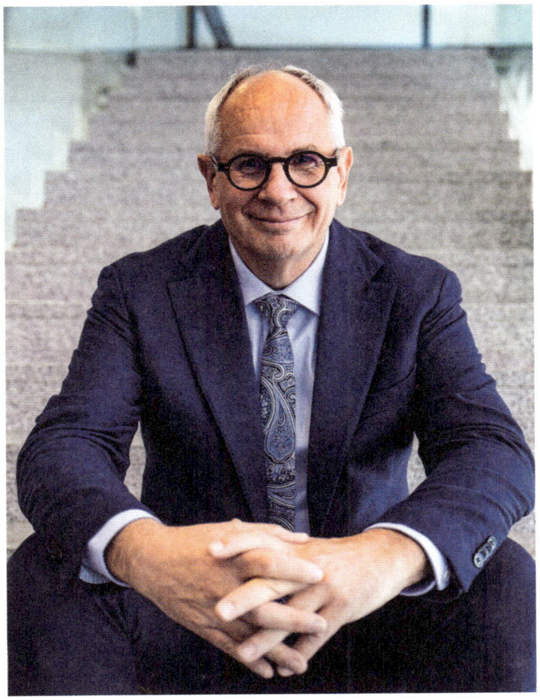

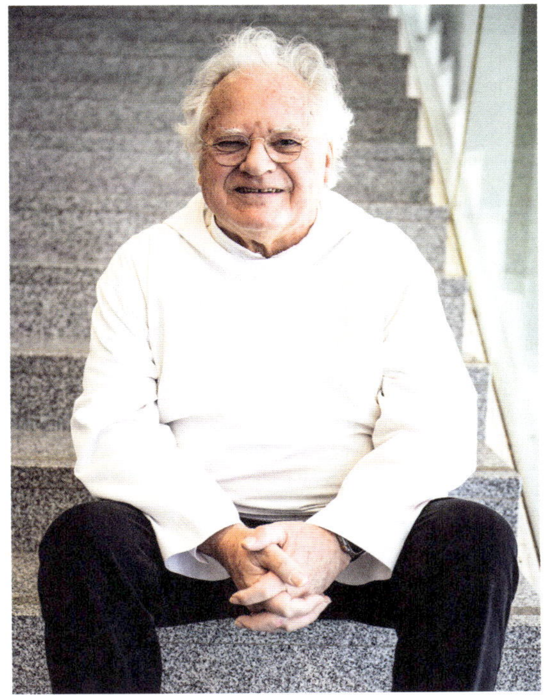

Univ.-Prof. Dr. Rudolf Likar ist Facharzt für Anästhesiologie und Allgemeine Intensivmedizin, außerdem Spezialisierung auf den Gebieten der Schmerztherapie und Palliativmedizin. Er ist Vorstand der Abteilung für Anästhesiologie und Intensivmedizin am Klinikum Klagenfurt und Vorstand der Abteilung für Anästhesiologie und Intensivmedizin am LKH Wolfsberg. Lehrstuhl für Palliativmedizin an der SFU Wien. Gerichtssachverständiger für Anästhesiologie, allgemeine Intensivmedizin und Palliativmedizin. 1. Vizepräsident der Österreichischen Palliativgesellschaft (OPG). Pastpräsident der ÖGARI, Generalsekretär der Österreichischen Schmerzgesellschaft (ÖSG).

Pater Johannes Pausch OSB ist Doktor der Theologie, Dipl.-Päd. und Psychotherapeut.

Seine Leidenschaft gilt seit seiner Kindheit den Heilpflanzen. Er wurde 1949 in Parkstein in der Oberpfalz geboren und ist ein weltweit bekannter spiritueller Lehrer. Der Benediktinermönch und Psychotherapeut leitete das von ihm gegründete Europakloster Gut Aich in St. Gilgen am Wolfgangsee von 1993–2019. Er ist ein erfolgreicher Autor und gefragter Kursleiter.

Im Jahr 2012 gründete Pater Johannes gemeinsam mit der Ideengeberin Prof. Brigitte Kwizda-Gredler den Verein Europäische Klosterheilkunde, der sich mit der Erforschung und der Vermittlung vom Wissen über die Klosterheilkunde beschäftigt.

»Wenn der Bau eines Klosters vollendet ist, beginnt es zu verfallen. Aber wenn der Bau des Gartens vollendet ist, beginnt er zu blühen und wird immer schöner.«

Alte Weisheit der Mönche

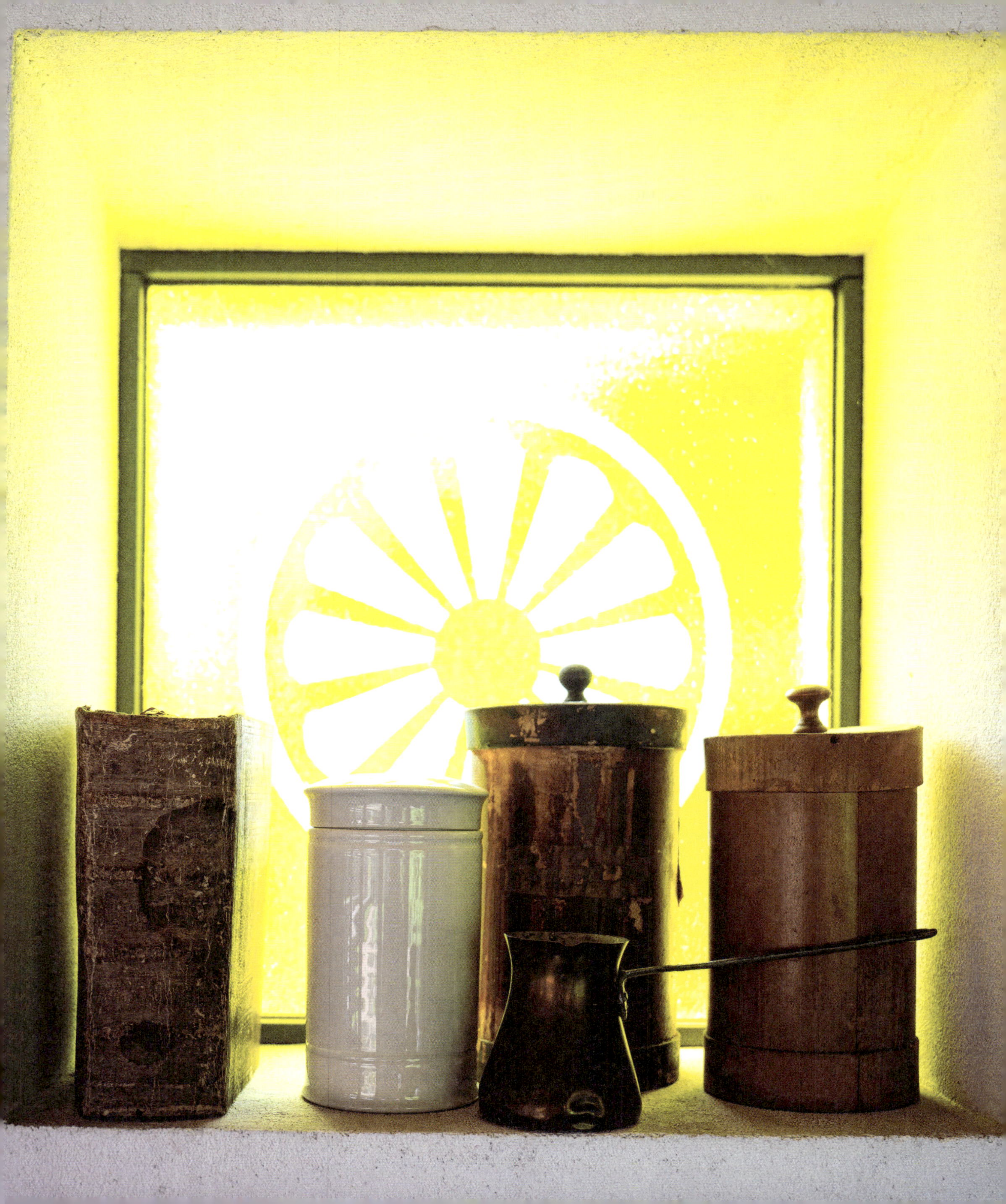

Bildnachweis

- Barbara Wirl | Wirl Photo
  S. 9, 10, 14, 17, 19, 22, 25, 28, 31, 32f, 36, 41, 47, 50ff, 55, 57ff, 63ff, 72f, 75f, 78, 81, 83, 86ff, 92, 97ff, 103, 114, 118f, 125, 128, 130, 134f, 137f, 142f, 145, 151, 155ff, 160, 165, 168f, 174, 177, 179, 181, 186, 190, 194, 197, 200f, 204

- Europakloster Gut Aich
  S. 70

- iStock
  S. 44f, 95, 106f, 113, 121, 148, 161, 171, 184, 188, 192
  Grafik für Vor- und Nachsatz

- Krassimira Dimova
  S. 146

- Thomas Köpf
  S. 12, 26

- Wiesenwohl | Uwe Vater
  S. 85, 105, 183

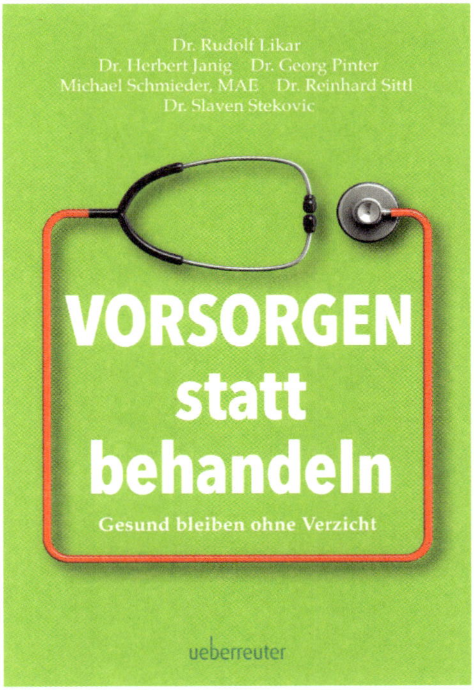

Rudolf Likar | Herbert Janig | Georg Pinter |
Reinhard Sittl | Michael Schmieder | Slaven Stekovic

Vorsorgen statt behandeln

Gesund bleiben ohne Verzicht

Wir haben unsere Gesundheit in der Hand, sind verantwortlich für unser Leben und lenken unseren Lebensstil. Wir entscheiden mit, ob Krankheiten entstehen oder nicht.

Eine neue Studie beweist: Der genetische Anteil für ein gesundes Leben beträgt 7 Prozent. Das bedeutet: 93 Prozent können wir selbst steuern.

Unser zunehmend überfordertes Gesundheitssystem macht die eigene Vorsorge wichtiger denn je – dieses Buch zeigt, was Sie jetzt tun können, um im Alter das Leben ohne Reue zu genießen.

- Was sind die zehn goldenen Regeln der Vorsorge?
- Wann soll Vorsorge überhaupt beginnen?
- Wie lässt sich Demenz vorbeugen? Und vieles mehr.
- Mit Checkliste der Vorsorgeuntersuchungen für alle Altersstufen.
- Uvm.

Die Autoren sind Experten aus den Bereichen Intensivmedizin, Schmerztherapie, Gesundheitspsychologie, Altersmedizin, innere Medizin und Geriatrie, Molekularbiologie, Sozialwissenschaften und Demenz.

ISBN 978-3-8000-7852-3
Hardcover mit Schutzumschlag | 224 Seiten | € 25,-

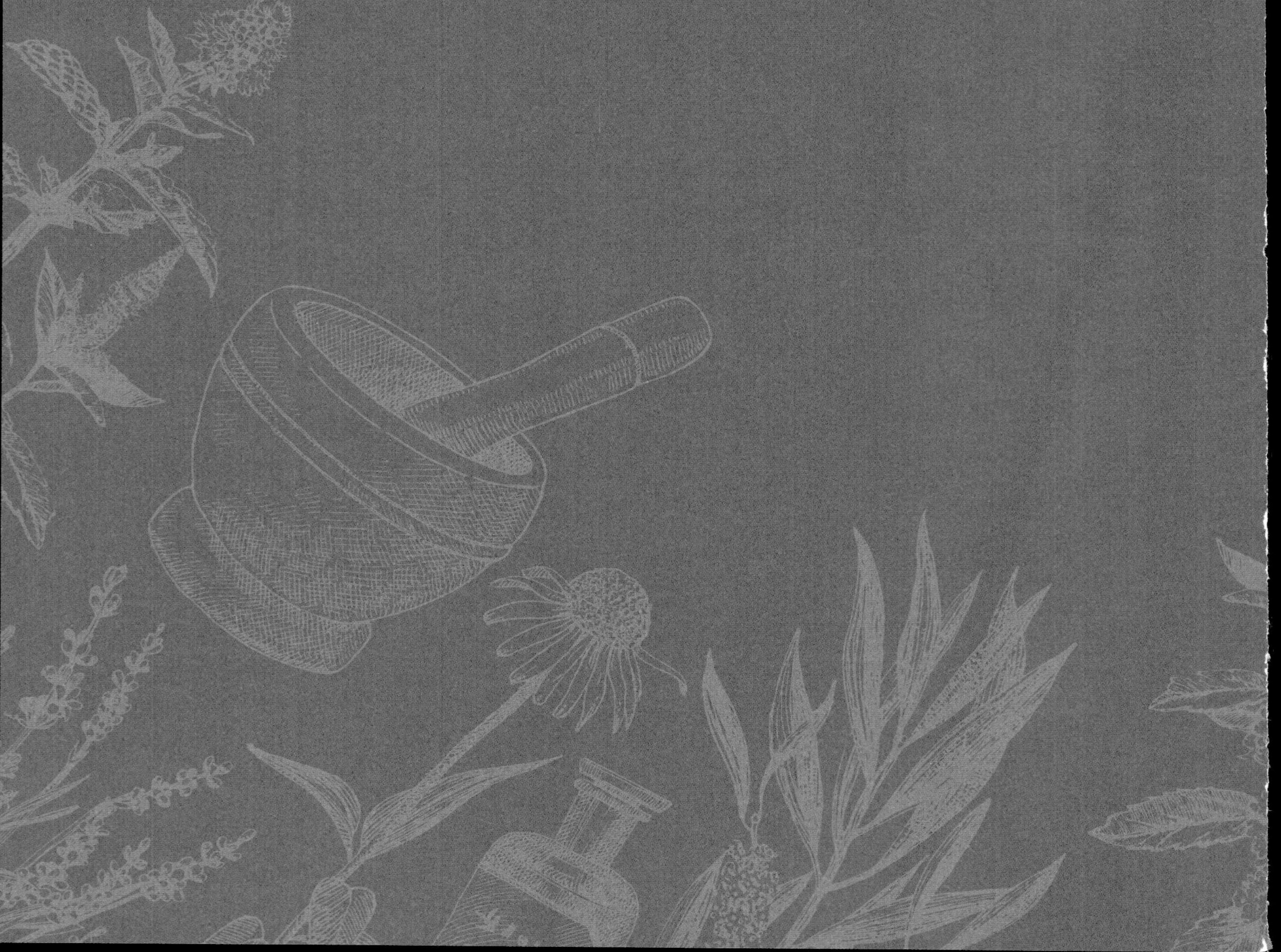